新世纪全国高等中医药院校创新教材

中药养护学

（供中草药栽培与鉴定专业用）

主　编　张西玲　　（甘肃中医学院）

副主编　方成武　　（安徽中医学院）

　　　　杨树德　　（云南中医学院）

　　　　徐　良　　（广州中医药大学）

主　审　石俊英　　（山东中医药大学）

U0307708

中国中医药出版社

·北　京·

图书在版编目（CIP）数据

中药养护学 / 张西玲主编. – 北京：中国中医药出版社，2005.12（2020.8重印）
新世纪全国高等中医药院校创新教材
ISBN 978-7-80156-958-5

Ⅰ. 中… Ⅱ. 张… Ⅲ. 中药管理：药政管理–中医学院–教材
Ⅳ. R288

中国版本图书馆 CIP 数据核字（2005）第 150682 号

中国中医药出版社出版
北京经济技术开发区科创十三街31号院二区8号楼
邮政编码：100176
传真：64405750
廊坊市祥丰印刷有限公司印刷
各地新华书店经销
*
开本 850 × 1168　1/16　印张 16.75　字数 389 千字
2006 年 4 月第 1 版　　2020 年 8 月第 10 次印刷
书　号　ISBN 978-7-80156-958-5
*
定价：49.00 元
网址：www.cptcm.com

如有质量问题请与本社出版部调换（010 64405510）
版权专有　侵权必究
社长热线　010 64405720
读者服务部电话　010 64065415　010 84042153
书店网址　csln·net/qksd/

中草药栽培与鉴定专业系列教材

编审委员会

主 任 委 员 李振吉

副主任委员 贺兴东　胡国臣　刘延祯　沈连生

总 主 编 刘延祯　李金田

副总主编 邓　沂　张西玲

总 主 审 沈连生

委 员（按姓氏笔画排序）

王德群　石俊英　龙全江　叶定江　任　远

任跃英　庄文庆　刘　雄　李成义　李荣科

姚振生　晋　玲　顾志建　徐　良　钱子刚

郭　玫　阎玉凝　董小萍　詹亚华

学 术 秘 书 李荣科　晋　玲

策 划 李金田　邓　沂　王淑珍

前　言

目前，我国大多数中医药院校均已开设有中药学专业，其培养方向主要立足于能进行中药单味药及复方的化学、药理、炮制和鉴定的生产、教学、科学研究等工作，就业方向主要是中医院、中药研究机构、药检所和制药企业。随着中药现代化及产业化的飞速发展，特别是国家颁布了中药规范化种植的条例（GAP）以后，该专业的课程设置和所培养学生的知识结构已不能完全适应社会需求，具体表现在有关中草药栽培的知识基本空缺，中药材鉴定方面的知识也缺乏深度和广度。截止 2000 年，国内所有高等院校无任何一家设置有培养中草药栽培与鉴定方面专门人才的专业。经努力，甘肃中医学院于 2000 年获国家教育部批准，设立中草药栽培与鉴定本科专业，填补了我国高等教育专业设置的空白。

该专业是中药学 - 农学 - 生物学结合的一门交叉边缘性技术学科，旨在培养从事中草药的科学栽培与解决中药商品流通过程中中草药原材料的质量问题、实施 GAP 和实现中药材规范化生产和管理等高级专门人才，因而课程设置以中药学、农学和生物技术为基础，使学生系统掌握中草药栽培和鉴定的基础理论、基本知识和技能，并养成创新意识和能力，以培养适应 21 世纪社会主义现代化建设和中药现代化发展需要，德、智、体全面发展，系统掌握中草药资源分布、栽培、科学采收加工及鉴定领域的基本理论、基本知识和基本技能，能胜任中草药栽培和鉴定方面的生产、科研、开发、研究和经营等方面的高级实用型人才。

由于中草药栽培与鉴定专业属国家教育部颁布的高等学校专业目录外专业，是中药学 - 农学 - 生物学交叉的一门新兴边缘学科，系国内首创，因而，国内外没有现成的适用教科书。而教学计划中含有较多的新型特色课程，其教学内容大多需通过将现有不同学科的专业知识和技能合理撷取、有机整合，从而自成体系。鉴于这一现实，根据教育部《关于"十五"期间普通高等教育教材建设与改革的意见》精神，由全国中医药高等教育学会、全国高等中医药教材建设研究会负责组织，甘肃中医学院牵头，20 多所高等中医药院校和农业大学等 100 余名专家、教师联合编写了这一套"新世纪全国高等中医药院校创新教材——中草药栽培与鉴定专业系列教材"，计有《中药材鉴定学》《中药材加工学》《中药养护学》《中药成分分析》《药用植物生态学》《药用植物栽培学》《中草药遗传育种学》《药用植物组织培养学》等8部教材。

中草药栽培与鉴定专业的新世纪创新教材编写的指导思想与目标是：以邓小平理论为指导，全面贯彻国家教育方针和科教兴国战略，面向现代化、面向世界、面向未来；认真贯彻全国第三次教育工作会议精神，深化教材改革，全面推进素质教育；实施精品战略，强化质量意识，抓好创新，注重配套，力争编写出具有世界先进水平，适应21世纪中药现代化人才培养需要的高质量教材。编写原则和基本要求是：①更新观念，立足改革。要反映教学改革的成果，适应多样化教学需要，正确把握新世纪教学内容和课程体系的改革方向。教材内容和编写体例要体现素质教育和创新能力与实践能力的培养，为学生在知识、能力、素质等方面协调发展创造条件。②树立质量意识、特色意识。从教材内容结构、知识点、规范化、标准化、编写技巧、语言文字等方面加以改革，从整体上提高教材质量，编写出"特色教材"。③注意继承和发扬、传统与现代、理论与实践，中医药学与农学的有机结合，使系列教材具有继承性、科学性、权威性、时代性、简明性、实用性；同时注意反映中医药科研成果和学术发展的主要成就。

本系列教材的出版，得到了全国高等中医药教材建设研究会、中国中医药出版社领导的诚心关爱，全国高等中医药院校和吉林农业大学在人力、物力上的大力支持，为教材的编写出版创造了有利条件。各高等院校，既是教材的使用单位，又是教材编写任务的承担单位，在本套教材建设中起到了主体作用。在此一并致谢。

由于本教材属首次编写，加之时间仓促和水平有限，教材中难免存在一些缺点和不足，敬请读者和兄弟院校在使用过程中提出批评和建议，以便修订完善。

中草药栽培与鉴定专业系列教材编审委员会

2005年12月9日

新世纪全国高等中医药院校创新教材
《中药养护学》编委会

主　编　张西玲　（甘肃中医学院）

副主编　（以姓氏笔画为序）

　　　　　方成武　（安徽中医学院）

　　　　　杨树德　（云南中医学院）

　　　　　徐　良　（广州中医药大学）

编　委　（以姓氏笔画为序）

　　　　　王　建　（广西中医学院）

　　　　　卢　颖　（北京中医药大学）

　　　　　付小梅　（江西中医学院）

　　　　　乐　巍　（南京中医药大学）

　　　　　杨扶德　（甘肃中医学院）

　　　　　李　峰　（山东中医药大学）

　　　　　魏秀德　（长春中医学院）

主　审　石俊英　（山东中医药大学）

编写说明

  《中药养护学》根据新世纪全国高等中医药院校中草药栽培与鉴定专业系列教材的编写精神和《中药养护学》教学大纲要求，在吸收建国以后相继出版的《中药材商品》《中药材保管技术》《现代中药养护学》等教材和专著内容的基础上，又融会了近年来有关中药养护方面的新内容和新成果。全书共分13章，主要介绍了中药养护学的发展、中药养护的分类方法、中药养护的各种方法及技术等。主要对象为全国高等中医药院校中草药栽培与鉴定专业、中药学专业及相关专业的本科、专科及成人教育或自学学生。

  本书的编写分工是：第一章、第二章由张西玲编写；第三章由方成武与乐巍联合编写；第四章由徐良编写；第五章、第六章由杨树德编写；第七章由王建编写；第八章、第九章由杨扶德编写；第十章由李峰、魏秀德和杨扶德联合编写；第十一章由乐巍编写；第十二章、第十三章由付小梅编写；附录由卢颖编写。教材内容由李峰、徐良、杨树德、方成武分别进行了部分审阅。李峰对全书生物学名进行了审改，卢颖对全书关键词的英文注释进行了编写。石俊英教授对全书进行了审定，最后由张西玲教授统一审改定稿。

  本书在编写过程中，得到了全国高等中医药教材建设研究会、中国中医药出版社以及各编委单位领导的热情支持和帮助；主审石俊英教授的支持和指导；北京中医药大学沈连生教授提出了许多宝贵的修改建议；云南中医学院、广西中医学院对本书的编写工作给予了大力支持和资助。另外，汪荣斌、吴迪和高峰同学参加了本书的校稿和打印工作，在此一并表示衷心的感谢！

  由于编者水平有限，加上时间仓促，书中难免有疏漏和不妥之处，敬请广大读者和兄弟院校在使用过程中提出宝贵意见，以便修订完善。

《中药养护学》编委会
2006 年 1 月

目　　录

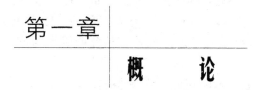

概 论

中药的养护，在我国已有几千年的历史，我国劳动人民在同大自然作斗争的过程中，积累了许多养护、保管中药的丰富经验，建国以后，特别是改革开放以来，得到了迅速发展，并逐渐与国际接轨。

第一节 中药养护学的定义、研究对象和范围

中药养护（preservation of Chinese materia medica）是在继承祖国医药遗产和劳动人民长期积累保养中药经验的基础上，运用现代科学技术在中药的购、存、运、销整个过程中，为保证中药质量所采取的各种保管、养护等措施和方法。中药养护学是运用现代科学技术专门进行中药的贮存保管，防止中药变质，保证中药质量，确保中药安全、有效的一门学科。中药养护学主要研究中药材、中药饮片与中成药的养护理论和实践。

中药养护学的研究范围主要包括因化学因素、物理因素和生物因素引起中药变异的发生及发生变化的规律，针对此进行的贮存与养护的传统方法和现代方法；中药的仓库类型及要求；中药的包装及种类；主要化学成分的检查、质量要求等。通过对上述内容的研究分析来阐明中药养护的通用性和适用性，监测中药在购、存、运、销过程中质量的变化规律，制定和建立科学的中药养护方法，以保证中药的安全性和有效性，使中药养护技术趋于合理化、规范化、现代化。

第二节 中药养护学的起源与发展

一、中药养护学的发展概况

中药是中医学的重要组成部分，历史悠久，源远流长，是中华民族文化科学宝库中的一颗璀璨明珠，是我国人民长期同疾病作斗争的宝贵产物。几千年来，它一直被用作防病治病的主要武器，为保证人民健康和民族发展壮大起着重要作用。

我国古代最早的药学专著《神农本草经》，载药365种，是汉以前药学知识和经验的总结。该书不仅简要而完备地记述了中药的基本理论、产地、采集加工时间，而且对于中药的鉴定、贮存等都有较为精辟的概括。如药物阴干、曝干、采造时月、生熟、土地所出、真伪

新陈等，为中药养护学的发展奠定了初步基础。

到南北朝时期，医药有了显著的进步和分工。如《百官志》载："……医师四十人……太医署有主药师二人……药园师二人……药藏局盛丞各二人。"又云："药藏丞为三品勋一位。"可见，在当时就已专门设立了贮药机构，从此明确了药物贮存保管的重要性与必要性。

梁代陶弘景撰的《神农本草经集注》明确指出了药物产地、采制方法、贮存时间与其疗效的关系。正如序录所说："江东以来，小小杂药，多出近道，气力性理不及本邦。"又云："凡狼毒、枳实、橘皮、半夏、麻黄、吴萸，皆欲得陈久良，其余唯须精新也。"

至唐代，唐高宗显庆四年（公元659年）撰成的世界第一部药典《新修本草》，标志着我国药学的新发展。唐代不仅讲求地道药材，对药材的贮存养护也十分考究。如《备急千金要方》记载："凡药皆不欲数天曝晒，多见光日气即薄，歇宜热知之。诸药未即用者，候天大晴明时，于烈日中曝之，令大干，以新瓦器贮之，泥头密封，须用开取，急封之，勿令中风湿之气，虽经年亦如新也。某丸散以瓷器贮，密蜡封之，勿令气泄，则30年不坏；诸杏仁及子等药，瓦器贮之，则鼠不能得之。凡贮药法，皆须去地三四尺，则土湿之气不中也。"这表明对中药干燥、贮存已经有了丰富的经验，并总结出防潮、防霉、防鼠的方法，保证中药质量和便于保管。这些朴实有效的经验，扼要实用，流行很广，甚为后世推崇。

到了宋代，中药品种发展比往代剧增。当时政府设"收卖药材所"辨认药材，以革伪乱之弊。寇宗奭著《本草衍义》载："夫高医以蓄药为能……防不可售者所须也，若桑寄生、桑螵蛸、鹿角胶、虎胆、蟾酥……之类。"说明贮存十分重要，尤其难得之品宜蓄贮留，以急病人之所急。

于元朝，王好古著《汤液本草》："一两剂服之不效，予再候之，脉证相对，莫非药有陈腐者，致不效乎，再市药之气味厚者煎服，其证半减，再服而安。"阐明了药物贮存的新陈与临床疗效之密切关系。

直至明代，陈嘉谟广泛收集各代药物发展的成就，编著了《本草蒙荃》。该书载云："凡药贮存，常宜提防，倘阴干、曝干、烘干未尽去湿，则蛀蚀霉垢朽烂，不免为殃……见雨久着火频烘，遇晴明向日悬曝，粗糙悬架上，细腻贮坛中……人参须和细辛，冰片必同灯草，麝香宜蛇皮裹，硼砂共绿豆收，生姜择老沙藏，山药候于炭窖，沉香、真檀香甚烈包纸须重……耗轻柳气，味尽得完，具辛烈者免走泄，甘美者无虫蛀伤，陈者新鲜，润者干燥……"这些宝贵贮存经验，沿袭至今，成为后世研究贮存的理论依据。

继《本草蒙荃》之后，李时珍著《本草纲目》，高度概括总结说明以前各家经验，对中药学发展起着承前启后、继往开来的重要作用。

再及清代，吴仪洛《本草从新》云："用药有久宜陈者，收藏高燥处，不必时常开看，不会霉蛀。有宜精新者，如南星、半夏、麻黄、大黄、木贼、棕榈、芜花、枳实、佛手柑、秋石、石膏、诸曲、诸胶……之类，皆以陈久者为佳。"使用陈久品之意，该书也有阐述："或取其烈性减，或取其火候脱。"又云："余者俱宜精新，若陈腐而欠鲜明，则气味不全，服之必无效。"张秉成对用精新药的意义又做了详明的补充：新者取其气味之全，功效之速。吴、张二氏之说，对中药贮存与功效的关系考究精辟，论说详明，给后代予以深远影响。

有关中药养护学，自汉代到清朝，各个时期都有它的成就和特色，而且历代相承，日渐繁荣，不仅为后世广泛应用，还给研究整理中药贮存养护提供了重要的依据和资料，是中医药文化的宝贵财富之一。

新中国成立之后，党和政府十分重视继承和发展祖国医药遗产，在中医药政策的指引下，中药工作者开展了大量的中药贮存养护的研究工作，并做出了重要的贡献，先后编写出版了《中药材养护知识》《中药材商品养护》《中药材保管技术》《中药材贮藏保管知识》《中药保管技术》《医药仓贮技术》《现代中药养护学》《中药储存与养护》等专著。以上这些专著都是我国有关中药保管、贮存、养护研究成果的结晶，此外还有许多研究论文刊登在国家正式出版的期刊上。

科学技术的不断发展和不断研究，并引进新的、现代的养护技术和方法，如低温贮存、气幕防潮、微波和远红外干燥、气调养护等，给中药养护增加了新内容，促进了中药养护和本学科的发展。

二、中药养护的法规依据

我国于 1985 年 7 月 1 日起施行的《中华人民共和国药品管理法》（Drug Administration Law of the People's Republic of China）简称《药品管理法》，是我国第一部全面的、综合性药品法律，它的制定、颁布具有划时代的意义，标志着我国药品监督管理工作进入法制化新阶段，使药品监督管理工作有法可依，依法办事，更有利于发挥人民群众对药品质量的监督作用，使药品经济活动在法律的保护和制约下，健康高速地发展。

根据宪法和药品管理法，国务院制定发布和批准发布了相关的行政法规 7 部，特别是 1998 年新组建了国家药品监督管理局后，该局为贯彻实施好《药品管理法》，自 1998 年至 2001 年期间，制定、修订发布的局令、规章、规范性文件约有 395 部（件）。自我国改革开放以来，国际贸易和技术交流活动日益频繁。特别是我国加入世界贸易组织（World Trade Organization），简称"世贸组织"（WTO）以后，客观环境要求我国的《药品管理法》的某些条款与 WTO 规则要求相适应，经过修订的《药品管理法》自 2001 年 12 月 1 日起实施，并于 2002 年 9 月 5 日开始施行《中华人民共和国药品管理法实施条例》（简称《实施条例》）。《药品管理法》修订和公布《实施条例》，是我国药品管理立法的重大进展，为我国加入 WTO 后药业发展奠定了坚实的法律基础。

《药品管理法》确立了我国"发展现代药和传统药，充分发挥其在预防、医疗和保健中的作用"及"国家保护野生药材资源，鼓励培育中药材"的方针，将发展现代药和我国传统药，制定为药品管理法的条文，是当代药品管理立法中的创举，并且加快了中药管理立法工作的进程，从而保证了中药的质量及其种植、采收、加工、生产、经营、使用的良好秩序，有力地促进了中药事业的发展。

在中药的购、存、运、销过程中，现行的与中药养护关系最密切的是《药品管理法》《实施条例》及国家药监局制定并发布的《药品生产质量管理规范》（Good Manufacturing Practice for Pharmaceutical Products，GMP）（1998 年修订）、《药品经营质量管理规范》

（Good Supply Practice for Pharmaceutical Products，GSP）（2000 年制定）及《中药材生产质量管理规范（试行）》（Good Agricultural Practice for Chinese Crude Drugs，GAP）（2002 年制定）等制度。

如在《药品管理法实施条例》中对中药的管理规定要求生产中药饮片应当选用与药品质量相适应的包装材料和容器；包装不符合规定的中药饮片，不得销售。中药饮片包装必须印有或贴有标签。中药饮片的标签必须注明品名、规格、产地、生产企业、产品批号、生产日期，实施批准文号管理的中药饮片还必须注明药品批准文号。

在 GMP 第五章物料中要求对物料的购入、储存、发放、使用等均应制定管理制度；要求对物料的储存、待检、合格、不合格物料要严格管理，分别存放，并有明显标志；应按照物料的质量性能、不同的属性分类储存；特殊管理的药品及易燃、易爆及危险品的储存保管，应严格执行国家有关规定；物料应按规定的使用期储存，无规定使用期限的，一般储存不超过 3 年，期满后复验等。

在 GSP 第二章药品批发的质量管理中，对"设施与设备"明确规定，如温湿度管理要求分为冷库（2℃~10℃）、阴凉库（不高于20℃）、常温度（0℃~30℃）。各库房相对湿度应保持在45%~75%之间。仓库基本设施要有监测和调节温湿度的设备，通风和排水设施，保持商品与地面距离的设施，货架防尘、防虫、防鼠、防火、防盗设施，符合安全用电的照明设施等。对"储存与养护"要求分类储存保管，按属性要进行"六分开"，即药品与非药品；处方药与非处方药；特殊药与一般药，有贮存温度要求的与常温贮存的药品；性质相互影响、易串味的药品与其他药品；外用药与其他方法服用的药品等均要分开保管。对特殊管理药品要实行"七专放"，即麻醉药品、精神药品、毒性药品、危险品、不合格品、退货药品、有冷藏或阴冷藏的药品等 7 种专库（区）储存。

在 GAP 第六章包装、运输与贮存中对包装操作、包装材料、包装记录的内容也做了明确规定，对药材批量运输、药材仓库，应具备的设施和条件均提出了相应要求。

以上均说明我国中药的养护管理已进入科学化、规范化、法制化的轨道，遵循严格的规范标准，以保证中药的优质、高效、安全、稳定、质量可控，服用方便，符合并达到国际主流市场标准，可在国际上广泛流通，供世人共享。

第三节　中药养护学的任务

作为一门独立的学科，中药养护学不仅有它自己的研究内容和范畴，还有它明确的研究任务和目的。中药品种多样，内在活性成分不同，受外界影响发生变异的程度也不同，因此要根据中药的特性采用科学的、规范的、现代化的措施对中药进行一套科学的养护，目的是保证中药质量，使临床用药安全、有效。中药的养护是一项知识面广、技术性强的工作，既有传统的经验，又有科学的新技术，是保证中药质量必不可少的重要环节。其任务在于预防中药发生各种变化，保证中药质量。

一、运用贮存和养护中药的方法与技术，保证中药质量和数量

中药品种繁多，成分性质各异，在购、存、运、销的过程中，如果没有科学养护，当受到自然界中温度、湿度、空气、光线、害虫、霉菌等物理、化学和生物等因素影响时，中药会发生霉变、虫蛀、走油、变色、走味、风化等现象，而失去原有的活性成分，严重的还会威胁人民身体健康。因此，应根据中药的不同性质，研究中药所含化学成分以及发生质量变化的规律，从而有针对地研究科学的养护方法和技术，以便保护中药原有的品质，保证中药质量，降低中药损耗，确保临床用药的安全、有效。我国中药的养护技术大致经历了三个阶段的发展：第一阶段主要是继承传统的养护方法，如采用硫黄熏蒸以防治害虫；用日晒、火烤、热蒸、石灰吸潮干燥药物；对存量小、性质特殊的药材采用药物对抗同贮法，起到防虫作用。第二阶段中药仓库较普遍地开展了仓库温湿度管理，以化学药剂替代了硫黄熏蒸，并实现大面积防治虫害的方法；氯化钙吸潮，空气除湿机除湿，除氧技术快速发展，特别是气调养护新技术的普遍推广，使中药的保质养护技术得以更新，经济效益和社会效益明显提高。第三阶段主要表现在近年来新项目新技术不断应用到中药仓储养护中，实现了温湿度管理的自动控制，建成的空调库、低温库的电脑控制大大提高了一些细贵、特殊中药材的养护质量，水分控制、仓虫、霉菌等指标的调查、研究，作为科技项目取得了不少新的研究进展和成果。

二、根据法规要求，掌握中药特点，合理进行养护

《药品管理法》、GMP、GSP、GAP 中均对贮存中药的环境、库区、仓库、设施和设备、贮存条件、包装材料等作了具体的要求和规范，使得中药养护向科学化、规范化发展。但是，各级行政部门颁布的法规中没有明确规定具体某一种药应如何养护，哪些中药必须在常温库中贮存，哪些中药必须在阴凉中贮存，哪些中药必须冷藏等，因此，科学化养护要求根据不同中药的理化性质选择最佳的养护条件并建立养护档案。

随着社会的发展，中药养护还应实行科学化、数字化和计算机辅助管理，如温、湿度调控，含水量测定，灭菌杀虫，保鲜等。而实现数字化和计算机辅助管理的基础，是研究、整理、分析出相关的科学数据，探明在什么数字下，该施行何种养护方法，并建立温湿度、红外线、紫外线、不同类型库房的自动化调控系统，根据档案数据和预警系统警报自动开启机械开关和设备或进行遥控，用数字指令微机完成吸潮干燥、降温、灭虫杀菌等诸项任务，从而达到中药养护的科学化、规范化和自动化。

三、利用学科规律，研究新的养护技术与方法

随着社会的发展，科技的进步，人民生活水平的不断提高，利用动、植物资源，开发研制的新药和保健品等备受青睐，但在购、存、运、销及生产过程中不仅要避免药物遭受虫霉的破坏损失，更要避免在此过程中被污染和造成环境污染，从而达到无公害、无污染的养护效果，以符合 21 世纪生态平衡和绿色食品的卫生标准。

中药养护既要保留传统的无污染的养护方法，如异性药材对抗同贮法等，还要吸取先进

的气调养护、远红外加热干燥养护等新技术，同时应废止对人体有害的、能残留在药物上的某些杀虫化学药剂，如硫黄、氯化苦、磷化铝等，积极探索研究绿色杀虫剂（即生物杀虫剂），以保证临床的用药安全、有效。

由此可见，学习中药养护学对于科学、合理养护中药品种，根据中药的内在因素和外在因素，针对不同的品种、不同的环境，采用不同的养护技术和方法，不断地从科学实验和生产实践中总结经验，丰富内容，使这一学科逐渐得以提高和发展，为中医药走向世界都具有重要意义。

第四节　中药养护学和相关学科的关系

科学技术不断发展，各门学科之间相互渗透，是现代科学发展特点之一。中药养护学与某些基础学科如生物、化学、物理等学科密切联系并相互渗透，与专业性较强的学科如中药鉴定学、中药化学、中药药事管理学等的关系就更加密切、更为直接。

中药鉴定学（identificology of Chinese materia medica）：中药鉴定学是鉴定和研究中药的种类真伪和中药质量优劣，寻找和扩大新药资源的应用学科。一般有基源、性状、显微和理化等4个方面的鉴定。在中药养护中，中药的真伪优劣，首先是用中药鉴定学的理论知识和技能进行鉴定，因此它为中药养护学打下坚实的基础。

中药化学（chemistry of Chinese materia medica）：中药化学是研究中药所含化学成分的性质、提取、分离和检测的学科。中药品种复杂，所含化学成分也不一样，其中有许多化学成分是能防病治病的有效成分。但不同的化学成分因其性质不同、功能结构不同，所以需要在不同的环境和不同的条件下贮存，才能防止发生变化而失去治疗作用。化学成分不同，需用不同的检测方法正确检测其所含有效成分，因此，中药养护学和中药化学结合较为紧密。

中药药事管理学：我国的中药药事管理学是应用社会学、法学、经济学、管理学及行为科学的原理和方法，研究中药学事业中的生产、分配、人、机构、信息和管理因素对中药学事业的影响，探索学科管理的规律，促进中药学事业的发展。中医院校研究和应用的中药药事管理学主要是以药品管理法为核心并涉及药品监督部门的规定和条例。所以，要利用好中药药事管理学的知识，更好地应用到中药养护的实际工作中，使中药养护步入规范化、科学化、现代化的轨道，养护工作有法可依、有章可循，为中药养护学的发展起到促进作用。

第二章

中药品质变异的分类

　　中药的品质变异主要由内在和外界因素造成。内在因素（subjective factors）包括中药的化学成分和含水量。含淀粉、糖类、蛋白质等营养物质较多的药材易生虫、发霉、遭鼠害等；含挥发油多的药材易散气走味；含盐分较多的药材易潮解。在贮存时，应将药材充分干燥、杀霉，并根据中药化学成分的性质分类存放，采取相应措施，防止变质现象的发生。外界因素（objective factors）包括生物、物理和化学因素，这些因素能使中药产生复杂的变化而影响中药的质量。如生物因素包括霉菌、鼠及害虫；物理因素包括空气、温度、湿度、光照等；化学因素主要指化学变化所表现的现象，如泛油、散气、走味和变色等。

第一节　中药变异的主观因素

一、中药的含水量

　　中药的含水量直接影响其质量与重量，控制水分是中药（特别是中药材）养护的首要问题。中药的品种繁多，属性复杂，主要来源是植物类、动物类和矿物类，其中以植物类的药材最多，由于受自然条件的影响和其本身性质的关系，都含有一定的水分，而含水量又因其组成成分和内部结构不同各有差异。中药在贮存过程中影响其质量变化的因素很多，其含水量的多少则是诸因素中的主要因素。由此可见，水分含量的控制和测定，是中药养护过程中进行监测和监控的主要指标。一般来说，如果空气湿度不超过70%，温度在15℃以下，药材本身含水量在10%以下，药材可以安全贮存。

二、中药的化学成分及其性质

　　中药的成分较复杂，通常可分为非水溶性物质和水溶性物质两大类。属于非水溶性物质的有纤维素、半纤维素、原果胶、脂肪、脂溶性维生素、挥发油、树脂、蛋白质、淀粉、部分生物碱、不溶性矿物质等。属于水溶性物质的有糖、果胶、有机物、鞣质、水溶性维生素、部分生物碱、色素、苷类及大部分无机盐类。在药材的加工干燥、炮制以及贮存过程中，其化学成分不断发生变化，由此会引起质的改变，以致影响药效。药材的贮存和加工的目的，就在于控制药材中的化学成分，使它符合医疗的要求。因此只有了解中药化学成分的特性及其变化的规律，才能创造良好的贮存条件，达到防止中药变质的目的。

（一）生物碱类

生物碱（alkaloid）是在植物体中所发现的一种含氮有机碱的总称，大多数具有极强的苦味，对人体具有显著的生理作用。生物碱广泛分布于植物界中，已发现含有生物碱的植物至少在 38 个科以上。双子叶植物中含的较多，其中毛茛科、茄科、罂粟科、防己科、茜草科、小檗科等植物含较丰富的生物碱。有的同一种植物中所含生物碱不止一种，例如金鸡纳树皮含有 26 种、麦角含有 12 种、麻黄含有 6 种生物碱等。植物中生物碱的含量高低也不一致，可有万分之几到百分之一二不等。含有生物碱的药材，如干燥的方法不恰当，其含量可能降低，如因久与空气和日光接触，会有部分氧化、分解而变质。故此类药材应避光贮存。

（二）苷类

苷类（glycosides）又名配糖体，在植物界中分布亦较广，是存在于植物体各器官的细胞质或液泡中的一种复杂的有机化合物。在自然界中存在的苷几乎都是 b－苷，有水存在时由 b－苷酶分解。含有苷的植物大都含有能将苷水解的酶，由于苷和酶不处在同一细胞中，而细胞壁有半渗透性，它们并不接触，因此在植物生存时酶对苷无作用，但当组织损伤或死亡时则迅速作用。因为苷类具有容易分解的性质，因此在植物采集后，必须用适当的温度迅速予以干燥。多数含苷植物可在 55℃~60℃ 干燥，在此温度下酶被破坏而失去作用。有一些苷类药材在贮存前应先使其发酵，以产生有效成分，如自香荚中制备香荚醛。有的药材在应用时须先加水，放在适当温度下，促使所含的苷与酶进行水解，如从芥子中制取芥子油，从苦杏仁中制取苦杏仁水，此类药材不宜用 60℃ 干燥，以免所含的酶失去作用。总之，含苷类的药材在贮存时必须注意干燥，避免湿气的侵入而使苷分解、失效。药材中如果没有水分存在，苷是不会分解的。

（三）鞣质类

鞣质（tannin）又名单宁，它是一种多元酚，有收敛性，能与蛋白质结合形成不溶于水的沉淀物，在植物界中分布极广。寄生于植物上的昆虫所产生的虫瘿也含有多量的鞣质，它们在植物细胞液中呈溶解状态，而且常沉积于细胞壁，有时呈游离状态，有时与其他化合物（如生物碱）结合而存在。新鲜树皮的表面常常是淡色的，但经过一些时间，就会变成棕色或红色，这是因为其中的鞣质与空气接触时，特别在酶的影响下，容易氧化为红棕色或更深色且不溶于冷水的物质，称为"鞣红"。鞣红在热水中可以溶解，如中药煎剂和浸剂的棕色即说明它的存在。鞣质另一种变色是氧化变色，氧化后即形成黑色物质。如植物受伤、破碎或切开后，稍放置即变色，就是因为鞣质的氧化（氧化酶或过氧化酶）的作用。而且变色的程度与鞣质的含量成正比，植物组织与空气接触时间愈久，变色愈深。故防止鞣质氧化变色一方面要减少与氧接触，另一方面是破坏或抑制氧化酶的活性。在药材加工过程中，对于含有鞣质的植物，如处理不当，常可形成不同颜色。鞣质遇铁盐，变成黑色，与锡长时间加热共煮时，能生成玫瑰色化合物，以致会直接影响加工品的质量。因此，在加工与贮存时对容器及用具的选择是十分重要的。

（四）油脂类

脂肪（fat）和脂肪油（fatty oil）（简称油脂，以下同）在植物界分布亦很广，存在于植物的各个部分，包括根、茎、叶、花、果实及种子。然而，一般情况营养器官脂肪含量较少，果实及种子中含量较多。叶子中的脂肪含量大致在 0.4% ~5.0% 之间，如薄荷叶含脂肪5%（以干燥重量计）；在根和茎中的含量与叶子中的相似，如远志根、绵马根等；而在果实及种子中，脂肪常常大量积累，特别在种子中脂肪往往成为主要成分，如橄榄含脂肪50%，蓖麻含脂肪60%，花粉及孢子可含 30% ~50% 的脂肪。它们含于细胞中，以小油滴状态悬于细胞质中，在化学上是各种脂肪酸和甘油的酯类。脂肪在常温是固体的，其主要成分多为棕榈酸或硬脂酸等的甘油酯。脂肪油在常温是液体的，其主要成分则为油酸或亚油酸等的甘油酯，但二者之间并无严格的区别。饱和脂肪是固态，不饱和脂肪一般是液态。新鲜的脂肪和脂肪油通常具有愉快的特殊气味，如果保存不当，经常与空气中氧及水分接触，同时在日光的影响下，又可能有微生物的作用，于是一部分发生氧化，另一部分则分解为甘油和脂肪酸，以致产生不快的臭气和味道，油脂中的游离酸也随之增多，这种现象称为油脂的"酸败"。酸败的原因一种是由于空气中的氧与油脂中的不饱和脂肪酸发生作用而生成过氧化物和氧化物，产生特殊臭气。另一种原因是由于脂肪氧化酶和微生物共同的影响，使脂肪分解为甘油和脂肪酸，后者又氧化而生成酮酸，酮酸再失去二氧化碳而形成低分子酮，使油脂发生不愉快的臭气。光线、温度、水分以及油脂中的杂质等因素均能加速油脂的酸败，所以药材应除去水分与杂质，尽可能存于密闭容器中置于避光、低温、干燥处，防止油脂的酸败。

（五）挥发油类

挥发油（volatile oil）又称精油（essential oil），植物界分布亦较广。有些科植物中挥发油含量极为丰富，如伞形科、唇形科、松科、芸香科等。可存在于植物体的各器官中，如唇形科和桃金娘科的植物多在叶中；含于木质部的如檀香和樟；含于根中的如缬草、当归；含于皮中的如桂树；含于果皮中的如柑橘类；含于果实中的如茴香；含于花蕾中的如丁香；含于花瓣中的如玫瑰；含于种子中的如豆蔻等。各种药材的挥发油含量不一，有的药材含量较低，有的含量则可达 20% 左右。例如，毕澄茄含挥发油约 12%，丁香含丁香油约 18%。挥发油应贮存于干燥及棕色的密闭玻璃容器中，最好将瓶装满，置于凉爽避光的处所。在贮存及使用过程中，如有光线且瓶口又时常开启，则有些挥发油接触空气易被氧化变质，于是油的比重增加，颜色变质，香气也改变，甚至会形成树脂样物质。后者最初在瓶口处形成，呈黏团状，若落于瓶内，常使所有挥发油变质。因此，每次使用倾倒后，须仔细将瓶口的油擦净。含挥发油的药材最好是保存在密闭容器中，大量贮存时应堆放于凉爽避光的库房中。对温度必须控制，夏季尤须注意，因为温度过高，则使所含挥发油散失或走油，并且堆垛不宜紧密、重压，以免破坏药材的含油组织。在加工时应采用较低温度干燥，一般不宜超过35℃，以免挥发油散失。某些含有挥发油的药材，其本身具有杀虫、杀菌的作用，因此在贮存过程中，不仅自己在较差的外界条件下可不霉不蛀（如丁香等），某些药材与其他药材共同存放，还可使其他药材避免虫蛀，如花椒、山鸡椒、大蒜等。

（六）植物色素类

在植物各个器官中呈现不同天然的色彩，这是由于植物色素（plant pigment）的存在。此类色素多为水溶性，主要溶存于细胞质、细胞液中。植物色素主要分为黄酮类（flavonoids）色素、醌类（quinones）色素、类胡萝卜素类（carotenoids）色素等，这些色素常常与葡萄糖等结合成苷类化合物。药材的颜色可以从外观上表现出内在的质量，所以颜色也是鉴别药材品质的重要标志之一。在加工贮存过程中，要尽量防止变色，保持原有的色泽。植物中有些色素比较稳定，受加工影响较少；而有些则易于发生变化，加工处理时应特别注意。如花色素的色彩因反应的不同而呈现各种颜色，酸性中为红色，碱性中为蓝色，中性中为紫色；与金属盐类如铁、锡、铜等化合则变蓝以至出现黑色，使色素沉淀；加热也促使色素分解、褪色；在日光或氧影响下，亦能使色泽发生变化。故含有色素的药材在干燥以及加工炮制时，必须注意其性质，调整适宜的酸度和温度，尽量避免采用铁质工具和容器，干燥时避免在强烈的日光下曝晒，贮存期间应避光及防止氧化，以保持其固有的色泽。

第二节　中药变异的客观因素

中药在贮存过程中，由于客观因素影响，极易发生各种变化。引起变化的客观因素主要有生物因素（biological factors）、物理因素（physical factors）和化学因素（chemical factors）等。这些因素能使中药产生复杂的物理和化学变化而影响中药的质量。

一、生物因素

主要包括霉菌、鼠及害虫。

（一）霉菌

霉菌（molds）是指真菌中不形成大的子实体的全部丝状菌类，常寄生于有机体或腐生于粮食、食品、药材或其他产品上使之发霉变质，有的霉菌还可产生毒素，危害人与动物的健康。一般常见的霉菌有黑酵菌、云白霉、绿霉菌、蓝霉菌等。霉变又称发霉，是霉菌在中药表面或内部的滋生现象。中药表面附着的霉菌在适宜的温度（20℃～35℃）、湿度（相对湿度75%以上或药材含水量超过15%）和足够的营养条件下，进行生长繁殖，分泌的酶溶蚀药材组织，以致使中药有效成分发生变化而失效。

（二）鼠

鼠（mouse）害，对中药的贮存会造成极大危害，历来就是中药贮存中的防治对象之一。鼠类是啮齿动物，它的口器功能和消耗功能都是很强的。鼠对药材的偷食，不仅是数量的直接减少，也使药材的性状遭到破坏，从而影响药材的品质。鼠类喜食的药材，都是一些淀粉、蛋白质、脂肪、糖类等营养物质含量较高的品种，它们在偷食饱足以后，还随处排泄粪便，对药材造成严重污染，危害人类健康。鼠类是传播病原微生物的媒介，把一些病毒、致病菌带到药材上，如鼠疫等，其危害是难以估计的。我国发现的家鼠和野鼠约有80种。中药仓鼠常见的有褐家鼠、小家鼠、黄胸鼠等。

（三）害虫

中药的害虫是指在贮存保管过程中危害中药的昆虫（insects）而言。由于它们常在仓库内危害，故又称"仓虫"。蛀食中药的害虫，分布面广，繁殖迅速，适应力强。因此，不论在药材仓库、产地加工场、运输车站、购销机构以及使用单位等中药仓库中都有它们的踪迹。一旦气候环境适宜，就会大量生长繁殖，危害中药。当其蛀入中药组织内部后，排泄粪便，分泌异物，有时也把中药蛀成许多小孔，甚至成粉，使中药外观、色泽、气味等发生根本改变，严重时，药材有效成分丢失，使其降低或失去疗效，甚至带来危害。据统计，在常用的600余种中药中，被虫害的品种即占40%左右。根据世界各国记录的资料已定名的仓库害虫有300多种，国内已发现的仓库害虫也有五六十种之多。常见的药材害虫有：谷象、米象、大谷盗、赤拟谷盗、药谷盗、锯谷盗、日本标本虫、烟草甲虫、赤毛皮蠹、地中海粉螟、印度谷螟、粉斑螟、粉螨等。

二、物理因素

物理因素主要是自然因素，包括空气、温度、湿度与光照等。

（一）空气

空气（air）是氮（78%）、氧（21%）、氩（0.93%）和其他气体（氖、臭氧等）的混合物。空气中的氧和臭氧对药材的变质起着积极的作用。臭氧在空气中的含量虽然微少（每100m³空气含2.5mg的臭氧），但是却对药材的质量产生极大的影响。因为臭氧作为一个强氧化剂，可以加速药材中有机物质，特别是脂肪油的氧化变质。另外对于药材颜色的改变，氧也起着很大的作用。因药材成分的结构中含有酚羟基，在酶（enzyme）的参加下，经过氧化、聚合等作用，形成大分子化合物，所以在贮存中，中药的色泽往往由浅加深，这种变色是氧化变色。

（二）温度

这里的温度（temperature）是指一般自然气温。温度对于中药的影响最大。药材对气温有一定的适应范围，在常温（15℃~20℃）下，药材成分基本稳定，利于贮存。当温度升高时，物质分子运动加快，药材水分蒸发，失去润泽，甚至干裂；各种氧化、水解反应加快，中药泛油、气味散失亦加快；动物胶类和部分树脂类，会发生变软、变形、黏结、融化等现象。当温度在0℃以下时，某些鲜活中药（如鲜姜、鲜石斛等）所含水分就会结冰，使其药材组织内的细胞间隙结成冰晶，细胞壁及内容物受到损伤，引起局部细胞坏死；某些液体制剂的中成药则会变稠，浓度增大，产生沉淀，甚至凝固。

（三）湿度

湿度（humidity）是指空气中水蒸气含量多少的程度，也就是指空气潮湿的程度。湿度大小可引起中药的潮解、融化、糖质分解、霉变等各种变化。中药的含水量，一般应控制在10%左右，室内相对湿度应控制在70%以内。当空气相对湿度超过70%以上时，中药的含水量也随之增加。含糖质多的中药，如糖人参及蜜制品，会吸潮发软发霉乃至虫蛀。盐制药物（盐附子等）及钠盐类的矿物药（芒硝等）会潮解风化。当空气相对湿度在60%以下时，空气中的水蒸气含量即显著降低，中药的含水量又会减少，含结晶水较多的矿物药，如胆矾（硫酸铜 $CuSO_4 \cdot 5H_2O$）、芒硝（硫酸钠 $Na_2SO_4 \cdot 10H_2O$）则易风化（失去结晶水）。叶类、花类、胶类中药因失水而干裂发脆，蜜丸剂类失润发硬，而影响中药质量。

（四）光照（指日光照射）

日光蕴含大量的能量。不合理的直射日光会使中药成分发生氧化、分解、聚合等光化反应，如油脂的酸败、苷类及维生素的分解、色素破坏等，而引起中药变质。如含有色素的中药（番红花、红花等）会逐渐变色；绿色的某些全草、叶类等植物药（薄荷、藿香、大青叶等）的颜色也会由深色褪为浅色；含有挥发油类中药会降低或散失芳香味，从而影响中药质量。但光线中的紫外光有较强的杀菌作用，可以利用日光曝晒杀灭微生物和害虫。

三、化学因素

在贮存过程中，由于中药自身因素受到环境因素的影响而起化学变化的现象，归纳为化学因素，主要包括泛油、散气、走味和变色。

（一）泛油

中药泛油（oil extravasate），又称"走油"，是指某些中药的油质溢于药材表面的现象。含有脂肪油、挥发油、黏液质、糖类等较多的药材，在温度和湿度较高时出现的油润、发软、发黏、颜色变鲜等都被称为"走油"。有些是油脂酸败造成的，都会影响中药的质量。

（二）散气走味

药材的气味是药材质量好坏的标志之一。"散气走味（lose and change odour）"是指含有易挥发化学成分的药材，因贮存保管不当使得药材的气味发生改变的现象。有些气味是由发霉、酸败等化学变化而引起的。以上均使药材质量发生变化，以致不能药用。

（三）变色

变色（change colour）指中药的颜色发生变异的现象。每种药材都有相对固定的色泽，亦是中药品质好坏的标志之一。变色的主要原因是中药所含化学成分不很稳定（如含酚羟基成分），或由于酶的作用而发生氧化、聚合、水解等反应而产生新的有色物质，使中药变色。变色的发生使不少药材变质失效，不能再作药用。

四、物理、化学因素引起中药变异的相互关系

中药来源复杂，成分各异，物理化学性质各有不同。在贮存过程中，由于外界因素的影响，极易发生复杂的物理和化学变化，而且各种因素间又存在着相互促进或抑制的作用。这些变化有时也不能严格地区分出是物理变化还是化学变化，有的因物理因素可引起化学变化，有些中药的物理变化中包含着化学变化现象，而有些中药的化学变化中也蕴藏有物理变化现象。所以在贮存过程中，应根据实际情况采取合理的防护措施，确保中药的安全、有效。

第三章

中药养护的基本方法与技术

中药养护是中药贮存保管中的一项常规工作。做好中药的科学养护，是确保中药质量的重要措施，也是降低损耗、提高企业经济效益不可缺少的环节。中药在贮存保管中，因自身或生物、物理、化学以及其他因素会引起种种质变现象，我国劳动人民在长期的中药保管工作中积累了丰富的经验，形成了多种传统养护方法与技术，如密封吸潮、干燥除湿、对抗同贮等养护方法和技术。随着社会的发展，中药经营规模的日益扩大，大量的中药材集中贮存，经过多年的实践研究，探索出气调、辐射、远红外线、制冷降温、机械吸潮等现代中药养护方法和技术，在全国已广泛使用，使中药养护向规范化、科学化发展。

第一节　传统的养护方法

传统的养护方法是我国劳动人民在长期的中药保管工作中积累的丰富经验，形成了多方面的中药养护方法与技术。其主要通过干燥除湿、除霉杀虫等方法来控制药物的干湿度以及杀死霉虫。根据养护方法所达目的的侧重点不同，我们将传统的养护方法分为干燥除湿法（desiccation and dehumidification）和传统防霉除虫养护法（mildewproof and insecticidal preservation）。

一、干燥除湿法

干燥除湿法是主要通过各种不同的干燥措施除去中药中过多水分的养护方法。同时还可杀死霉菌、害虫及虫卵，起到防治虫、霉，久贮不变质的效果。常用的干燥方法有晒、晾、烘、通风、吸湿、埋藏等。

（一）曝晒法

曝晒（insolation）也称为阳干法，是利用太阳光的热能使药材散发水分而干燥，同时利用其紫外线杀死霉菌及虫卵，因此曝晒可达到防霉、治虫的双重目的。直射阳光的温度有时可达50℃左右，凡曝晒不会影响其质量的药材，均可在日光下直晒。曝晒时应按药材的不同潮湿程度，进行整件或拆件曝晒。但要随时注意药材本身水分是否已降至所需要求，否则过干会引起药材的脆裂，并增加损耗率。曝晒后根据药材不同性质，分别采取趁热装箱（如枸杞子、麦冬等），或散热后打包装箱（如白术、党参、羌活、牡丹皮、怀牛膝等）。

（二）摊晾法

摊晾也称阴干法（dry in the shade），即将药材置于室内或阴凉处所，使其借温热空气的流动，吹去水分而干燥，适用于芳香性叶、花、果皮等类药材。因为这些药材若用曝晒法会使挥发油损失，或引起质地脆裂、走油、变色等。例如，陈皮水分多时易霉烂，水分少则易干脆而损耗增加；若置于烈日下曝晒则干枯变色，因此只能用摊晾的方法。又如酸枣仁、柏子仁、桃仁、苦杏仁、火麻仁等药材，不宜曝晒，可放于日光不太强的处所或通风阴凉处加以摊晾，以免走油降低质量。

（三）加热烘干法

采用火盆、土坑，现在多用烘箱、烘房、干燥机等加热增温驱除水分的方法称加热烘干法（heat up to dry）。对含水量过高而又不能曝晒的药材，或者因为阴雨连绵，无法利用日光曝晒时，可以采用此法。这种加热干燥的方法适合大多数药材，它具有效率高、省劳力、省费用，并且不受天气的限制等优点，目前各药材仓库大多有此项设备。此外，加热干燥还能收到杀虫驱霉之效，温度可以任意掌握，不致影响药材质量，因此这是一种很普遍的方法。

凡要在梅雨季节或雨天干燥的品种，均可采用此法烘干，例如大黄、山药、川芎、延胡索、天冬、天花粉、白术、白芍、白芷、巴戟天、冬虫夏草、防风、当归、贝母、羌活、沙参、独活、石菖蒲、前胡、苍术、锁阳、泽泻、丹参等。烘干药材时必须掌握烘干的温度、时间及其操作方法，一定要根据药材的性质及加工炮制的要求分别对待，以免影响质量。例如，昆虫类药材可用武火，而花类及果皮类宜用文火；大黄一般约需烘5小时，翻动时应戴手套，避免手汗沾染后使药材颜色变黑；冬瓜仁、桔梗等可烘3~4小时，火力要弱些，否则会变成黄色等。对于颗粒较小的中药粉末状药材，还可用下节所述的微波干燥法或远红外加热干燥法。

（四）石灰干燥法

应用生石灰吸取药材水分的方法称石灰干燥法（calcareousness for dryness）。一般采用石灰箱、石灰缸或石灰吸潮袋等工具。生石灰又名氧化钙（CaO）。生石灰吸水量，一般可达自身的20%~30%。其反应如下：

$$CaO + H_2O \longrightarrow Ca(OH)_2 + 热量$$
$$Ca(OH)_2 + CO_2 \longrightarrow CaCO_3 + H_2O$$

生石灰吸潮后变成熟石灰，吸收空气中的二氧化碳、生成碳酸钙时会放出水分，故应经常检查撤换，以保证药材的干燥。对于质地娇嫩、容易走油、溢糖而发霉虫蛀、回潮后不宜曝晒或烘干的药材品种，如人参、枸杞、鹿茸等，可用此种干燥法。例如，白糖参经曝晒或火烘后，内含的白糖即熔融外溢，有损质量；怀牛膝曝晒易脆断变色，因此采用石灰箱吸潮较为适合。所放石灰约占灰缸容量高度的1/5~1/6。

（五）木炭干燥法

利用木炭进行吸潮的方法称木炭干燥法（charcoal for dryness）。先将木炭烘干，然后用牛皮纸包好，夹置于易潮易霉的药材内，可以吸收侵入的水分而防霉虫。使用木炭吸潮有以下的优点：①木炭是一种惰性物质，不会与药材发生反应，且又无臭气，不致窜味。②木炭吸潮能力不太强烈，吸湿速度较缓，不会使药材干脆，特别对一些贵重细料药材（如参类），不致失去过多水分而改变原有的颜色或是增加额外的损耗。③木炭用牛皮纸捆扎后由于质地坚固，可以按需要放于药材的上面或下面层，亦可夹在药材中间，使用方便，不仅可由外部吸收湿气，而且也可防止药材包装的内潮发热现象。④木炭价格较低，各地区均可购到，木炭吸湿饱和后，取出加以烘干或曝晒，仍可继续使用，简便且经济。一般可1个月烘干一次，梅雨季节或雨季根据具体情况，酌情增加烘晒次数。

此法不仅在仓储保管中可以使用，而且便于运输中采用，特别在收购药材时，如药材不够干燥，为运输途中的防霉，利用木炭吸潮具有良好效果。例如，在每40kg包装的款冬花、红花药材内夹放1.5～2kg木炭即可达防潮之效。

（六）翻垛通风法

将垛底药材翻到垛面，或堆成通风垛，使热气及水分散发的方法称翻垛通风法（turn over to ventilation）。一般在梅雨季节或发现药材含水量较高时采用。目前可利用电风扇、鼓风机、垛底驱湿机等机械装置加速通风。通常将药材堆成漩涡形通风垛或井字形通风垛。

（七）石灰埋藏法

利用石灰埋藏药材，达到防潮的方法称石灰埋藏法（embedding with calcareousness）。即用双层纸将药材包好并注明名称，然后置入大小适宜的缸或木箱，再用石灰将所贮药材恰好埋没。此法适于肉性和部分昆虫类药材，如水蛭、蜈蚣、刺猬皮等，因其在夏季稍遇湿气，即容易走油变味，腐烂败坏。如药材数量较少，可将几种药材同贮。

（八）沙子埋藏法

利用沙子隔绝外界湿气，防止生虫发霉的方法称沙子埋藏法（embedding with sand）。用缸或木箱等容器，在容器底部先用充分干燥后的沙子铺平，再将药材分层平放，每层均撒盖沙子，沙子厚度约4～7cm，但容器上下和四周沙子应稍厚些，约7～13cm。此法适于少数完整药材，如党参、怀牛膝、板蓝根、白芷、山药等。贮存容器应置于干燥通风处。

（九）糠壳埋藏法

利用谷、麦糠的隔潮性能，将药材埋入糠中，使外界湿气不致侵入，保持药材干燥，避免虫蛀霉变的方法称糠壳埋藏法（embedding with chaff）。对于阿胶、鹿角胶、龟板胶等药材，用油纸包好后，埋入谷糠内可防止软化或碎裂；党参、白芷等药材埋入谷糠中不致霉坏。

（十）地下室贮存法

利用地下室具有冬暖夏凉又不直接受到阳光照射的特点进行贮存中药的方法称地下室贮存法（reserve in basement）。在干旱、气候较干燥的地区，对于那些怕光、怕热、怕风、怕潮、怕冻的药物具有一定的养护作用。适用于地下室贮存的中药材有：①含挥发油的药材：如薄荷、细辛、荆芥、当归、川芎、木香等，在地下室贮存，可避免阳光照射产生变色"走油"现象。②含芳香及油脂性大的药材：如玫瑰花、月季花、柏子仁、酸枣仁、杏仁、火麻仁、鸡内金、土鳖虫等，在强光下照射或气温太高，容易氧化分解变色，油质外溢，而在地下室由于温度较低可避免以上弊病。③盐炙的药材：如车前子、知母、巴戟天、益智仁等，容易吸收空气中的水分而变潮，或因温度过高使盐分从药物表面析出，而在地下室贮存这类药物不会出现以上情况。④易被虫、霉为害的药材：如枸杞子、大枣、龙眼肉、薏苡仁、瓜蒌、杏仁、桃仁、郁李仁等，在地下室存放一般不生虫，有的甚至存放几年也不生虫；有时在刚购进的此类药物发现有虫卵时，稍经处理后再存放地下室库，并适当地放些花椒或与其他辛辣、具有特殊气味的药物，如肉桂、丁香、草果、豆蔻、八角茴香、苍术、千年健、荆芥、薄荷、细辛等药交叉放置也不会生虫。但是当从地下室提至地面二级库时往往1周左右就发现生虫现象。⑤蜜炙的药物：如甘草、黄芪、款冬花、紫菀、百部、枇杷叶等经炮制后，糖分较大，特别易受温度和湿度的影响，每当夏季从地下室提至地面库时，由于地面温度过高，常常发现转软或黏结成团，甚至有黏丝，又易生虫，而在地下室存放这类药物则不易发生此种情况。

地下室作为贮存中药的场所还需安装空调机组及其他换气通风设备，以便在气候突变的情况下有计划地适当调节好室内空气，达到消毒、灭菌的目的。

二、传统防霉除虫养护法

中药在贮存保管中引起质量变异的主要现象是霉变和虫蛀，其主要原因是霉菌和害虫的侵蚀和蛀食所致。传统防霉除虫养护法有清洁卫生、密封、冷藏、热蒸、对抗同贮、醇闷以及硫黄熏蒸等多种方法。

（一）清洁卫生防治法

清洁卫生防治也称环境卫生防治（environmental cleanness），是各种防治工作的基础，也是贯彻"以防为主，防治并举"的中药养护方针的重要措施之一。它符合经济、安全、有效、不污染的防治原则，是一项积极主动的防治措施，也是配合其他防治方法不可缺少的一个重要组成部分。即创造不利于害虫生长发育的环境，破坏它与环境条件的适应性，使其趋于死亡的方法称清洁卫生防治法。

中药害虫对生存环境的要求是温暖、潮湿、肮脏，喜在洞孔、缝隙、阴暗处栖息活动，而中药贮存的环境要求是低温、干燥、清洁。经验证明，重视仓库的清洁卫生工作，切断害虫感染途径，恶化害虫的生活条件，是防止仓虫侵入的最有效的方法。清洁卫生防治法既能防治害虫，保证中药卫生清洁，又能抑制霉腐微生物的滋生、发育和蔓延，对保证中药质量、安全贮存中药有很重要的作用。

清洁卫生防治的范围十分广泛，包括对仓库周围环境经常性清扫、铲除杂草与垃圾、疏通沟道及排除污水；对仓库、货场及盛装包箱，利用中药腾空的机会，进行清扫消毒和去污工作；对加工场所、运输工具等的清扫；对库内库外的洞孔、缝隙进行嵌刻填平，以及墙壁粉刷、房顶补漏等，使害虫无繁殖藏身之处。同时，对已霉变、虫害较轻的药材进行及时处理，可减少或避免损失。具体方法有：撞刷法、淘洗法、清水洗法、沸水喷洗法、醋洗法、酒喷洗、吹霉法等。

（二）密封养护法

密封养护法（airproof for preservation）是利用密闭的库房及缸、瓶、塑料袋或其他包装器材，将中药密封，使之与外界空气隔离而减少湿气侵入，保持中药原有水分以防霉变与虫蛀的方法。在密封前药材的水分不应超过安全值，且不应有变质现象存在，否则反易促进霉烂。

密封的形式可根据药材的性质和数量，采用密封库、密封垛、密封货架和密封包装等。对于贵重药材若能采用无菌真空密封最佳。在密封前或密封后当库内湿度较高，或因密闭程度不佳，外界潮气侵入时，可加入吸湿剂（如石灰等）加以吸潮。密封和吸湿结合使用，更能增强干燥防虫霉的效果。具体的密封类型有：

1. 密封货柜（货橱） 对于数量不大、比较贵重、收发频繁的零散药材，存于密封货柜中。此柜制作需严密，缝隙用牛皮纸或防潮纸与水玻璃加以裱糊密封，并放置石灰包等吸湿剂。

2. 密封坛缸 常用的小口坛或大口缸，木盖除双面裱糊外，用粗布或棉花或橡皮加以衬垫，以防外界湿气透入，将适量的吸湿剂（常用石灰）放入坛底，其上放好木架，木架和吸湿剂之间应留有适当的距离，以便空气流通。这种容器存放药材，既能吸湿，又能防潮，可使含水量过高且不宜曝晒的药材得到干燥。

3. 密封木箱 选用对缝紧密的木箱，待木质充分干燥后，缝隙用石灰刮平，外层加以油漆，以防漏气。

4. 密封铁桶 利用箱盖衬垫橡皮边的各种圆形铁桶，或长形铁盒盛放药材，启闭方便，存放量较大。

（三）冷藏养护法

采用低温（0℃~10℃之间）贮存中药的方法称冷藏养护法（refrigeration for preservation）。此法可以有效地防止不宜烘、晒药材发生生虫、发霉、变色等变质现象。有些贵重中药多采用冷藏养护法。

夏季梅雨来临时，可将药材贮存于冷藏库中，温度以10℃以下、0℃以上为宜，不仅能防霉、防虫，而且不影响药材品质，使药材安全度夏。但此法需要一定的设备，费用较大，所以一般用于贵重药材，特别是容易霉蛀而又无其他较好办法保管的药材。例如：人参、菊花、山药、陈皮等；哈士蟆油易吸潮生霉，如用水洗刷，当时虽可除去霉斑，但数小时后仍会回潮，用日晒易变黑，火烘又出现白点，故宜采用冷藏法；银耳发霉容易粘连，曝晒会变色，风吹后易失去光泽，亦常用冷藏法保管。

冷藏最好在梅雨季节前进行，过了梅雨季节才可出库。如在梅雨季节中由冷藏库发出，亦应从速出售，不宜久存，同时温度不能低至0℃以下，以免因受冻降低质量。进入冷库的药材含水量必须控制在安全水分范围内，最好用干燥木箱盛装，并密封箱缝，以防湿气侵入。

（四）热蒸法

将生虫的药材放入蒸锅或蒸笼内，利用水蒸气杀死害虫，然后将药材晾晒干燥后包装的方法，称热蒸法（braising for preservation）。热蒸法适用于已加工制熟药材，以及蒸后不至于走失气味和不变色、不泛油的药材。蒸时应注意掌握"火候"，以蒸至热气透顶为度。时间短蒸不透，杀不死害虫，过久又会影响药材质量。适宜热蒸杀虫的药材有根及根茎类的郁金、天南星、白芷、川乌、草乌、何首乌、锁阳、肉苁蓉以及筋皮类的动物类药材等。芳香类及易挥发药不宜用此法。

热蒸法对蒸制品表面初发霉的药材可以再行蒸制以杀灭霉菌。如对蒸不透而发霉的肉苁蓉，就可重蒸，然后晒干或阴干，待干燥后贮存备用。

（五）对抗同贮养护法

对抗同贮（antagonistic preservation）也称异性对抗驱虫养护，是利用不同品种的药材所散发的特殊气味、吸潮性能或特有驱虫去霉化学成分来防止另一种药材发生虫、霉变质等现象的一种贮存养护方法。对抗同贮养护法虽为传统养护法之一，但因其方法简便易行，防霉驱虫效果显著，且有无污染、无公害的特点，而成为实用有效、大有发展和推广应用前景的优势养护法。

常见的对人畜无毒害而能防治仓储药材生虫发霉的中药有花椒（叶、果）、吴茱萸、大蒜、山苍子（油）、柑橘（皮、核）、柚皮、胡椒、天名精、野蒿、辣蓼、苦楝、臭椿、千里光、生姜等。利用这些药材来防治仓储害虫，一般有混入同贮、层积共藏、垫底覆盖包围、拌入密闭贮存和喷雾撒粉等方法。无论采用哪一种对抗同贮法来防治仓虫（霉），一定要实施于药材被蛀发霉之前，这样才能收到良好的效果。鉴于我国能驱虫防霉的中药材等资源种类较多，且应用时无需其他特殊外加条件，各地可因地制宜灵活选用。

1. 泽泻、山药与牡丹皮同贮防虫保色 泽泻和山药易生虫，牡丹皮易变色，由于牡丹皮所含挥发油或酚性成分能抑制害虫生长繁殖，密闭能防止牡丹皮变色，故三者交互层层存放，或泽泻与山药分别与牡丹皮密闭贮存在一起，既可防止泽泻、山药生虫，又可防止牡丹皮变色。

2. 藏红花防冬虫夏草生虫 藏红花与冬虫夏草同贮于低温干燥的地方，可使冬虫夏草久贮不坏。冬虫夏草在装箱时，先于箱内底端放置用纸包好的木炭，再放些碎藏红花，然后在其上放冬虫夏草并密封，即可防止霉蛀的发生。如果能在装箱前，先将冬虫夏草按0.5kg分件用纸封包，再将包件层层堆叠装箱，并于每一堆层之间撒上一薄层石灰粉，直至箱满，最顶一层同样覆撒石灰粉盖严密封，其防潮防虫的效果更好。

3. 蜜拌桂圆、肉桂保味色 龙眼肉（桂圆肉）富含糖类、蛋白质和脂肪，在高温梅雨季节极易发霉生虫与变色。可将晒至干爽不黏手的桂圆放进干净的容器中，并加适量的蜂蜜拌匀，然后倒入洁净的陶瓷缸内密封好置阴凉干燥处贮存，用此法贮存保管龙眼肉能安全度过两个夏季，且色味完好；在容器的底部盛放一碗蜂蜜，然后放上带孔的隔板，将肉桂置于隔板上加盖保存，可保持肉桂色、香、味不变。

4. 大蒜防芡实、薏苡仁生虫 芡实和薏苡仁含丰富的淀粉，在贮存保管中极易遭虫害。如果在药材中加入 20∶1 量的生大蒜瓣，并用纸包好，于纸包上扎一些小孔洞，使大蒜挥发的气味得以扩散，即可起到良好的防虫效果。其原理是大蒜能分解挥发性的蒜辣素，起到杀菌、防霉、防止生虫的作用。

此外，大蒜头与土鳖虫、斑蝥、全蝎、僵蚕等虫类药材同贮，也能使这些虫类药材不易生虫。

5. 细辛、花椒防鹿茸生虫 鹿茸为传统贵重中药材，易生虫而难保管。若在锯茸后将细辛碾末调成糊状，涂在鹿茸的锯口、裂缝及边缘处，再烤干并置于撒上细辛的密闭木箱内，盖严密封后置阴凉干燥处贮存，如此保存的鹿茸则不会生虫；花椒与鹿茸同贮也能防虫，方法是取鹿茸装入盒子内，盒底铺一层花椒，封盖存放，这样保管的鹿茸同样不生虫不变颜色。

6. 生姜防蜂蜜"涌潮" 蜂蜜于夏季易发酵上涌，俗称"涌潮"。为了防止这种劣变现象，可将生姜洗净，晾干水分后切片撒于蜂蜜上（100kg 蜂蜜用生姜 2～3kg），盖严封紧即可防止蜂蜜发酵"涌潮"。若事先未用此法，即使蜂蜜已产生"涌潮"现象，同样也可用生姜压汁滴入蜂蜜内使"涌潮"下落，并且再于蜂蜜上撒放些姜片盖严，置阴凉处贮存，仍可防止"涌潮"再起。

7. 当归防麝香走气色 取麝香和当归各 0.5～1.0kg 分件用纸一起包好，然后一件一件地依顺序装入瓷罐内，盖口密封好，置干燥处保存。这样贮存的麝香既不变色也不走香气。

8. 白酒防虫 对动物、昆虫类中药（白花蛇、乌梢蛇、地龙、蛤蚧、土鳖虫、九香虫等）、含油脂类中药（柏子仁、郁李仁、杏仁、桃仁、核桃仁、酸枣仁等）、含糖类中药（党参、熟地黄、枸杞子、龙眼肉、黄精、黄芪、大枣等）、贵重中药（人参、三七、冬虫夏草、鹿茸等）、含挥发油类中药（当归、川芎等），喷洒少量 50°左右的白酒或 95%乙醇密封贮存，均可达到防蛀、防霉的目的。另外也可在瓦缸或瓦坛的底部，放适量白酒（50°），上覆一有多个小孔的木板，然后将已干燥的中药铺放于木板上，再密盖贮存，亦能达到防治害虫的目的。

另外，酒精与枸杞子、大枣同贮也有较好的防虫效果。具体操作方法是取一大小适宜的有盖且能密封的洁净铁皮桶（方、圆形均可），装入 2/3 的干燥无虫霉的枸杞子、大枣。另取一大罐头瓶洗净，装入 2/3 的 95%酒精，瓶口敞开，覆盖纱布，埋入枸杞子、大枣的下半部，盖上桶盖密封即可。用此法贮存的枸杞子、大枣，较长时间内不会受潮、生虫、发霉，而且干燥，可保持原有的药材色泽，不影响药物治疗效果。此外还可用酒精诱杀谷象，谷象是蛀食中药材的一种常见害虫，特别是土鳖虫、大黄、白芷、山药等药材极易遭受谷象的危害。方法是在盛有药物的容器中放小半碗 95% 的酒精，碗周围用药材塞平，然后将容器加盖密封。24 小时后谷象成虫就会闻气而来，落入酒精中而被杀死。此法效果显著，以每年夏末秋初开始应用最为理想。

9. 蜈蚣、蛤蚧巧贮存　包装前将蛤蚧、蜈蚣晾晒一天，待余热凉散后装入有盖的瓷罐内，且在盛装的过程中相隔放进除去外包装的伤湿止痛膏适量共同存放，若贮存过程中需取用，则每次启开拿取后即刻封好，按此养护可避免蜈蚣、蛤蚧生虫发霉。此法还适用于白花蛇、蕲蛇、乌梢蛇等中药材的贮存保管。

有关中药对抗同贮养护的技术方法还有许多，无论哪一种方法，为了保证对抗同贮的有效，全面防止对抗贮药的质变，还须注意以下几点：①无论用哪一种对抗同贮法来养护中药，一定要实施于药材被蛀发霉以前，而不宜在其后进行，这样才能收到良好的防治效果。②在对抗同贮过程中需取药时，取后应立即密封，否则不能保持继续有效。③用樟脑、花椒等对抗，凡能产生窜味的对象，不宜采用此法防止质变。④对抗同贮后，对抗对象有两者均作药用的，有的有损伤（如樟脑），有的不能再有用途（如大蒜、花椒、白酒、山苍子油等），应当分别对待。

（六）硫黄熏蒸法

硫黄为斜方晶系非金属元素的一种，为黄色或黄绿色锐锥状结晶体，或不规则块状和颗粒。传统多用硫黄熏蒸（suffocating with sulfur）药材。硫黄在空气中燃烧产生二氧化硫（SO_2）具有杀虫作用，同时能使药材在一定时间内保持鲜艳颜色，但由于二氧化硫会破坏药材某些有效成分，同时二氧化硫残留于药材中，具有一定的毒副作用，随着科学技术的不断发展，此法应淘汰。

第二节　现代养护方法与技术

随着时代的发展，中药养护的方法与技术也在不断地改进与发展。目前在中药贮存保管中，除了仍使用一些传统的养护方法外，还增加了诸如气调、现代干燥、密封、冷藏、防霉除虫等现代的养护方法与技术。

一、气调养护技术

气调养护是 20 世纪 80 年代初我国推行使用的中药养护新技术。气调意为"空气组成的调整管理"，国外称"CA"贮藏，是 Controlled Atmosphere 的缩写，在我国一般称气调养护，也称作气调贮藏，是利用控制影响中药变异的空气中的氧浓度来进行中药贮存的一种有效方法。

（一）气调养护的原理

气调养护的原理是将药材置于密闭的容体内，对影响中药质变的空气的氧（O_2）浓度进行有效的控制，人为地造成低氧状态，或人为地造成高浓度的二氧化碳（CO_2）状态。中药在此环境中，新的害虫不能产生和侵入，原有的害虫窒息或中毒死亡，微生物的繁殖及中药自身呼吸都受到抑制，延缓药材的陈化速度；并能隔离湿气，防止吸潮、霉变、泛油、变色、挥发、潮解风化等作用，从而保证被贮存的中药品质稳定，防止中药质变。目前应用的方法主要有充氮气（N_2）法或二氧化碳法，脱氧剂脱氧法。上述方法都需先将密封帐幕内（或包装内）的空气抽出。

（二）气调养护的防霉杀虫效果及优点

气调养护能灵活调节库内气体成分，充氮降氧，使库房内充满98%的氮气，而氧留存不到2%，使害虫缺氧窒息而死，以达到控制害虫和霉菌的目的，保证库内贮存物不发霉、不腐烂、不变质。此法较之使用化学药剂省钱省事，因为它可以节省熏蒸、干燥、喷洒药剂以及库内通气等操作费用，且节约劳动力、减轻劳动强度、不污染环境、保存质量好、容易管理，故在国内外已广泛应用于粮食、食品、蔬菜、水果等的贮存保鲜。近年来在中药材部门实验和试用已获得成功，证明气调法贮存药材，不仅可以杀虫、防霉，且能保持药材原有的色、味，减少损耗，是一种科学而经济的方法。

1. 混合气体的防虫抑霉效果　空气中的氮气是无臭无味无毒、化学性质不活泼的惰性气体；氧却是微生物、霉菌及害虫生长繁殖的必需条件；二氧化碳的浓度增高，则不利于霉菌及害虫的发育，抑制其呼吸作用，一切生命活动受到阻止，以至窒息而死亡。

霉菌中的某些青霉和毛霉在空气中二氧化碳浓度达到20%时，死亡率就可达50%～70%，二氧化碳达到50%时将全部死亡。实验表明，在无氧条件下，经过48小时后，米象、长角谷盗、拟谷盗、锯谷盗等害虫全部死亡。又有实验表明，氧浓度降至约2%可使谷象死亡，降至1.7%时拟谷盗就死亡；若含氧量达4%以上时杀虫效果即大为减低。鉴于此，根据库房情况可选用下述方法：①将100%二氧化碳或氮气充满至整个库房内；②用直接引入法将二氧化碳浓度增至30%～70%；③用惰性气体发生器将氧浓度降低到1.5%～1.7%，均可达到防虫防霉的要求。

2. 气调养护中药的优点　①无残毒，而且能保持药材原有的色泽和气味，效果明显优于化学熏蒸法。②适用范围广，对不同质地和成分的中药均可使用。对大到数十立方米的药垛、小到数立升的药袋均适用。③操作安全，无公害。④比用化学熏蒸剂节省费用。

（三）气调养护的密闭技术

气调养护的基础是密闭。只有具备能控制气体成分的仓容或贮存容体（如塑料薄膜罩帐），才能使气调养护顺利进行。气调的密闭方法分地下、地上和水下三种密闭形式。目前国内多采取地上密闭法。地上密闭按性质又有硬质结构和软质结构之分。在药材养护系统中，软质结构目前多采用塑料薄膜罩帐，硬质结构则是利用库房改建为气调密闭库。

1. 塑料薄膜罩帐　又称塑料薄膜帐幕，或简称塑料薄膜帐（塑料帐），也有按结构性质称为"软质仓"。采用这种密闭方法气调养护中药，简便易行，具有投资少、方法简单、收效快等特点，但不耐久用，不便充分利用仓容。

（1）薄膜选择 供作气调养护的塑料薄膜应具备：①对氧和二氧化碳的密闭性能高，透过率小，透湿性小；②价低且耐久；③便于加工制帐。如聚氯乙烯（PVC）0.3mm层压薄膜，气密性较好，不渗湿，耐腐蚀，抗压力、抗拉力强，较为经济，便于制帐，是目前较好的一种软质气密材料。

（2）罩帐制备 制帐时首先根据货垛体积计算薄膜用料，一般100m³的药材堆垛，做一罩帐（五面密闭）约需上述薄膜77kg。裁料时罩帐的长、宽、高应比药材堆垛各大出30~50cm。下料由三幅组成，主幅包括前、背、顶面，左右两面为侧幅，这种下料方法，能节省材料，减少制作时的热合焊接，有利于保持密闭性能。因塑料薄膜可能存在"微孔"或"沙眼"，运输贮存中也可能受到损伤，故下料以后还须对光检查，如有小洞，用塑料小块以化学胶水、塑料浆糊、涤纶胶带等粘贴补漏，然后再用高频热合机，或300W调温电熨斗熔封。PVC薄膜的热合温度为140℃~180℃。依气调及管理的需要，在罩帐离地面1m处，热合直径3cm、长10cm的塑料软管为充气口，并选择适当位置设热合测气嘴、测温测湿接线柱、查药口等。制作充二氧化碳的罩帐，在对罩帐面的下侧和帐顶上焊接"衣袖"式塑料薄膜筒，供抽气、排气用。罩帐底部四个边角处焊接热合一块直角三角形薄膜，以便罩帐下缘平铺地面，利于密封。制成后仍应检查是否漏气，对漏气处要焊补。

（3）密封堆垛 对药材堆垛的密封分为六面密封和五面密封。前者有薄膜铺底，后者直接将帐罩与地面接合密封。①六面密封：首先在地面或垛底铺一层苇席（或旧苫布），再铺上一层旧麻袋，盖上塑料帐底，再在帐底上铺一层麻袋，以防止堆垛时将薄膜底穿破。货垛堆码要求牢固，严密紧实，并按上、中、下层不同位置事先埋好热敏电阻，堆垛上层埋上测湿用电阻，将导线引出垛外。将药材堆垛后，应对质硬不平的筐、箱、篓三类药材包装先用苇席或麻袋等软质物料将其复盖，以防抽气时包装将罩帐扎破。然后罩上罩帐，将测温测湿导线与罩帐上的接线柱连接，备用热合夹将罩帐下缘和底部热合焊接牢固，从而形成对堆垛的密封。最后将抽气"袖口"、测气嘴、充气管反折夹紧或直接使用胶塞堵塞，从而达到完全密闭。②五面密封：因底面不用塑料，对地面要求较严格，应当具有一定的密闭性能。水泥地面、严格的"三合土"地面或一般"三合土"地面经过沥青处理的，也可以作为五面密封的底面。药材堆垛的罩帐方法及罩帐过程中的注意事项均与六面密封相同。五面帐与地面接合密封的方法有粘贴法、压合法和粘贴与压实相结合的三类方法。粘贴法可用热熔沥青、化学浆糊等将罩帐下缘粘贴地面，形成密封。压合法可用细沙或细沙条袋密实压住罩帐下缘，从而形成密封。也可用纸条或胶纸带先将帐下粘贴地面，再用细沙或细沙袋压实帐下缘，构成对罩帐的密封等。

以上堆垛密封法，六面帐密闭性好，但多耗材料和人力；五面帐密闭性较差，但节省材料和人力，简单易行。五面帐若操作严格仔细，同样能达到气调养护的较好效果。

2. 气调密闭库 气调密封库养护中药，具有性能良好、节省仓容、方便管理、成本较低、经久耐用的特点，能较全面地防止中药的质变。在应用范围上，还可用于密封贮存、吸湿贮存等。

对于旧库房采用一定技术处理后，也可进行气调养护。旧库房改建为密闭库的技术要求是：库房结构通常系钢筋混凝土，以承受气体置换中形成的库内外的压差；密封材料的选择要兼顾气密性和隔湿性；密封层的组成和处理，用沥青和塑料薄膜作为气调库密封材料，采取"沥青－塑料薄膜－沥青"组成密封层（实施须防燃），处理在库房内壁，以起到隔湿、隔气、防腐的作用。现以一旧库房改建为例：

（1）原库房结构　改造前原库房为单砖墙，厚度23cm，仓基是"三合土"，上面是灰板条结构，库房面积64m^2，仓容（长10m、宽6.4m、高3.7m）为236.8m^3，六面面积249.36m^2。

（2）改建用料　改造原房需用的材料主要有0.03mm厚聚对苯二甲酸乙二醇脂（PET）塑料薄膜16kg，10$^\#$沥青600kg，煤油82.1kg，涤纶胶带（5cm×1000cm）55卷，石灰2000kg，水泥1袋（100kg），木板门1m×2.07m一扇，自行车内胎3个，胶皮适量。

（3）改建方法　进行清洁消毒之后，先嵌补四壁和上面的裂缝及不平之处。加热熔化的沥青，冷却至温度120℃时，用煤油稀释（8∶1~8∶0.5）。刷沥青时，贴薄膜均应趁热迅速进行。薄膜先截成1m^{2}的小张，先上面后四壁，沥青敷刷应均匀无漏，贴好的每张薄膜之间，用涤纶胶带黏合连接成为整体，然后再敷刷一层沥青，厚度同前均为2mm左右。最后清平地面，按上述方法处理仓基，完成密闭层。当表面沥青冷却变硬之后，按以上顺序抹一层麻刀灰，干至适度时再抹白灰，二者厚度为2cm左右，最后仓基打"三合土"。为加速干燥，掺入2袋水泥，从而完成吸潮层及库房的建成。

（4）库门处理　库门背面除应作相应的"两沥两塑"处理外，库门框及库门四周还应用胶皮封垫，然后再用自行车内胎接成的胶管环粘贴，使与库门密闭层紧密连接，当库门关闭以后，将自行车胎环打气，使其紧塞于库门和门框之间，从而阻隔气体的内外渗漏。

（5）气调设备与库内装置　通入库内的电源线，充、抽、测气的导管，测温测湿导线，观察窗等设备的安装，均应在密闭层处理之前进行。为了了解库内不同层次的气体变化，应分上、中、下安装测气管，可使用铁管与库内相通，并装上测气阀门，以便开关。

密闭库房建成以后，应经干燥才能使用。为了加速干燥，可采取一些吸潮及散湿措施。如闭门后用生石灰、空气去湿机吸潮等。

（四）气调养护的降氧技术

降氧是气调养护的中心环节，实际上是施行气调养护中药的基本手段，是在密闭的基础上改变气体成分，使氧浓度降低而稳定，从而达到防霉杀虫的养护效果。目前采用的降氧方法主要有充氮降氧、充二氧化碳降氧和自然降氧。现分别介绍如下：

1. 充氮降氧　氮气是一种惰性气体，无色、无臭，比重0.976，难溶于水，化学性质稳定。以氮气或以氮气为主进行气体置换，将氧浓度降至低限，以至临近绝氧状态，是保持药材品质不变的一个重要因素。

（1）充氮降氧的技术指标　①气体指标：主要是指氧浓度。一般氧浓度在8%以下能防虫，2%以下能使害虫脱氧窒息死亡，1%以下能加快害虫死亡速度，0.5%以下可以杀螨和抑菌。目前使用的制氮机充氮，氧浓度降至1%左右时，氮含量为85%左右，比正常空气增加约7%；二氧化碳约14%，比正常空气含量增加40多倍，故其防止药材质变的作用除降低氧外，氮气和二氧化碳的作用也是不容忽视的。在有效气体指标范围内，氧浓度愈低，防治仓虫及防止其他质变的效果就愈好；反之，则效果差。②温度因素：仓虫是一类变温动物，其孵化、生长、发育、生活、繁殖、休眠和死亡都与温度有着直接关系。当环境不适应时，它能发生兼性休眠，在越过不良环境后能增加抗逆性能。据报道，氧浓度3.1%，温度为29.9℃和20.8℃时，赤拟谷盗的致死率依次为100%和15.3%，说明温度不同，效果相差很大。当氧浓度在2%以下，温度应在25℃～28℃才具有可靠的杀虫效果。在适应的温度范围内，当温度升高，仓虫会加速新陈代谢，因而也利于低氧致死。即在低氧高温条件下，仓虫死亡率高。③湿度作用：湿度过高，会降低杀虫效果；反之，则增强杀虫效果。如氧浓度为2%，温度30℃，密闭48小时，相对湿度分别为52%和100%（即饱和湿度），玉米象成虫致死率分别为100%和5%。④时间要求：氧浓度配合温湿度的作用，还必须以一定的时间作为保证，否则仍然达不到致死仓虫的养护效果。如氧浓度2%，温度25℃，赤拟谷盗、烟草甲虫3天全部死亡，咖啡豆象4天全部死亡，玉米象5天全部死亡，从而说明时间对不同虫种的致死作用。⑤不同虫种的抗逆表现：按虫种对低氧的适应性程度不同，常见仓虫的死亡时间，从短到长一般顺序是米扁虫＜锯谷盗＜咖啡豆象＜玉米象＜谷蠹＜烟草甲虫＜白腹皮蠹＜赤拟谷盗等。因此，在使用气调养护中，应根据危害药材的不同虫种，区别密封时间的长短，在同时存在致死时间长短不同的品种时，应以致死时间长的虫种决定密封时间。

综上所述，降氧浓度及相关因素的指标应为：当氧浓度为8%以下时，能有效地防止仓虫的产生；当氧浓度2%以下，温度25℃～28℃，密封时间15～30天，对于全国大部分地区，可有效地杀灭幼虫、蛹和成虫。

（2）氮气的来源及机器构造：

1）氮气来源：一是使用工业生产的钢瓶氮气，二是使用氮发生器（制氮机）产气，一般采用制氮机产气。目前使用的制氮机类型有两种，一是中国科学院山西煤化所设计的氮气发生器，有榆次仪表厂RSL－180型、重庆仓储机械厂DF－180型等；二是自贡天然气化工所设计制造的TH－100制氮机。这两种制氮机均以煤油为燃料，也可用液化石油气。煤油是由多碳氢组成的混合化合物，可用$C_{12}H_{26}$来代表。下面以RSL－180型氮气发生器为例，在充分供氧的条件下，煤油完全燃烧时，其反应式为：

$$2C_{12}H_{26} + 37O_2 + 139N_2 \xrightarrow{\text{燃烧}} 24CO_2 + 26H_2O + 139N_2$$

按此计算，煤油在空气中完全燃烧后，除氮全部保存外，还可以产生水和含量14.5%的二氧化碳，剩下0.2%～1%的氧。其中除气态水在冷凝后随下水排除外，其余的即是气调置换的气体。

2）制氮机的主要构造：①燃烧喷嘴：使煤油雾化，喷成极细的油雾，并与空气充分混合，在温度1500℃以下使液体燃料完全燃烧，喷嘴采用的是离心式预混喷嘴。②燃烧炉：高0.9m，外有水夹套的炉体，炉内衬有耐火筒炉膛，炉顶装有喷嘴和电点火装置以及着火、灭火、温度指示等装置，炉体下部有一气体导出管。③油缸：装煤油用，可容25kg，供燃烧4～6小时之用。④冷却：是用冷水冷却生成气的设备。⑤浮动阀：用作自动控制水位，完成水和气的分离。⑥配用设备：空气压缩机（3W－0.9/7，即三缸风冷，排气量0.9m³/min，最大气压7kg/cm²）和吹尘器或真空泵。

（3）气体置换技术　以制氮机为产气来源。①塑料帐的气体置换：通常采用"先抽后充"的方法。即先用吹尘器的反向作用或真空泵将帐内气体抽至薄膜紧贴药材货垛，并检查是否漏气，然后再充入氮气，充至薄膜胀满为度。若用于防虫，氧浓度宜在8%以下。当未达到指标，应重复数次抽气和充气，直到符合标度；每次重复抽、充气时，应有一间歇时间以利帐内气体渗和平衡，提高置换效率；每次充气胀满罩帐后，停止充气，同时用测氧仪器测试氧浓度，若用于防虫，氧浓度至少应在8%以下，若用于杀虫，氧浓度应在2%以下，达到要求以后就封闭气管，进入管理阶段。充气达到的低氧浓度还应小于指标，如氧浓度为2%的指标，应降至1.5%以下。因气体充帐后，有一个渗和平衡过程，反之，渗和稳定后，就会超标而达不到养护要求。气体渗和平衡需要的时间，一般薄膜罩帐需1～2天，小型密封库2～3天。②密闭库的气体置换：由于气调密封库系硬质结构建筑物，空气分子运动与地球重力场（吸引力）综合产生的大气压力，在库外大气和库内气体之间的不平衡中，库内过高的正压会使库房崩裂，库内过低的负压也会使库房塌垮，因而不能任意抽气和充气。通常采用"先充后抽"，比例限量10%～15%的方法保持一次平衡。即按库内空间先充气10%～15%，再抽气10%～15%。反复充抽气平衡，逐渐把库内氧浓度降低，直至达标为度。根据先充后抽的原则，充气可先于5分钟，每抽气1小时后停止5分钟。使用吸尘器抽气率为100～120m³/小时。

检查库内正负压的简单做法，是在测气的小胶管口上，涂以能产生气泡的液体（如肥皂水），正压时就会产生气泡，当平衡转入负压后，则气泡消失。这种气体置换方法，据用"U"形曲管压差表测试，充气的正压可在0.39kPa（40mmH₂O）以内，抽气平衡以后，可到 -0.10kPa（-10mmH₂O）的负压，正负压之间的差值为0.49kPa（50mmH₂O）以内。若建筑结构与该密闭差有别，应随它承受压力的强弱，增减正负压差，进行库内的气体置换。这种气体置换方法，经反复实践证明是安全可靠的。

提高密封库气体置换比例的条件主要是：①密封库必须气密性好，从而使气体渗漏小；②充气和抽气之间，应在相反的方向、不同层次进行，并在库内分设充、抽气导管，变换充、抽气的不同位置，从而使气体渗和快；③提高对制氮机的操作水平，使生成气含氧指标为0.2%～0.5%，以确保充气效果良好。

2. 充二氧化碳　二氧化碳为无色、无臭气体，比重1.53，比空气重。在温度20℃时，1体积水能溶解0.88体积的二氧化碳。二氧化碳在高压或低温下为无色液体或白色固体。当二氧化碳浓度高到40%～50%时，霉菌就会受到抑制而很难生长，害虫就会很快死亡，药材呼吸强度也会显著降低，因而对药材防霉、杀虫以及防止泛油、变色、变味等都能起到良好的作用。

（1）二氧化碳的来源　可分工业产品二氧化碳钢瓶和二氧化碳自制发生器，中药材养护则使用钢瓶装二氧化碳液化气体，纯度99.7%，用于薄膜罩帐内。

（2）充二氧化碳防治仓虫的技术指标　高浓度二氧化碳是防治仓虫的主要因素。此外，还有温度、湿度及时间。①防虫指标：防虫的二氧化碳浓度应在20%以上。如：款冬花和白芷在二氧化碳浓度由38.6%至15.8%时，温度随自然波动在26.5℃～33℃间，相对湿度88%～93%；菊花在二氧化碳浓度由33.2%降至25.6%时，温度在25℃～35℃，相对湿度在68%~95%；地龙和土鳖虫在二氧化碳浓度由44%降至20%时，温度在26℃~35℃，相对湿度在77%~93%等情况下均未发生虫害，收到了良好的防虫效果。②杀虫指标：二氧化碳有效地杀灭幼虫、蛹和成虫的指标为二氧化碳浓度35%以上，温度25℃~28℃，密封时间15~25天。

（3）气体置换方法　用吹尘器的反向作用或真空泵先抽出帐内气体，在薄膜紧贴堆垛后，再灌注液化二氧化碳进行气体置换。当二氧化碳浓度达到35%以上时，即停止灌注，一般2天以后，帐内二氧化碳就可渗和平衡。如罩帐密闭性能不强，或密封时间过长，应补充灌注二氧化碳。二氧化碳用量，薄膜罩帐密闭药材堆垛$100m^3$，一般需要二氧化碳$30~40m^3$。在充气时，当钢瓶温度下降至沸点$-78.2℃$以下，则不能一次气化，留存1/3在钢瓶内，此时可关闭阀门，待以后使用。在充二氧化碳过程中，要严格遵守操作规程，防止高浓度二氧化碳中毒（上述密封库启封后，氧浓度不到18%，不宜入库操作）。

（4）充二氧化碳降氧养护中药的效果　填充二氧化碳来降氧的防虫、灭虫效果亦很好。这种气调法贮存药材可分三个阶段：第一阶段为杀虫。在密封塑料帐幕内，二氧化碳含量控制在45%以上，含氧量在8%以下，封存7天，害虫可全部死亡。第二阶段为预防及根治。继续填充二氧化碳，保持上阶段的气体浓度约40天，可杀灭留存的虫卵和幼虫。第三阶段为封存保护。气体浓度可适当放宽，二氧化碳含量在22%以上，氧含量在15%以下，约贮存3.5个月，可防止害虫的再污染及霉变发生。试验的药材包括鹿茸、蛤蚧、紫河车、狗肾、白花蛇、鹿筋、海龙、海马、虎骨、豹骨、党参、枸杞子、冬虫夏草及各种参类，共40个品种，数量为1万多千克，经过夏季5个月的贮存，获得了较好的灭虫、防虫和防霉效果。

3. 自然降氧　所谓自然降氧，是在密闭的条件下，利用中药本身、微生物、仓虫等呼吸作用，使含氧量下降，二氧化碳上升，造成霉菌和害虫的恶劣生存环境，在缺氧状态下害虫窒息死亡，微生物受到抑制，从而达到安全贮存中药的目的。采用这种方法养护中药，投资少，方法简便，不仅能防虫防霉，也能达到良好的杀虫效果。

自然降氧法主要用于防蛀、霉，有的也能用于杀虫和防止泛油等质变。养护对象以植物类、新采集药材、种子果实类药材为主。防虫的氧浓度在8%以下，杀虫的氧浓度为2%~4%。

自然降氧仅用于药材货垛的薄膜罩帐密封。以六面帐密封效果为佳，密封4~6天氧浓度可降至12%~14%；密封15~20天氧浓度可降至3%~5%；密封40~60天氧浓度达到1.2%~2%，从而达到杀虫、防霉的养护效果。

自然降氧法因养护对象和密封环境条件不同，产生的降氧速度和浓度有很大差异，其规律及原因是：①植物类药材比动物类药材降氧快，植物药材中的果实和种子（包括有的种仁）又比其他植物药材降氧快，这是因为果实种子的胚呼吸耗氧之故。②新药材比陈药材降氧快，是因为新药材比陈药材呼吸作用强之故。③含挥发成分药材比其他药材的降氧速度也快。④含水量高的药材比含水量低的药材降氧快。⑤密封体积内，温度高、湿度大比温度低、湿度小的降氧快。

以上说明，自然降氧的养护对象，以植物药材、新药材、果实和种子类药材为好。自然降氧的具体方法和要求，以六面帐的密封效果好，罩帐密封药材堆垛以后，先抽气使薄膜紧贴堆垛，使其自然降氧。制帐、罩、密封、抽气等具体操作方法如前述。

（五）气调养护的管理技术与注意事项

密闭是基础，降氧是中心，管理是气调养护的根本保证。

1. 查漏　在气调管理中，对薄膜罩帐应经常检查，检测鼠咬或其他损伤造成的漏气。凡发现有漏气之处，应立即将其补妥。如气体指标达不到养护要求，还应补充氮气或二氧化碳。安装在密封库门和门框之间的充气胶管圈，也应经常检查。若漏气变软，阻气不严，应补充气，使其保持密封性能。

2. 测气　是检测密封容器内气体成分变化情况、判断气调养护效果的主要方法。充气时的测气，是为了达标而进行的；管理中的测气，是为了保持指标而进行的。充气时的测气，只发生在当时；管理中的测气，则经常定期地进行，直至养护结束。气调初期，应每天一次；气体稳定以后，可3～7天一次定期进行。在管理中，被检测的主要气体成分，除正常地自然增减外，都应仔细检查漏气原因，及时采取措施。检测气体的仪器主要有奥氏气体分析仪，CH-2型氧气、二氧化碳测定仪等。

3. 测水分　水分是药材中最不稳定的成分。含水量高的药材，会使密封货垛内温湿度增大，有利于微生物生长繁殖，严重则造成药材"冲烧"变质。因此，气调养护的药材水分含量应在安全范围内。为了掌握药材水分含量的变化，气调密封之前和启封以后，均应进行药材水分的测定，以便及时采取技术措施。

4. 测温测湿　在气调管理期间必须系统地观察药材密封罩帐或库房内外温湿度的变化，认真做好记录。分早、中、晚定时观察，得出日平均温湿度，以及温度的最高和最低值的变化。

5. 预防结露　在气调养护药材管理期间，薄膜罩帐内壁，因温湿度变化而出现的水气凝结现象，称之"结露"。在我国南方地区尤易产生。当露水积聚过多而不能消散时，就会浸入药材，引起局部霉烂变质。按结露的状况不同，又可分为可逆性结露与不可逆性结露两种。预防方法：①密闭养护的药材含水量应较低；②防止温度的急剧变化；③避免在室外气调养护药材；④在空气相对湿度低时密封；⑤在结露前抽出帐内过湿气体，充入较干燥的气体。

二、干燥技术

（一）远红外加热干燥养护

1. 原理　远红外加热干燥（dryness with distant infrared）是20世纪70年代发展起来的一项养护新技术。干燥的原理是电能转变为远红外线辐射中药，被干燥物体的分子吸收后产生共振，引起分子、原子的振动和转动，导致物体变热，经过热扩散、蒸发或化学变化，最终达到干燥灭虫之目的。药材、饮片及中成药均需要干燥，干燥则要消耗大量电能，采用远红外干燥可以节电20%～50%，效果较好。

2. 构造特点 红外线介于可见光和微波之间，是一种波长为 0.72~1000nm 范围的电磁波，一般将 5.6~1000nm 区域的红外线称为远红外线，而将 5.6nm 以下的称为近红外线。目前用作辐射远红外线的物质主要是由金属氧化物如氧化钴、氧化锆、氧化铁等混合物构成，用这些物质制成的远红外辐射元件能产生 2~15nm 以上直至 50nm 的远红外线。产生高温可达 150℃。

可用作远红外辐射的元件虽然型式很多，但一般是由三大部分构成：金属基体或陶瓷基体、基体表面涂覆的辐射远红外线的物质层及热源。由热源发出的热通过基体传递到远红外辐射物质层，然后在涂覆层的表面辐射出远红外线。辐射元件依据形状区分有三种，即管状、灯状和板状。至于远红外线加热烘道的设计，取决于很多因素，诸如要考虑被加热物的形状、大小、元件类型、功率、温度、距离、加热时间等。

3. 应用效果及优点 近年来利用远红外线对原药材、饮片的烘干，对丸散膏丹等的脱水干燥及糖衣片的烘干以及药瓶的干燥消毒等都得到了广泛的研究应用。远红外干燥与日晒、热烘或电热烘烤等法比较，具有如下优点：

（1）干燥快，脱水率高 干燥时间一般为近红外干燥的一半，为热风干燥的十分之一。物料内部温度上升极快。例如热风干燥饮片为 6~8 小时，水泛丸为 6~10 小时，而远红外干燥分别只需 10~20 分钟及 16~20 分钟。又如电热烘箱（箱内温度 80℃）对饮片女贞子、党参干燥 20 分钟，脱水率分别为 5.05% 和 5.78%；而用远红外线烘箱干燥 10 分钟，脱水率分别为 6.55% 和 4.88%。

（2）提高药材质量 远红外干燥可做到表里同时干燥，避免原加热方式的外焦内湿现象；而且药物是在密闭箱内进行干燥的，受大气中杂菌污染的机会大为降低，具有较高的杀菌、杀虫及灭卵能力。例如，开胸顺气丸用热风干燥含有杂菌 400 个/g；若用远红外干燥则含 170 个/g，同时避免了火力烘干烟气中所含的有害物质对药材的污染，有利于贮存。

（3）节能省电成本低 远红外加热干燥比电热丝加热干燥至少节约电能达 50% 以上。如糖衣回转锅内将电热丝改用远红外辐射加热，节约电能可达 75%~100%，成本也随之降低。

（4）设备简单造价低 远红外干燥的烘道一般可缩短 50%~90%，干燥机与热风烘房相比占地面积小，设备结构简单，管理维修方便。

（5）便于自动化，减轻劳动强度 目前使用的热风烘房，质量无保证，劳动强度大。若采用远红外干燥机，可使加料、干燥、出料全部机械化，又不受气候的影响，既减少人力，又提高了生产效率。但是远红外干燥也并非万能。比如，凡不易吸收远红外线的药材或太厚（10mm 以上）的药材，均不宜用远红外辐射干燥。

（二）微波干燥养护

1. 原理 中药微波加热干燥（dryness with microwave）是从 20 世纪 60 年代发展起来的一项新技术。微波是指频率为 300~300000MHz、波长为 1m~1mm 的高频电磁波。目前我国生产的微波加热成套设备有 915MHz 和 2450MHz 两个频率。微波干燥实际上是一种感应加热和介质加热，药材中的水和脂肪等能不同程度地吸收微波能量，并把它转变为热量。仓虫经微波加热处理，体内水分子发生振动摩擦产热，微波被水吸收转变为热能，使虫体内蛋白质遇热凝固，虫体内水分被气化而排出体外，促使仓虫迅速死亡。微波加热设备主要由直流电源、微波管、连接波导、加热器及冷却系统等组成。

2. 应用效果　微波对中成药的灭虫杀菌，无论是水丸、浓缩丸、颗粒剂、散剂均有一定的效果，尤以水丸、浓缩丸效果为显著。如开胸顺气丸、参苏理肺丸、风湿镇痛丸、止咳定喘丸等药物经微波照射 3 分钟 30 秒后，灭菌率达 90% 以上。另外接种到散剂内的大肠杆菌、绿脓杆菌和金黄色葡萄球菌经微波加热 2 分钟 40 秒后，全部杀死。微波灭菌同物质的性质及其含水量有密切的关系，由于水能强烈地吸收微波能，所以含水量越高，吸收的微波能越多，产生的热能越大，灭菌效果就越好。经试验，夜交藤、山药、生地黄、草乌及中成药安神丸、脑立清等用微波进行烘干效果较好，一般比常规干燥时间缩短几倍乃至百倍以上，药材中所含的挥发性物质及芳香性成分损失较少。微波干燥既不受燃烧废气污染的影响，又能杀灭微生物及霉菌，具有消毒作用，可以防止发霉和生虫。

微波加热所需时间短，灭菌效果好，对药品稳定性无影响。如乌头粉（含水量 14.6%）、石斛夜光丸（蜜丸，含水量 16%）经微波加热 5 分钟，含水量分别降低到 5% 及 10%，亦即粉末干燥仅需 5 分钟，蜜丸也只需 5 分钟，而用 110℃ 烘箱干燥需时 67 分钟，可提高加热速度 5～12 倍。另经频率为 2450MHz 的微波灭菌，中药样品的含菌数比未照样品降低 81 倍，比烘箱干燥灭菌降低 28 倍，故高频率的微波灭菌效果很好。又对乌头粉、甘草粉、穿心莲碎叶经微波加热后进行了含量测定，结果说明其有效成分生物碱、内酯、甘草酸等对微波加热均稳定。

3. 微波干燥的优点

（1）**干燥速度快、时间短**　因微波能深入物料的内部，不是依靠物料本身的热导，故只需常规方法的 1/10～1/100 时间就可完成加热过程。

（2）**加热均匀**　由于微波加热不是从外部热源加进去的，而是在加热物内部直接产生，故尽管被加热物料形状复杂，加热也是均匀的，不会引起外焦内生、表面硬化等现象。

（3）**产品质量高**　由于时间短，水分吸热量大而排出，物料本身吸热量少，不会过热，因此能保持原有的色香味，有效成分破坏也较少，有利于提高产品质量，且具有消毒、杀灭虫霉的作用。

（4）**热效率高**　由于热量直接来自干燥物内部，因此热量在周围大气中损耗极少。

（5）**反应灵敏**　常规的加热方法如电热、蒸气、热空气等，达到一定温度需要预热一段时间，而停止加热时，温度下降又需较长时间。采用微波干燥在开机 5 分钟后即可正常运转，而且容易自动控制。

三、密封技术

现代密封技术与上述的密封养护法同理，采用密封或密闭贮存，使中药与外界空气、温度、湿度、光线、细菌、害虫等隔离，尽量减少这些因素对药物的影响，以防虫蛀霉变，保持中药的原有质量。密封时，必须在气温较低、相对湿度不大时进行，一般在梅雨季节前为宜。密封的中药必须含水量正常，且无虫、无霉，否则在密封中容易发热或发霉变质，达不到应有的目的。现代密封常见的有无菌包装、气幕防潮、除氧剂封存和低氧低药量防治养护等技术。

（一）无菌包装养护技术

无菌包装（sterile packaging）养护法实际上是一种改进包装材料防霉的一种技术。首先将中药灭菌，然后把无菌的中药放进一个霉菌无法生长的环境，这样避免了再次污染的机会，在常温条件下，不需任何防腐剂或冷冻设施，在 1 年内不会发生霉变。值得注意的是，进行包装时，首先需要三项基本条件：一是包装环境无菌；二是贮存物无菌；三是包装容器无菌。无菌包装过程中，对产品及容器的灭菌是一个重要的问题。包装容器的种类很多（详见第八章中药的包装）。

（二）气幕防潮养护技术

1. 概述　气幕（air veil）亦称气帘或气闸，是用于装在药材仓库房门上，配合自动门以防止库内冷空气排出库外、库外热空气侵入库内的装置，进而达到防潮的目的。因为仓库内外空气不能对流，可以减少湿热空气对库内较冷的墙、柱、地坪等处形成"水凇"（即结露）的现象，从而保持仓储药材的干燥，防止中药霉变。

2. 设备装置　气幕装置分为气幕和自动门两大部分，用机械鼓动的气流，通过风箱结构集中后，从一条狭长缝隙中吹出形成帘幕。主要部件有电动机（功率550W，转速1044转/分钟）、风叶及风箱。电动门以电动机转动蜗杆，带动链轮、链条与门的滑轮装置一起移动，并与风幕连接。门开启时风幕开始工作，门关闭时风幕即行停止工作。

3. 效果　经试验，虽在梅雨季节，库内相对湿度及温度均相当稳定，这表明气幕可以阻止和减轻库外潮湿空气对库内药材的影响，从而能够起到防潮养护作用。当然，库门安装这种气幕装置，先决条件是库房结构要严密，外界空气无侵入的孔隙，否则效果亦不佳。因为气幕只能在开门作业时起到防护作用，却没有吸湿作用。必要时仍需配合除湿机使用。

（三）除氧剂封存养护技术

1. 概述　除氧剂（deoxidant）包装封存养护技术是继真空包装、充气包装之后发展起来的一种商品包装的贮存新技术。除氧剂是由经过特殊处理的活性铁粉制得的化学物质，它和空气中氧接触就起化学反应，可达到除氧的目的。将这种活性铁粉制成颗粒状、片状，并把它们包装于一定规格的透气的特制纸袋中，把这种小包装的除氧剂和需要保管的物品封装在密封的容器中就能保证药材不长霉、不生虫、不变质。

2. 除氧剂封存养护中药的优点

（1）效果可靠　能防止因霉菌、害虫的滋生而引起仓储药材等物品的腐败变质以及氧化变色。

（2）操作简便　不需要真空包装、充气封存之类的设备，操作简单，使用方便。

（3）性能安全　除氧剂无毒，也不与药材物品直接接触，无污染、无公害。

3. 使用注意事项

（1）除氧剂的外包装打开后就开始吸氧，故应在规定时间内用完，不要再次使用。

（2）除氧剂沾上油和水，吸氧能力就会下降，使用时要加以注意。

（3）暂不使用的除氧剂保存于冷暗干燥处，以延长其使用寿命。

四、低温冷藏养护技术

低温冷藏（refrigeration with low temperature）是防治害虫的一种理想方法，易生虫中药一般都适合于冷藏库或冰箱冷藏。它不仅能防蛀、防霉，同时又不影响药材的质量，适宜于细贵和性质脆弱的中药。其优点是不变色、不走油、不走味、不干燥、不干裂等。

中药贮存于冷库或冰箱（量少时）中，一般只能抑制害虫的发育繁殖，而不能完全致死害虫。6℃～15℃是中药害虫生命活动的最低界限。6℃～-4℃时害虫的生理代谢极其缓慢，处于蛰伏休眠的冷麻痹状态，但仍保持生命力，在一定时期内，如环境温度回升，害虫即能复苏恢复活动，如上述温度再降低，或延续时间长，即能致死害虫。总之温度越低，害虫死亡越快。蛀蚀中药的害虫耐受低温时间较长，如谷蠹在0℃时经16～17天死亡；麦蛾的成熟幼虫在-5℃时29～30天死亡；锯谷盗成虫在-1℃～-4℃时经22天死亡。同一种害虫的不同虫期对低温的耐受时间不一样，如温度在0℃时，米象成虫6～8天死亡，蛹17～18天死亡，幼虫16～17天死亡，卵7天死亡。可见低温冷藏应保持一定的温度和时间，才能获得良好的杀虫效果。

易生虫药材在无冷库设备条件下，也可在温度较低、湿度不大的地窖内贮存。若地窖内的湿度较大可采用生石灰吸潮，但要经常检验，如生石灰失去吸潮作用应立即更换新的。此外，在一般库房内，如能经常保持温度在15℃以下，相对湿度不超过70%，药材亦不易生虫。

五、防霉除虫养护技术

各种害虫都喜欢温暖、潮润，而怕热、怕冷、怕干燥。当温度在16℃～36℃，空气相对湿度在70%以上，药材本身含水量在10%以上时，大多数害虫均能生活繁殖，如果药材的含水量增高到14%以上，害虫的发育增快，活动加强；当气温升高到40℃以上或降低到15℃以下时，大多数害虫的发育又会延缓或停止，如果气温再升高或降低，就会引起其死亡。因此根据害虫的这些生活习性，就可以从温度、湿度等方面来加以控制，使其失去生存的条件，以防止其对药材的危害。

（一）辐射（radiation）防霉除虫养护

1. 原理 应用放射性^{60}Co产生的γ射线或加速产生的β射线辐照药材时，附着在药材上的霉菌、害虫吸收放射能和电荷，很快引起分子电离，从而产生自由基。这种自由基经由分子内或分子间的反应过程诱发射线化学的各种过程，使机体内的水、蛋白质、核酸、脂肪和糖类等发生不可逆变化，导致生物酶失活，生理生化反应延缓或停止，新陈代谢中断，霉菌和害虫死亡，故能有效地保护药材的品质，相对地延长贮存期。

2. 辐射防霉除虫效果 据试验，40～100kc 天能阻止所有的虫卵、幼虫和蛹发展到下一阶段，据报道，150～120kc 天可杀死蜜柑上的青霉和绿霉。另据试验，用射线辐照中药材和中成药可以解决贮存过程中发霉、虫蛀问题。例如，用 γ 射线辐射酸枣仁、附子、川贝母、党参、当归、黄芪、川芎等等，杀菌灭菌效果显著，其药效并不改变，中成药的各种丸、散、膏、丹、片经辐照后，其发霉率也大大降低。

3. 辐射养护法的优点

（1）用射线灭菌杀虫时间短、见效快、效果显著。

（2）不破坏药材外形，不影响药效。

（3）不会有残留放射性和感生放射性。

（4）在不超过 1000kc 天的剂量下，不会产生毒性物质和致癌物质。

其中 ^{60}Co 射线灭菌杀虫效果好，但造价成本高。目前国内许多大中城市都建有 ^{60}Co 辐射中心，许多中药生产企业在投料前都把中药材送到 ^{60}Co 辐射中心，进行杀虫灭菌，以保证中成药的质量。

（二）气体灭菌养护技术

主要是指环氧乙烷防霉技术及混合气体防霉技术。环氧乙烷是一种气体灭菌杀虫剂（gas insecticide）。其作用机制主要是与细菌蛋白分子中氨基、羟基、酚基或巯基中的活泼氢原子起加成反应生成羟乙基衍生物，使细菌代谢受阻而产生不可逆的杀灭作用。因其灭菌效果可靠、操作简便等特点，所以此方法曾风靡一时。但随着科学技术发展和环保要求，国家已规定生产 A 级绿色食品禁止使用环氧乙烷作为杀虫剂，此法应废止使用。选择对人体无毒无害的药剂也是值得研究的大课题。

（三）蒸气加热养护技术

蒸气加热养护（heat up with steam）是利用蒸气杀灭饮片及炮制品中所含的霉菌、杂菌及害虫的方法，是一种简单、价廉和可靠的灭菌方法。蒸气灭菌按灭菌温度分为低高温长时灭菌、亚高温短时灭菌和超高温瞬间灭菌三种方法。目前我国常用的是低高温长时灭菌的方法。研究表明采用超高温瞬间灭菌无论从能源的节省，或是减少中药成分的破坏上都要优越得多。超高温瞬间灭菌是将灭菌物迅速加热到150℃，经 2～4 秒的瞬间完成灭菌。由于灭菌温度高，灭菌时间短，这样加热杀灭微生物的速度比药材成分发生反应的速度来得快，因此药效损失甚微。高温致死害虫的原因，主要在于使害虫生理代谢增强，吸收大量氧气，促使虫体气门开放，体内水分从气门溢出。同时高温能破坏害虫体壁的护蜡层和蜡层，使虫体水分过分蒸发。由于失水过多，又导致虫体内盐类浓度增高，造成代谢障碍，机能失调，以致死亡。高温不仅能使虫体内蛋白质凝固，同时能使虫体内的磷脂、糖脂、脂蛋白及脂肪等在高温下熔化、变性，使组织破坏死亡。据文献报道，超高温瞬间灭菌具有无残毒、成本低、投资少、成分损失少等优点。

（四）化学药剂防治

化学药剂防治（chemicals）是利用某些化学药剂直接或间接作用于药材害虫，从而破坏害虫正常的生理机能或造成不利于害虫生长繁育的条件，使害虫停止活动或中毒死亡的一种防治方法。

化学药剂杀虫的毒理作用，一般是破坏害虫上表皮的护蜡层和蜡层，然后透入虫体内部，使之中毒而死。有些杀虫药剂，如有机磷类进入虫体后，不仅能抑制虫体胆碱酯酶的活性，且能破坏其神经系统的正常功能，导致害虫死亡。有的化学药剂虽杀伤迟缓，不能立即杀灭害虫，但能影响其发育和变态，如幼虫不能脱皮，蛹不能羽化或羽化的成虫生育率降低，产卵量减少或卵不能受精和孵化等，起到间接杀虫作用。

使用化学药剂，关系到杀虫效果、生态环境和人身安全。使用时，要充分了解药剂的理化性质、杀虫原理、使用方法和操作规程。仓虫是药剂的作用对象，了解害虫的种类、习性、有无抗药性是选用杀虫剂，确定有效浓度和方法的重要依据。对于化学药剂的选择，应符合以下要求：①高效速杀：低剂量下有强大杀虫作用，短期内能获得全歼功效。②广谱多用：对各种药材仓虫的成虫、幼虫等均有良好的毒杀效果，并兼有一药多用的效果（熏蒸兼触杀或灭虫兼灭菌）。③低毒无药害：对仓虫高效，对人体低毒，使用安全，在允许使用的浓度和剂量下，对中药及机械设备无害。④长效低残毒：药剂在空气中经过一段时间能自然消散毒性，不污染环境或造成公害，或者残毒量在允许的标准之内，对人身及环境无不良影响，而对仓虫有一定的影响。⑤不易产生抗药性：某些仓虫对某种药剂易产生抗体，换用另一种药剂时，则不易产生抗药性。或虽有抗药性，但药剂仍有良效，即无交叉抗性。⑥价格便宜，使用方便。

用于防治中药害虫的化学药剂一般分为熏蒸剂、触杀剂和驱避剂。使用熏蒸剂，要求施药环境保持密封状态。

常用的熏蒸方法有：①熏箱、熏缸密封熏蒸：数量少、品种单一的药材常用此法。将药物放入箱或缸内，放入药剂后将所有缝隙用纸条或胶纸带封严。通常放入的药剂以驱避剂（如樟脑）为主，也可放入70%乙醇或白酒。另外，还可采用小件密封和专用熏房进行熏蒸杀虫。②帐幕熏蒸：常用的是整垛密封熏蒸，即将生虫药材码成垛（或一个货位），并留出施药空间，用涂胶苫布或塑料薄膜将垛体覆盖好，垂地的苫布或薄膜用沙袋（库内）或泥土（库外）压实，在垛边留出一至多个施药缝口，施药后将缝口压严、封实。③整库密封熏蒸：库内施药，只留一作出入的库门，其余门、窗、缝隙均用宽窄不同的纸条糊严，先糊宽的，层层糊严、糊实，门脚缝隙可用沙或土袋压实。库内设若干施药点，施药后再将留作出入的库门糊严。

库外放药的，除留窗口一小洞放施药管子外，其余所有门窗按上法糊严、封实，施药后再将窗口小洞封严。

用化学药剂（物）杀虫防霉，如磷化铝、氯化苦等，能在很大程度上消灭虫霉。这些方法在中药保管中曾经兴盛一时，成为主要的养护方法。然而，随着科学技术的不断发展，人们发现这些化学药剂残留在药材中的有毒物质不易除去，影响药材质量和治疗效果，而且操作方法复杂，易污染环境，造成对人体健康的危害。人们愈来愈认识到它的弊端，在绿色食品中已禁止使用。所以在中药养护中，对于化学药剂应参照国家颁布的绿色食品禁止使用的农药标准和农药安全使用规定中的要求，使用安全、无毒的化学药剂杀虫防霉。

（五）生物农药防治

生物农药（biologic pesticide）指直接利用生物活体或生物代谢过程中产生的具有生物活性的物质，或从生物体中提取的物质作为防治病虫草害的农药。包括植物农药、动物农药、微生物农药。如常用的杀虫剂有除虫菊素，它由除虫菊植物中提取而来，是国际公认的高效、无毒、无污染的天然广谱强力杀虫剂，普遍用于杀灭农作物害虫、粮药仓库害虫及苍蝇、蚊子等，是目前防治虫害最理想的一种药用植物，可用于多数仓储中药材的防霉驱虫养护。除虫菊对害虫、蚊、蝇、蚤、甲虫、蛾、螟等昆虫有驱杀作用，但对哺乳类及鸟类等动物却很安全。故用其制成煤油浸剂，可喷杀蚊、蝇和虱子；制成烟熏剂可以驱蚊和驱杀仓储药材的多种害虫。作为药材防虫养护剂，可用除虫菊制剂供作仓库消毒（既可喷霉也可熏蒸），或混合药材同贮防虫以及对生虫长霉药材的治救（可将此药直接喷洒于虫害药材上）。

现代科学研究证明，黄曲霉毒素可诱发人体癌症，为了防治黄曲霉素的污染危害，用毕澄茄（即山苍子）芳香油来驱除药材和食品中的黄曲霉及其他霉菌，均有较好的防治效果。另外1/1000剂量的山苍子芳香油熏蒸杀虫，效果也很好。除采用上述现代芳香油新技术以外，而传统方法是直接用山苍子（果实）来防虫。做法是将药材顺序放进木箱或铁桶中，同时在容器四角和上下放适量的山苍子（用纸包好），然后将容器四周缝隙封严，置阴凉干燥处贮存，这对于易生虫的蕲蛇、乌梢蛇、金钱蛇以及各种虫类药材的防虫霉蛀的效果十分理想。

除以上介绍的杀虫剂以外，目前使用的还有烟碱、大蒜素、印楝素、川楝素、苦参碱植物油乳剂等生物农药。

六、中药轻微霉变的处理

在中药贮存养护过程中，常常会遇到一些中药在短暂不良环境下产生初始的轻微霉变迹象（如药材表面发现长有稀疏的轻度霉点等），但其对整体中药的内在质量并无影响，那么对这类中药若稍作仓储条件的改善，或直接对这些中药及时采取一些救治处理措施，仍可挽回巨大的经济损失。为此，提出了中药轻微霉变的救治处理方法。

（一）干刷去霉

即用棕丝刷或猪棕刷直接刷去药物表面的霉菌。去霉前后需经日光曝晒，其目的主要在于散发水分，保持中药干燥，有利于刷掉菌丝，同时也有助于杀灭霉菌。有些根茎类、皮类等形体较大的中药发霉后，均可采用本法刷去霉。

（二）撞击去霉

发霉不严重的药材，经日晒或烘烤使之干透后，可放入撞笼或麻袋、布袋内来回摇晃，通过互相撞击摩擦，可以将霉去掉。发霉的药材较潮湿，如果不经过干燥，就不易把霉除掉。特别是有些圆形、类圆形或椭圆形的中药，如泽泻、莪术等，若发霉较轻，可用撞法撞去霉。做法是将已发霉的中药装入特制的竹笼或麻袋内，盖住或捆扎好两端，反复摇晃，通过药物互相撞击摩擦而去掉霉菌。

（三）淘洗去霉

凡不宜用撞刷法去霉的中药，可用水淘洗，淘洗时操作应快，切禁水泡，淘洗后及时捞出晒干或烘干。淘洗时可将发霉的药材放入缸内或盆内，加水搓洗或刷洗，去霉后，捞出晒干即可。水洗时，霉轻微的可用冷水，霉较严重的可用热水。洗时要快，不能久泡，以免伤水而影响气味或质量，并且不容易晒干。

（四）沸水喷洗去霉

沸水喷洗去霉，适宜于发霉严重又不宜淘洗的中药。方法是将已发霉的中药摊晾在竹席上或洁净的地面上，用开水喷洒，待霉菌除去后及时晒干或烘干。采用沸水喷洗，由于水温高，不但去霉快，而且也有杀灭霉菌的作用。

（五）醋喷洗去霉

某些不能用水淘洗的已发霉中药，如五味子、乌梅、山茱萸，以醋喷洗后闷润 1~2 小时再晾干。醋含醋酸，有杀灭霉菌的作用，但不能广泛用作去霉，一般只适用于味酸或入肝止痛类药的去霉。每 50kg 中药，用醋 2~3kg 喷洗。

（六）酒喷洗霉

有些活血祛瘀药，如川芎、三棱、莪术、当归等，若霉变严重时，宜采用白酒喷洗，喷洗后，伏闷 30~60 分钟，再晾干。白酒喷洗既能去霉防霉，也能"助药势、通血脉"。

第四章

生物因素引起的中药变异与养护

中药在运输、贮存过程中，由于管理不当，在外界条件和自身性质的相互作用下，会逐渐发生物理或化学变化，出现发霉、虫蛀、变色、变味、泛油等现象，直接影响中药的质量和疗效，这种现象称为中药品质的变异现象。药材在贮存过程中的变异现象是很复杂的，变异不仅取决于各种药材本身的性质，而且与外界环境的影响以及微生物感染也有着极为密切的关系。危害中药的微生物种类繁多，如霉菌、酵母菌、细菌、害虫和鼠等。

第一节　霉变与养护

霉变是药材因发霉引起的变质现象。所谓药材发霉，系指在药材上有霉菌（molds）寄生和繁殖。这些霉菌对中药危害很大，其中与中药霉变关系比较密切的霉菌有毛霉、根霉、黄曲霉、黑曲霉、灰绿曲霉、青霉、灰绿青霉、黄绿青霉、镰刀霉、刺黑乌霉、念珠霉、葡萄状穗霉等。各类霉菌微生物特征与特性比较详见表4-1。

表4-1　　　　　　　　　　　　　霉菌微生物特征与特性比较

微生物	菌落特征	个体形态	生理特性	繁殖方式
霉菌	棉絮状或绒状，有各种颜色，菌落大	菌丝有横隔或无横隔，细胞结构和菌丝宽度与酵母菌相似	广泛分布于自然界，土壤中大量存在，比较耐酸	分生孢子或孢囊孢子，有性繁殖有各种方式
酵母菌	菌落特征与细菌相似，但比细菌菌落大	单细胞，圆或卵圆形，细胞核结构完整，细胞直径 $5\sim6\mu m$	存在于含糖汁较高的成药等的表面，能在偏酸的环境下生长	出芽生殖，有的酵母还可进行有性繁殖

一、霉菌

霉菌属于微生物中的真菌门，是一类重要的微生物，霉菌孢子分布很广，在空气中就有大量霉菌孢子飘散，它对营养条件要求不高，易于在多种物质上生长，一般物体上、空气中到处都有存在。散落到药材表面的霉菌，在适宜的温度、湿度（相对湿度75%以上或药材含水量超过15%）和足够的营养条件下，很快就会在药材上繁殖起来。它通过分泌酵素，将药材中的蛋白质、糖类、脂肪和胶质等分解成氨基酸、葡萄糖、有机酸等，造成药材腐烂变质，失去药用效力，更甚者产生有毒的霉菌毒，如黄曲霉毒素、杂色曲霉毒素、黄绿青霉毒素、灰黄霉毒素等。一旦人们服用了发霉的药，就有可能由于霉菌毒素作用而引起肝、肾、神经系统、造血组织等方面的损害，严重者可导致癌症（如黄曲霉毒素等）。药物发霉后，即使经过处理，把霉去掉，也会使色泽变黯，气味淡薄。俗云："霉药不治病"，正说明了"霉"对药物的危害性。而严重霉变的药材只有弃毁，从而使国家财产遭受巨大的经济损失。因此在贮存养护过程中，中药的霉变是一个较严重的问题，应当引起我们足够的重视。现将霉菌的种类、形态、分类、生长条件、引起霉变的原因及防治霉变的方法分别加以叙述。

（一）常见霉菌的种类

常见的霉菌有曲霉、青霉、毛霉、根霉、木霉和黑醭菌、云白霉、绿霉菌、兰霉菌等几种。霉菌的菌体结构比较复杂，菌落呈绒毛状或疏松的棉絮状，孢子有多种颜色。霉菌的菌丝体由许多分枝菌丝所构成，菌丝为棉絮状、毛状、网状、团状或粉状。如在发霉的药材上，往往能见到许多毛状、线状、网状物或斑点，这就是各种不同霉菌孢子萌发的菌丝。

1. 毛霉 Mucor 毛霉的孢子囊柄成单轴直立于菌丝体，在其顶端生孢子囊，菌落常呈絮状，初为白色，继为灰色或黄褐色，菌丝发达，单细胞、无隔膜，以孢子囊孢子繁殖，形态上和根霉相似，与根霉的区别是毛霉不生假根和葡萄菌丝。毛霉菌在中药表面多有存在，对蛋白质有较大的分解力，但也能用于制豆豉等。常见危害药材的毛霉种类有高大毛霉（图4－1）、总状毛霉等，主要危害受潮的中药材。

2. 根霉 Rhizopus 根霉是较常见的一种霉菌。根霉菌的菌丝没有横隔，在培养基上生长时，由营养菌丝产生弧形的菌丝，向四周蔓延。匍匐菌丝接触培养基处，分化成一丛假根（类似根状的菌丝），吸收养料。从假根处丛生出直立的孢子囊柄，柄的顶端膨胀形成圆形的囊，称孢子

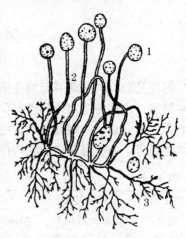

图4－1　高大毛霉
1 孢子囊　2 孢子囊柄　3 菌丝体

囊，内含许多孢子，称孢囊孢子，成熟的孢子从破裂的囊壁逐个释放出来，散布各处进行繁殖。菌落呈絮状，初生时为白色，后为灰黑色，密生黑色小点，如图4－2的黑根霉。根霉在自然界里分布也很广，在药材上寄生颇多，其分解淀粉和脂肪的能力较强，对中成药及含淀粉、蛋白质、脂肪较高的原料药材有较大的危害。

3. 曲霉菌 Aspergillus 曲霉菌是危害中药的主要霉菌之一，分布较广，从寒带到热带都有其分生孢子存在。这类霉菌能产生大量的酶系，生长繁殖力强，能利用许多不同基质作为养料，只要含有一定有机质和水分的物质，大多能长出曲霉菌。曲霉的菌丝有隔膜，是多细胞的菌丝体。某些菌丝细胞的壁变厚，成足细胞，并由此向上生直立的分生孢子柄，柄的顶端膨大成球形的顶囊，顶囊表面以辐射的方式长一层或两层杆状的小梗，小梗顶端产生一串分生孢子，有黄、绿、蓝、棕、黑等颜色，致使整个顶囊成为菊花形。曲霉分生孢子穗的形状、孢子的颜色和孢子的形状是鉴定菌种的依据。曲霉菌主要依靠分生孢子进行无性繁

殖。常见的曲霉有以下几种：

（1）灰绿曲霉 *Aspergillus glaucus* 灰绿曲霉在所有霉菌中最富破坏性，它的菌落呈灰绿色、鲜黄色或橙黄色，菌丝密集发达，呈绒毛状。灰绿曲霉在生长繁殖过程中，比其他霉菌需要的水分少，嗜干性较强。当温度在 25℃ ~ 30℃，相对湿度在 70% ~ 80% 时，孢子即可在许多中药上萌发繁殖。党参、人参、麦冬、天冬、黄芪、板蓝根等常常是这些霉菌危害的对象。

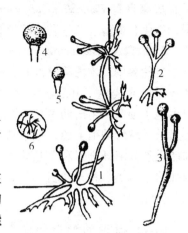

图 4 - 2　黑根霉
1 假根　2、3 孢子囊柄
4 孢子囊　5 囊轴　6 菌核

（2）黄曲霉菌 *Aspergillus flaras* 黄曲霉分布很广，在世界各地许多有机物上都能找到。它的菌丝蔓延迅速，初生时为浅黄色，后为黄绿色，最后变为棕褐色。黄曲霉能分泌淀粉酶、转化酶、纤维素酶等多种酶，由于它能产生有机酸和热量，故易使中药变色、变味及泛油。

（3）黑曲霉 *Aspergillus niger* 黑曲霉（图 4 - 3）广泛散播于空气中和物体上，菌丝生长繁殖迅速，呈絮状或绒毛状，黑色或黑褐色，菌丝顶端具黑色小点（分生孢子）。黑曲霉能分泌多种活性较强的酶系（如淀粉酶、蛋白酶、氧化酶等），特别以生成草酸和枸橼酸而著名。含水分较高的中药常受其害而引起霉腐。

（4）棒曲霉 *Aspergillus clavato - nanicus* 菌丝呈茸毛状，淡蓝色或淡绿色，气生菌丝直立，顶端具长圆形或棒形的孢囊，内生分生孢子。棒曲霉对含淀粉类中药破坏性极大，如山药、何首乌、天花粉、芡实等，对含蛋白质的动物性中药也有一定的危害。

4. 青霉菌 Penicillium 青霉菌在自然界分布很广，空气、土壤及各类物品上都可找到。青霉菌在工业上具有很高的经济价值。青霉菌的菌丝与曲霉菌相似，也有分隔。它和曲霉的区别在于分生孢子梗着生的方式不同。青霉的分生孢子柄顶端不膨胀成球形，而是有多次分枝，在分枝的分生孢子柄的末端产生小梗，小梗生出成串的分生孢子，形似扫帚，呈蓝绿色。青霉菌是引起中药霉腐的一类主要霉菌，它在生长和代谢过程中能产生色素和霉臭气，严重破坏中药形态和质量。

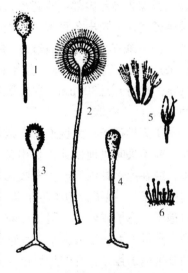

图 4 - 3　黑曲霉
1 分生孢子柄　2 纵断面
3、4 幼分生孢子柄
5 小梗及着生分生孢子　6 菌丛

青霉菌类有灰绿青霉、黄绿青霉等多种，它们常与曲霉菌共生，有的在生长中还会产生毒素，对中药有较大的影响和危害，使中药具有毒性。青霉菌多在中温条件下生长，对水分要求比曲霉菌要高，孢子萌发相对湿度为 80% ~ 90%，而绿青霉菌则能在较低的温度下生长，其孢子萌芽的最低温度为 0℃ ~ 4℃。

另有灰绿青霉 *Penicillium glaucum* （图 4 - 4）对蛋白质分解力强，产生甘露醇、草酸和酒精等。分生孢子对热的抵抗力甚强。

5. 木霉 Trichoderma 木霉也属于霉菌的一个属，广泛分布于自然界中。木霉菌丝也有分隔，蔓延生长，形成薄的菌落。菌丝无色或浅色，由菌丝可分化出不规则分枝的分生孢子梗，分生孢子梗又可生出两两相对的侧枝，侧枝又长出小梗，小梗上又长成球形的孢子穗，孢子成熟呈绿色或铜绿色。木霉的菌株能强烈分解纤维素和木质素等复杂的有机物，所以对木质结构强的茎木类、种子类药材，以及使用的垫板、枕木等有一定危害。

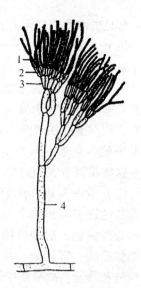

图 4 - 4 灰绿青霉
1 分生孢子 2 梗基
3 瓶形小梗 4 分生孢子柄

（二）霉菌的形态和分类

1. 形态 霉菌由菌丝和孢子组成。

（1）菌丝 霉菌是低等植物中的高等菌类，大多数是多细胞的植物，具有明显的细胞核，没有叶绿素。菌丝（mycelium）是由孢子萌芽而成的，菌丝互相错综接合便形成菌丝体，如在药材表面呈放射状、茂密的霉状物就是菌丝体，肉眼即可看清楚。菌丝有两种：一种是单细胞，无横隔；一种是多细胞，有横隔。菌丝尚有营养菌丝和气生菌丝之分。前者生长在商品表面或深入商品内部吸收营养；后者伸展于空气中，具有繁殖功能，在气生菌丝顶端分化出繁殖器官，并长出各种孢子。孢子随风飞散，在适宜条件下，又萌发成新的菌丝体。

（2）孢子 孢子（spore）是多数霉菌进行繁殖的微小单位，霉菌即是依靠这些繁殖单位来产生自己新的个体。孢子的颜色有绿色、黄色、橙色、红色，大小各异，有的小到 $1\mu m$，有的大到 $200\mu m$。它的形状有球状、卵圆形和椭圆形等。孢子有无性孢子和有性孢子两种。

①无性孢子：无性孢子形成较快，产生量大。形成后即四处飞散传播，遇到适宜环境时，就不失时机地发芽，长出芽管，形成新的菌丝。霉菌的无性孢子可以由分生孢子梗产生，或在孢子囊内形成。多数无隔膜菌丝的霉菌（如毛霉、根霉）产生孢子囊孢子（亦称内生孢子）。孢子囊孢子生于菌丝的顶端，形成一个孢子囊。孢子囊为圆形或梨形，内生许多孢子，孢子成熟后，孢子即破裂，散出孢子。分生孢子梗分生于特殊菌丝的孢子柄末端，孢子数量可为一个或多个，呈辐射状或扫帚状排列。小梗的顶端生有成串的分生孢子，成熟的分生孢子各异，有的呈黑色，如黑霉菌；有的呈黄色，如黄曲霉菌。

②有性孢子：有性孢子是由细胞核融合而产生的孢子。有性孢子可分为三种：①子囊孢子：是由造囊菌丝经过减数分裂，产生子囊，每个子囊产生 4~8 个子囊孢子。②接合孢子：是由两种大小不同的菌丝接触后，接触处的细胞壁逐渐溶解，由两菌丝的原生质结合而形成。接合孢子细胞壁较厚，表面呈棘状，或有不规则的突起。③担子孢子：在棍棒状的担子顶端长出 4 个孢子，称为担子孢子。

2. 分类 霉菌的种类极多，约有数万种以上，通常可分为藻状菌纲、子囊纲、半知菌纲及担子菌纲 Basidiomycetes 等。导致中药霉变的主要是前三纲。

（1）藻状菌纲 Phycomycetes 此纲中有一些菌的形态和结构颇似藻类，较高等的种类的菌体有根状菌丝；大多数藻状菌是由很发达的菌丝体构成营养体；这种菌丝是典型的无隔多核的。其中重要的有毛霉属及根霉属，广泛分布于自然界中，经济价值高，但对药材的危害性也大。

（2）子囊菌纲 Ascomycetes 子囊菌纲是霉菌中最大的一纲，已知的数目约有15000种，包括酵母菌、曲霉菌、青霉菌等。子囊菌纲的特征是：有性孢子内生，在子囊内形成。子囊是子囊菌的显著特征。子囊呈一个薄壁囊状，内含一定数目的孢子，在成熟时破裂。在大多数子囊菌中，子囊含有8个孢子。此外，子囊菌的菌丝有分隔。

许多子囊菌，如曲霉菌、青霉菌、酵母菌等对人类生活和防治疾病是有益的，但是它们常常也能起相反作用，如引起食品发酵、中药霉变。

（3）半知菌纲 Deuteromycetes 很多半知菌是腐生的，可以引起植物、动物和人类病害。其中最大的一个类型有10000种以上的丛生菌目，包括了大部分人类的真菌病原菌和植物寄生菌。半知菌可引起药用植物严重萎凋和病害。镰刀霉、刺黑乌霉、念珠霉、葡萄状穗霉等，能破坏药材及包装材料。

（三）霉菌生长的条件

霉菌属于真菌类，没有叶绿素，不能进行光合作用，它是以寄生物的方式来获取食物或以腐生物的方式吸取死的有机物质。它们要靠差不多完全制成的食物来维持生活。

霉菌的生长同所有的生命体一样，深受环境的影响，外界条件的改变不仅可影响霉菌生长的速率，甚至可以抑制其生命活动。影响霉菌生长活动的因素有营养物质条件和外界自然条件。

1. 营养物质条件 中药营养成分是引发虫害的根源。霉菌和其他许许多多的微生物一样，在生长繁殖过程中需要从外界环境吸取营养物质，通过新陈代谢作用，从中取得能量，并合成新的细胞物质。营养物质是霉菌生命活动的物质基础，中药材含有丰富的蛋白质、脂肪、糖类、纤维素、淀粉和水分等成分，是霉菌生长繁殖的良好培养基，这也是某些中药易生霉变质霉烂之原因。霉菌在生活过程中需要的营养物质，如蛋白质、糖类和脂肪等，均含有碳元素，如果没有碳素就不能构成这些物质，所以我们把微生物所需营养物质中的碳素叫碳源，把氮素叫氮源。

霉菌对各种营养物质的摄取和利用有一定特性，这就是某一种或某一类霉菌只能利用一定范围的物质。如放线菌（多为异养菌）的营养要求是各种不同的有机碳源（亦称碳元素），包括糖、淀粉、有机酸和纤维素等，其中葡萄糖、麦芽糖、糊精、淀粉等都是最好的碳源和能源；放线菌的氮素营养物质以蛋白质、蛋白胨和某些氨基酸最适宜，无机物的硝酸盐、铵盐和尿素次之。K（钾）、Mg（镁）、Fe（铁）、Cu（铜）、和 Ca（钙）等矿质元素在菌丝生长过程中，也有重要作用。酵母菌的最佳碳源是葡萄糖、麦芽糖，最佳氮源是蛋白胨、麦芽中的蛋白分解物等，并能利用铵盐、硝酸盐；酵母菌在糖化麦芽汁内也能生长繁殖。

对一般霉菌来说，最适当的碳源是葡萄糖、果糖等单糖类以及蔗糖和麦芽糖等双糖类。除此类糖以外，霉菌借助淀粉和糊精也能很好地生长。有些特殊的霉菌也能够利用纤维素、有机酸盐类、多元醇（山梨醇、甘露醇）和生物碱等。铵盐同样能被霉菌很好地利用，同时也能利用硝酸盐和亚硝酸盐。氨基酸、酰胺类、蛋白质和蛋白胨也常常作为霉菌的氮源。在无机盐类中，磷、硫和镁是基本需要的，且需要微量的铁、钾、锌、铜和钴等。为了正常的代谢，霉菌还需微量的生长促进物质，特别是一些维生素如硫胺素、生物素、菸酸等。

综上可见，霉菌不仅能利用葡萄糖、麦芽糖、果糖、蔗糖等单糖和双糖，而且能利用淀粉等多糖。霉菌对氮源物质的利用如此广泛，不论是有机的蛋白质、氨基酸，还是无机的铵盐、硝酸盐等都能被其用来作为氮源。这是因为氮源是构成生物细胞的基本物质——蛋白质的主要元素。微生物摄取的氮素营养，主要是转化为氨，再进行氨基的合成。利用蛋白质的微生物，首先把蛋白质水解成氨基酸，然后脱去氨基形成 NH_3（氨气）。某些含蛋白质丰富的中药被霉腐后，产生氨的臭味，就是由此而生的。

2. 外界自然条件 霉菌侵入药材并生长繁殖，除药材本身具有霉菌微生物所需要的营养物质外，还与外界条件有着密切关系，二者缺一不可。外界条件适宜，能促使霉菌迅速发育、繁殖，当外界条件不利时，则霉菌的生长繁殖受到抑制，甚至死亡。了解掌握微生物的生活规律，制造不适于霉菌生长的环境以防止或抑制其发育繁殖，才能达到保护药材、安全贮存的目的。影响霉菌生长的外界条件主要有温度、湿度、光线和空气等。一般来说，药材本身含水量在 10% 以下，空气相对湿度不超过 70%，温度在 15℃ 以下时，一般不易发霉。此外，在光线强烈、空气流通的情况下，药材也不易发霉。

（1）温度 霉菌在生长过程中，会发生一系列的物理和化学变化，这些变化需要在一定的温度条件下才能正常进行，否则，霉菌的生命活动能力则降低或受到抑制。温度能影响霉菌生长、孢子发芽及繁殖等生物活性。根据霉菌对温度的适应情况，可将霉菌分为三种类型：即低温型、中温型和高温型，中温性的微生物在自然界数量最多。根据霉菌能够进行生长的温度又可分为三个温度基点：即生长最低温度、最适温度和最高致死温度。一般霉菌生长最旺盛的温度范围，称为该霉菌的生长最适温度。霉菌在此温度下生长速度最快，离开该温度，就逐渐减缓。如霉菌的最适宜温度为 25℃ ~ 32℃，在 10℃ 以下不易生长，45℃ 以上则停止生长。

高温和低温对微生物的影响是不同的。低温可抑制微生物酶的活动，减弱微生物体内的新陈代谢，使微生物处于休眠状态。高温会使微生物的细胞蛋白质发生凝固，使微生物在很短的时间内死亡。杀死微生物的温度界限，称为致死温度。在致死温度条件下，微生物全部死亡所需的时间，称为致死时间。此外致死温度与湿度有关，例如黄曲霉，干热致死温度为 120℃，致死时间 60 分钟；湿热致死温度为 80℃，致死时间 30 分钟。各类微生物对温度适应情况见表 4－2。

大多数霉菌最适温度在 25℃ ~ 32℃ 之间。在药材中常见的青霉菌的最适温度是 20℃ ~ 25℃，曲霉是 30℃ 左右。所以处于温带的我国在夏季，特别是长江以南地区，药材容易生霉。若降低温度（温度 10℃ 以下）则能延缓霉菌的发育，低温时（0℃）霉菌停止发育。但在大多数情况下，低温尚不能完全杀死霉菌，亦就是说冷冻或冷藏有时只能阻止霉菌的繁殖，却不能彻底把霉菌杀灭，故低温多用于保藏中药。霉菌的孢子含水时易被冰冻杀死，但干燥时则萌芽力不易受到损害。霉菌在高温比在低温度中受害大，因为温度增高可使霉菌细胞内的蛋白质凝固而导致死亡。有时尽管不致死亡，但呈老衰状态，生命活动显著受到抑制。对于大多数的霉菌来说，50℃～65℃为致死温度。致死温度不同而致死时间也不一样，大多数霉菌在60℃～65℃经过30分钟，在70℃经过5～10分钟就会死亡。

表4-2　　　　　　　　　　　　　各类微生物对温度适应情况

微生物类型	最低生长温度	最适生长温度	最高生长温度	致死温度
低温型	0℃	5℃～10℃	20℃～30℃	40℃～50℃
中温型	5℃	25℃～33℃	45℃～50℃	60℃～70℃
高温型	30℃	50℃～60℃	70℃～80℃	90℃～120℃

（2）湿度　湿度是微生物生长必不可少的条件。因为水在微生物细胞中的作用和在其他生物体中一样，参与原生质的胶体组成，物质新陈代谢过程中所进行的全部生物化学反应都是在有水的情况下进行的。如果微生物细胞周围湿度低或干燥时，细胞的水分便通过细胞膜蒸发，或借渗透作用渗出细胞之外，就能使其生活机能降低或受到阻碍，甚至产生原生质分离而死亡。可见，一定的湿度是微生物生存与繁殖的必要条件，没有水分一切生命都不可能存在。但不同的微生物对湿度的要求是不同的，一般说来，有荚膜、芽孢的细胞和霉菌的孢子是较耐干旱的，在干燥的环境中，可以保持一段时期，遇适宜条件仍能生长繁殖。

寄生在药材中的各种霉菌生长时所需的水分也不完全相同，如灰绿曲霉在水分13%（指被霉腐物质的含水量）以上即能生长，而其他曲霉属和青霉属的霉菌要在水分16%以上才能生长，至于毛霉属和根霉属的霉菌则需较多的水分才能生长。

霉菌生长时不仅在药材中需含有适量的水分，而且空气中的相对湿度对霉菌的生长也有影响。孢子发芽时所需的最低湿度（因菌而异）大致为75%～95%。因此相对湿度在75%以下时，各种霉菌生长困难，无法繁殖。根据微生物生长发育对湿度要求的不同，可分为下列三种类型（表4-3）。

表4-3　　　　　　　　　　　微生物生长发育对空气湿度的适应性

微生物类型	最低相对湿度
高湿性（湿生型）	90%以上
中湿性（中生型）	80%～90%
低湿性（干生型）	80%以下

在微生物中，危害中药的青霉菌、毛霉菌、酵母菌多属于湿生型；黄曲霉菌、黑曲菌等多属中生型；灰绿霉菌及白曲霉属于干生型。

（3）光线　光线对各种微生物有不同的作用。有些自养型微生物，如有叶绿素的微生物，可吸收日光，将空气中的二氧化碳和水化合成糖类，供自身需要。有些异养型微生物，如霉菌、细菌经日光曝晒数小时后，大多数微生物的营养体可被光线抑制和杀死。所以，用日光曝晒中药不仅能防霉，而且也能治霉。

日光曝晒中药的杀菌原理，一是可使药材的含水量降低，破坏微生物生长繁殖的环境条件；二是因为直射的日光中有一部分紫外线，在紫外线作用下能使霉腐微生物细胞质的蛋白质变性，进而破坏其活动能力。根据这个原理，可用紫外线灯来防霉杀菌。

（4）空气　空气中氮气（N_2）占78%，氧气（O_2）占21%，其他气体占1%。根据微生物对氧气的要求不同，可以把微生物分为好氧性微生物、厌氧性微生物和兼性厌氧微生物三种类型。好氧性微生物又名好气性微生物，要求空气中有氧气，它只能在有氧气存在时才能生成，多数霉菌属这一类型，某些酵母菌也属好氧型。厌氧性微生物又名嫌气性微生物，能在没有氧气的情况下生成，如乳酸菌。兼性厌氧微生物又名兼嫌气性微生物，在有氧气或无氧气的条件下都可以生长，如酵母菌。根据微生物的这些特性，可通过调节空气的组成成分来预防中药霉变，即通常所说的气调养护法。

由于霉菌和某些酵母菌多属好氧性微生物，它们在生长繁殖过程中除湿度外，空气中的氧气也是其必不可少的条件，没有氧气就不能进行繁殖，更不能形成孢子。因为氧气能促进微生物分解体内的有机物，加强其新陈代谢，故中药潮湿且在氧气充足的情况下霉菌生长发育更快。因霉菌属好氧呼吸，利用二氧化碳气体可杀菌。实验证明，二氧化碳含量为35%可杀死霉菌50%~70%；二氧化碳含量为80%~90%时，就可将霉菌全部杀死。

（四）药材发霉的主要原因

药材霉变的原因是由于大气中存在着许多真菌孢子，当其落在药材表面后，在适当的温度和湿度下即萌发为菌丝，并分泌一种酵素，溶蚀药材组织，使药材有效成分破坏，失去药用价值。引起药材发霉的主要因素有：

1. 养料　许多药材内含有丰富的蛋白质、淀粉、糖类及黏液质等，给霉菌的生长、繁殖提供了丰富的营养物质。

2. 湿度　药材在贮存前虽经干燥，但在贮存的过程中易吸湿，特别是在梅雨季节，药材极易从外界吸收水分（此时空气很潮湿），而这时的外界温度也适合霉菌生长，有了这样良好的环境，霉菌就能在药材上很快地生长、繁殖起来，导致药材霉烂变质。

3. 发汗　药材受到焖热时内部的水分就会蒸至表面，这种现象称之"发汗"。凡发汗的药材其外表必定潮湿，在适宜的温度下，霉菌极易生长，并由药材的表面逐渐深入内部，引起药材霉烂。

4. 生虫　药材被害虫蛀蚀后，害虫在生活过程中要排泄代谢产物，并散发热量，使药材的温度升高、湿度增加，这就给微生物创造了生活的条件，从而引起霉变。另外，药材生霉以后也易引起虫蛀，形成恶性循环。

5. 环境不洁　外界环境不清洁，也是药材发霉的主要原因之一。

（五）易霉变的中药

1. 根及根茎类药材　这类药材一般都易发霉，有的还会泛油或者生虫。按其易发霉、泛油的程度可分为两类：

（1）最易发霉的中药　牛膝、天冬、玉竹、黄精、麦冬、百部、白术、薤白、甘草、当归、紫菀、秦艽、黑顺片、黄附片、白附片、芦根等（其中除了黄附片、白附片、紫菀、芦根外，其他还易泛油）。

（2）较易发霉的中药　知母、苍术、木香、商陆、山奈、夜交藤、黄芩、远志、白茅根、葛根、白及等（其中除了山奈、夜交藤、黄芩、远志、白茅根、白及外，其他还易泛油，木香、牛膝、百部、黄精、山奈、苍术、薤白、白及等还易生虫）。

2. 果实种子类药材　易泛油、发霉的果实种子类药材，按其易泛油、发霉程度大致可分为以下三类：

（1）最易泛油或发霉的中药　柏子仁、胡桃仁、龙眼肉、使君子仁、橘络、橘白等。

（2）易泛油或发霉的中药　郁李仁、甜杏仁、苦杏仁、桃仁、五味子等。

（3）一般易泛油或发霉的中药　火麻仁、黑芝麻、巴豆、千金子、蕤仁、天仙子、榧子、白果、女贞子、母丁香、桑椹、橘核、栀子、青皮等。

这些药材除五味子、巴豆、女贞子外又都易生虫；除龙眼肉、橘络、女贞子、五味子、青皮、栀子、青皮、天仙子外还都易泛油。且尚有许多是老鼠喜食的，如火麻仁、甜杏仁、胡桃肉、郁李仁、黑芝麻、白果等，因此在保管时还应注意预防鼠害。

3. 花类药材　易发霉的有金银花、菊花、款冬花、槐花、洋金花、厚朴花等，这些花类药材也都易生虫。金银花、菊花、款冬花、槐花等又易变色。

4. 全草及叶类药材　比较容易发霉的有马齿苋、大蓟、小蓟、豨莶草、鹅不食草、车前草、扁蓄、蒲公英、桑叶、大青叶、薄荷、佩兰、龙葵、枇杷叶、人参叶等。其中薄荷、蒲公英、扁蓄、车前草、桑叶等还易生虫。

5. 茎、皮、藤木类药材　易发霉的有白鲜皮、桑白皮、桑寄生、椿白皮、川槿皮、苦楝皮、鸡血藤、首乌藤等。这些药材除白鲜皮、川槿皮外又都易生虫。

6. 动物类药材　易发霉的有九香虫、土鳖虫、蕲蛇、乌梢蛇、地龙、狗肾、鹿鞭、鹿筋、蜈蚣、蛤蚧、水獭肝、紫河车、刺猬皮、壁虎、干蟾皮等。这些药材又都极易生虫。其中九香虫、刺猬皮、狗肾、壁虎等还易泛油。

二、中药霉变的预防措施

中药之所以发生霉变是因为中药含有微生物生长繁殖所需要的养料。受霉菌危害的药材，由于其有机质的分解会使有效成分减低，甚至腐烂；受霉菌危害的药材，即使经加工处理，也会使药材的气味变淡，色泽转黯，品质降低；另外霉菌对药材表层物质的分解消耗，破坏了药材的组织构造，使内部所含糖质和油分容易溢出，会导致药材泛油变质等等，都会影响治疗效果。另外霉菌在药材上发生腐败和排泄分泌物，会造成药材污染，服用后会引起各种不良后果。因此必须采取有效的措施，防止中药的霉腐变质。

（一）中药材产地的正确加工

土壤中含有丰富的有机物和无机物，是霉菌良好的培养基。所以，药材在产地加工时，必须创造良好的卫生环境，并严格遵守操作规程。加工干燥前应将泥土、杂物和非药用部位等去掉，并用清洁的水冲洗干净。在炮制过程中注意卫生条件，药材干燥场地应尽量避免尘土飞扬，干燥仪器应清洁卫生，药材的含水量必须符合安全水分的标准，包装材料必须清洁，尽可能加以消毒，运输过程中避免雨淋等等。只有把好药材产地加工关，才能有效地预防霉烂，收到事半功倍的效果。

药材干燥得不好，易发霉泛油和生虫；残茎、毛须、碎屑等去得不净，则易滋生害虫。有些药材由于干燥的方法不同，所产生的变异现象也不同。如烘烤干燥的橘皮，不易返潮发霉和生虫，而晒干干燥的就易发霉生虫。各种附片加工用的胆水被漂得干净的附片不易发霉，而未漂干净的就易发霉。又如鸡血藤膏，熬得老嫩适宜的就不易发霉融化，熬得嫩的，水分多，就容易返潮发霉或融化。因此，必须注意加工干燥这一环节，以防止或减少药物的各种变异发生。

（二）中药的入库验收

中药入库时，除了进行一般的验收项目以外，应着重检验水分大小、色泽气味变化等。对当年产的新货或当地直接收购的药材，更应注意其水分含量以及干燥程度。其次检验包装容器周围四角部分有无水渍和发霉现象，如发现有发霉变质的药材，成件的应单独堆放，一件内有部分发霉变质的，应尽量进行挑选，并及时采取相应措施，以防微生物互相感染。水分过大的，须重新进行干燥。

（三）中药的在库检查

中药入库前虽然没有霉变现象，但在贮存过程中，如不加以注意，常常会因受潮及温度等影响，而产生发霉变质，故须做好经常性的在库检查工作。

对大垛药材，应从上部和下部取样检查。重点药材，必须拆包或开箱检查。露天货垛，应检查货垛地势的高低和排水情况是否良好，垛顶和四周苫盖是否严密，垛底是否受潮等。抽查时，应注意药材本身有无潮湿柔软发霉、泛油以及生虫等现象。总之，在库中药应经常进行检查，检查时间可根据季节而定，也可进行定期或不定期的检查。冬季每月检查一次，梅雨季节，对易霉中药应5~7天检查一次，检查应以各类易霉中药为重点，分批分类检查。

（四）中药的分类检查

1. 根及根茎类中药的检查 这些药材含有霉菌生长需要的营养物质，在适宜条件下，极易霉变。

根及根茎类中药发霉的部位往往各不一样，如怀牛膝、玉竹、木香、天冬、麦冬、远志、羌活、甘草等都在两端或折断面容易发霉；当归、独活、紫菀的头部（近茎部）都比较粗大，所以不易干燥，而尾须部却容易吸潮返软，故发霉现象常在头、尾部产生。山药、天花粉、葛根含淀粉，最易吸潮，因此也易生霉。若表面不光泽，似有白粉状物，即是开始萌霉的象征。白术、黄芩发霉一般都在表面或缝隙间。知母如身瘪无肉，或质地松泡，折断处呈黑色则已经发生霉腐。山柰发霉多在两侧（切片面）呈灰黑色霉点，折断时内色亦变成灰黄色，而片的边缘部位却会出现白色霉点。苍术发霉时常在表面出现白毛状物，但有时在断面见到的白色毛状物不是霉，而是被析出的苍术醇，要注意区别。炙（熟）黄精一般比生黄精吸潮率高，因此更容易发霉。成件的炙黄精若嗅到酸涩气味，则是受热发酵的现象；而质脆干枯，一折易裂则说明已经变质。白茅根发霉常在茎节部开始。芦根片多在两端发霉，也有的在根片内侧发霉，这时外表不易发觉，可撕开检验。川牛膝发霉多在分枝折断处（即细根被修剪后的部位）出现白色霉点。商陆生霉一般在表面，霉迹呈黑色斑点（本品有毒，不宜口尝）。故要根据药材发霉的不同部位，进行认真检查。

2. 果实及种子类中药的检查　果实和种子类中药，大都含有较为丰富的蛋白质、脂肪、淀粉等，极易霉变。

对粒状的火麻仁、橘核、女贞子、巴豆、白果、榧子等进行检验时，可将手伸入货包中心，试探有无发热现象，随即顺手抓出一把，将壳击破，看内部种仁有无发霉、泛油、干枯等现象。白果不易干透，不干燥的容易受热发霉，若种仁质松体轻，击之成粉则是霉坏现象。使君子仁、柏子仁、郁李仁、甜杏仁、苦杏仁、桃仁、胡桃肉等，若种皮容易碎裂或易脱落的，说明比较干燥。若将种仁置白纸上压榨，纸面上油迹的外圈有水浸现象，则说明未干透，容易发霉。

有些果实类药，如栀子、白果、榧子多在种子团或种子上生霉，故检查这些果实类中药除注意检查表面外，还应击破果壳检查其内部。五味子有北五味子（辽五味）和南五味子（山五味）之分，前者滋润多汁，容易发霉，后者干瘪少润，不易发霉。巴豆有毒，检查时不宜口尝。

3. 花类中药的检查　花类中药易发霉的较多，如菊花、金银花、槐花、款冬花、洋金花、厚朴花等。

由于花类药材极易受潮，应首先检验花类药材是否干燥。一般以花瓣的干脆或软韧程度来衡量，但有的还应注意花蕊或花柄部位等是否干燥。检验时应注意包装四周或盖缝不密处有无受潮发霉。菊花中的蒸菊含水分较大，容易发霉，若发现花朵结成块团状，应掰开观察。

洋金花常数垛捆扎成小把，其中心部位不易干燥，往往出现发霉现象，应折把检查。若外表有白色或黑色斑点，就是发霉现象，有时霉迹在花筒内侧，表面不易看出。如发现花色已变黑，质地又极易碎烂，则说明花朵受霉后，又重复干燥，应引起注意。厚朴花的朵形较大，干燥的花瓣易碎或易脱落；不干燥的呈柔软状态而不易碎落；花朵中心的花蕊部位常不易干透，受热发霉后会变成黑色，同时花蕊部位也易生虫。

4. 全草及叶类中药的检查　此类中药质地轻泡，体积大，易吸潮，因而也易霉变。这类药材一般都是零星收集，打捆成件，干潮程度不一，重点要检验是否干燥。原件的（如机械打成的货包）应松捆探测货包中心有无发热现象。薄荷、佩兰、大蓟、小蓟、龙葵等药材的叶子容易干燥，而茎枝不易干透，可将茎枝折断，看其是否性脆或性韧，性脆者折断时有响声，说明是干燥的；若性韧者，折时声哑或有纤维相连则说明没有干燥。

鹅不食草、马齿苋、蒲公英、大青叶等可用手捏判断其水分多少，一般有触手感者为干燥，软绵者为未干透。蒲公英的根部一般不易干燥，并含有粉性，易受害虫蛀蚀。大青叶最易发霉，一般色墨绿者为新货，色黄黑者是陈货。枇杷叶有青黄之分，一般黄者比较干燥，青者不易干燥，要注意其含水量。桑叶有散装和整装（即以十数片为一叠，中心用竹丝掐住，呈整齐的叠片状）两种。前者容易干燥，后者叶大质优不易干燥，不干的中间易发霉，可取样数叠，拆开后检验。

5. 茎、皮、藤木类中药的检查　这类药材发霉，主要是由于不够干燥或贮运期间受潮所引起。其中以首乌藤、椿白皮、桑白皮等最易发霉。首乌藤霉斑多在茎枝外表落叶的痕点上，开始时萌白色棉毛状，发展很快，然后变为黑色。霉后的茎枝质地变脆，严重影响质量。桑白皮具有粉性，容易吸潮，发霉后霉迹不易除去，常使色泽变灰暗。川槿皮、椿白皮、白鲜皮、苦楝皮等发霉时，常在皮层的内侧或两端断面处，若其皮卷合则不易发现，应掰开后检验。

6. 动物类中药的检查　动物类中药含有较大量的蛋白质、脂肪等，在贮存不善的情况下易霉变，且生霉的部位也各不一样。

土鳖虫、九里香等发霉，轻者在虫体表面可见白色或绿色的霉迹，严重时会发展到虫体的腹内，应剖开检查。刺猬皮、干蟾皮、蛤蚧等发霉的部位都在皮层的内面。蛤蚧有竹片撑盖，检查时必须掰开竹片，才能发现霉迹。水獭肝、紫河车、鹿鞭、鹿筋、狗肾等发霉通常在表面及缝隙间。鹿筋、狗肾等，折之即弯曲是潮软不干燥现象，则更易发霉。紫河车若加工不洁，表面血筋未挑净者易发霉。壁虎、蜈蚣在加工时腹部如未干透都易发霉。霉后蜈蚣的头足容易脱落，而一旦有霉迹后要想除去也较困难。检验桑螵蛸时，可用手将其掰开，观察内部，如窝内的虫卵有黏性浆汁，说明还未死亡，到一定时候，就会孵化变虫，破巢而出，造成损失。遇到这种情况，可用熏蒸办法将虫卵杀死，因为浆汁未干的桑螵蛸易引起发霉。

7. 中药饮片的检查　中药饮片生霉较药材为多，这是由于药材切成片后，表面积增大，易吸收空气中的水分而引起潮解，故极易霉变与污染。在中药饮片中，特别是某些含糖质、淀粉较多的或经炮制的品种，如黄芪、党参、天花粉、熟地黄、肉苁蓉、制黄精、制何首乌以及蜜炙的甘草、紫菀等最易发霉，凡属这类饮片，宜经常作为重点检查，有霉菌生长繁殖时，应采取有效措施，及时防治，保证中药饮片安全贮存、流通与使用。

8. 中药成药的检查　中药成药有散剂、丸剂、膏剂、片剂、丹剂、合剂等剂型，在这些剂型中易生霉的有水蜜丸、蜜丸、水泛丸以及某些膏片、浸膏、散剂等。这些成药如包装不严密，极易吸潮，使水分含量超过规定限度，或由于生产过程中灭菌不善而引入霉菌。有的霉生在表面，且具微酸气，如蜜丸类。有的水泛丸、片剂不仅表面生霉，而且在其内也有菌丝萌发。有的中药散剂生霉严重时细腻的粉末即变成较潮润的团块。至于膏剂（内服膏剂）、合剂这两类成药，若在生产中灭菌措施不严，使用防腐剂的种类和比例不当，在盛药的瓶口或液面上也易生霉。若污染了酵母菌，还会逐渐引起发酵，气味变酸，严重时会冲掉瓶盖，产生许多气泡，使药液变质失效。

三、预防中药霉变的常用方法

中药的霉变是由一定的自然因素促成的。预防霉烂最彻底的方法，就是使霉菌在中药上无法生长，其次就是消灭寄附在药材上的霉菌。预防药材霉变的措施主要是控制库房的温度、湿度以及药材的含水量，而保持药材的干燥和低温是较重要的条件。当然这两种条件并非必须同时具备，亦即药材已相当干燥而又能充分防止湿气侵入时，则可无需低温。反之，如果药材已贮存于低温处所，则干燥程度稍差亦无妨。不过，就干燥与低温两个条件而论，以干燥最为有效，而且简便易行。因此，对于贮存中的药材，干燥是首要条件。

前已述及，中药含水量高低，对霉菌生长有直接影响，因水是一切微生物躯体中不可缺少的组成部分，在它们的细胞中含量很大（约70%～85%），它参与微生物原生质的胶体组成和物质新陈代谢，没有水就没有微生物的生命活动。故保持中药干燥，让水分恒定在一定范围内，是防止中药霉变的重要措施。种子类中药的含水量及贮存温度与霉变的关系见表4－4。

表4－4　　　　　　　　中药含水量及贮存温度与霉变的关系

含水量	温度	霉菌生长情况
20%以上	0℃	有霉菌生长
18%	10℃	无霉菌生长
16%	20℃	无霉菌生长
14%	25℃以上	无霉菌生长

从表中可见，在高湿低温贮存的条件下，有霉菌生长，而在低湿高温的条件下，霉菌则不能生长，说明控制中药的含水量即能防止中药霉变。大量实践经验证明，超过15%的药材含水量有利于霉菌的生长，故通过控制中药含水量，可达到抑制霉菌生长繁殖的目的。为了保持中药在贮存过程中的干燥，可根据具体实际情况选取以下方法来防治霉变。

（一）密封法

一般分整库密封、小仓库密封、堆垛密封、橱柜密封、货架密封、桶密封、箱密封、缸密封、窖密封等。

1. 整库密封　整库密封分普通仓密封和气调库密封。普通仓密封，是将库房全部密封起来，适用于建筑条件较好的库房，如钢筋水泥结构的库房。整库密封一般适用于储存量大、进出不频繁的整进整出的大宗中药商品。为防止地潮腐烂包装，可先铺一层油毡纸，上面再铺芦席或草袋。有条件的最好是做二油一毡或三油二毡的防潮地面。窗户玻璃可用石灰水加少许桃胶或皮胶，刷成白色，以防日光射入，使之减弱库外热度对库内的影响。

整库密封的库房，密封后如库内湿度和中药水分大于安全贮存要求时，应在库内放置生石灰或氯化钙等吸湿剂进行吸潮。对新建的密封库房，在使用初期应当注意吸潮降湿工作，使库内保持较低的相对湿度。在具有气调性能密封库内，可采用空气去湿机吸潮。

为了保持库内干燥，可适当运用通风的方法。当库外天气晴朗干燥的时候，可以打开门窗，利用自然通风或电动排风加速空气对流。若通风为了散热，应在清晨进行。此外，在密封库内易霉易生虫的中药，也可在库内适时使用低毒药剂消毒杀虫，以防止霉变和虫蛀。

2. 货架（柜、橱）密封　数量不大、出入频繁、怕潮易霉或易融化、易生虫的拆件零星品种，可以采用货架密封。一般具体做法是，将货架里外缝隙用皮纸或防潮纸裱糊严密，缝隙用棉条或绒条嵌紧密闭，还应根据中药不同品种的性能在货架里放生石灰或硅胶等吸湿剂以保持干燥。若贮存的是易生虫中药，可在货架内放些樟脑等杀虫剂以防霉防虫。

3. 堆垛密封　用防潮隔热材料，将整垛的中药密封起来。气调养护中药的材料还须具有对气体成分的密封性能。

4. 小件密封 一般适用于体积不太大的易霉易生虫的中药，如枸杞子、全蝎等，在包装完整、质量、水分正常的情况下密封后可防霉防虫。用木箱（桶）篾篓等包装的中药可在包装内外严密裱糊，另外可使用泡花碱裱糊。经常需开启的缸盖桶（箱）盖，除盖的内外裱糊外，还可用粗布包棉花钉在盖子里面，以使缸口桶箱口不透湿气。本身比较干燥、怕潮的中药材，尤其在封盖经常开启的情况下，应采用这种方法。

在密封的容器（缸、箱、桶）底部可铺厚约10cm的生石灰或干燥的木炭，再盖一层芦席或厚纸片。生石灰与芦席间应隔垫架以防发生火灾，这样可保持容器的干燥。但某些怕过干的中药商品不能放生石灰，以防失掉水分而影响商品质量。怕热易融化的中药商品采用缸密封后，若再用河沙埋藏（河沙经常用水浸湿）可以保持缸内有较低的温度（可低于库内温度8℃～10℃）而避免融化；也可采用地下埋藏法，将内外带釉的缸坛埋入地下，如地势低洼，地下有水，可采用半埋藏法，使缸坛露出地面30cm左右，并在附近挖小土井引出窖水。怕热易融化商品也可采用夹层木箱密封保管。方法是：用木板制一夹层，夹层宽6～10cm左右，夹层中填满干谷壳或干河沙，箱内严密裱糊，箱门同样制有夹层，箱与箱口之间衬一层胶皮或棉条、绒布条。在这种夹层箱内密封，可使中药商品不受外界潮气的影响。糖性较大的品种可适当放一些吸湿剂。

5. 其他密封法 比较贵重的药品如麝香，可用瓷坛或玻璃容器盛装，用蜡封口，以防香气走失，保持油润，降低损耗。但要适当摇动容器，以免麝香坠压结实，影响色泽和疗效。若用小间库房密封，一种是在库内用木材、砖块、芦席、竹等隔成小的密封间，另一种是建库时建成小间的密封间，密封的方法与整库密封相同。此外，尚有气调密封。

以上密封方法，可单独使用，也可以结合使用。总之应根据中药不同种类养护的需要，结合季节气候和条件因地制宜，就地取材，灵活应用，以确保贮存中药的安全。至于密封时间必须根据中药的性质和当地气候变化规律来确定。对易潮、易霉、易融化的不急用的中药品种，最好在上一年的冬季密封，因为这个时间是一年中气候最干燥的季节。其余可根据情况而定。

（二）吸潮法

1. 吸湿剂吸潮法 一般常用的吸湿剂有石灰、木炭、氯化钙等。下面介绍几种常用吸湿剂的性能和使用方法。

（1）**生石灰（CaO）** 生石灰吸湿速度较快，一般每公斤能吸水0.25kg左右，是使用比较广泛的吸潮材料。使用生石灰吸潮，要防止与大量水分接触，以免迅速反应，大量放热，引起火灾事故。其次，生石灰吸潮后生成氢氧化钙，具有较强的腐蚀性。

某些药材在贮存中易吸潮，或不宜用其他方法进行干燥的，可用石灰涂撒，这样既能吸湿防霉又可防止虫蛀，如半夏、贝母等药材。此外，一些易霉、易虫蛀或易变色的药材，如人参、枸杞子、鹿茸等，可置于石灰缸或石灰箱内存放，以防霉蛀与变色。其方法为：先将块石灰放入缸或木箱底部，上放一块带孔的托板，衬以白纸，再将人参或枸杞子等平铺于上，密封，置干燥处。同时应注意检查，每隔几天将药材上下翻动一次，使之吸湿均匀，以免过度或不足。

（2）木炭吸潮法　木炭的吸湿性能也很好，一般吸湿率可达本身重量的10%左右，将已吸湿的木炭取出晒干，仍可再用。其方法是将干燥的木炭平铺在货垛下方或库内的角落处。某些药材如红花、金银花、菊花等在包装时，为了防止今后吸潮发霉，放入几根用纸包好的木炭，可起防霉作用。

（3）炉灰或草木灰吸潮法　炉灰和草木灰吸潮能力较低，每100kg可吸5～10kg。使用方法是将炉灰置于木箱或坛底部，上面铺盖蒲席等，使商品隔离，这样可在较短时间内保持包装内部干燥。也可将炉灰放在槽式木盒内置于货垛架下，也能收到一定的效果。盛装炉灰、炭灰时必须检查，有无不灭之火，避免发生火灾。

（4）氯化钙（$CaCl_2$）吸潮法　是一种白色多孔、具有较强吸潮能力的强电解质盐类，呈粒状、块状或粉状。氯化钙吸潮后即液化为液体，可再生使用。

（5）硅胶（H_2SiO_3）吸潮法　又名矽胶、硅酸凝胶，使用时，包在纱布袋、纸袋内放入商品周围，也可散在商品夹层中。硅胶虽价格较贵，但性能良好，能长期使用，适用于保管较为贵重怕潮的细料商品，一般可连续使用1～2年。

关于吸湿剂的用量问题，各地可根据药材的性质和相对湿度的不同而定，利用吸湿剂吸潮并非意味着把库内的水分全部吸尽，而只是吸取部分，使其降低到适宜的程度即可，这样既可节省吸湿剂的用量，某些药材也不会因过分干燥造成损耗。使用吸湿剂降低库内湿度时，库房应尽可能地封闭严密，否则，外界潮湿空气不断侵入库内，就难以达到降湿效果。

2. 机械吸潮法　机械吸潮法是利用空气去湿机使库内相对湿度降低的吸潮方法。使用空气去湿机降湿是一种降湿的新方法，特点是降湿快，省劳力。使用空气去湿机吸潮，不仅效率高，降潮快，而且体积小，重量轻，不污染商品。使用空气去湿机吸潮时要注意观察湿度变化，盲目开动机器，将造成中药合理含潮被吸走，影响药材质量。

3. 现代化自动光电调控吸潮法　光电控制设备由自动记录、光电控制和开关箱等三部分组成。通过它带动空气去湿机、排风扇、开关窗等机械装置，达到全面控制和调节库内温、湿度的目的。光电控制设备占地面积小，仅$1m^2$左右，使用时灵敏准确，是我国目前仓储设备中最先进的设备。

（三）通风法

利用空气自然流动的规律，或人为地机械震动产生风，使库内外的空气交换，从而达到调节库内温湿度、保持中药干燥的目的。利用自然通风降温降湿快，效果较好，简单易行，既经济又方便，只要掌握得当，是行之有效的好方法。

通风的方法有以下几种。

1. 自然通风法　开启库房门窗和通风口，利用空气的流动，发散药材的水分和温度，使库内保持适宜的温湿度，以防止药材霉变的方法。一般来说，炎热的夏季不宜通风，人员出入应随手关门，以免湿热的空气侵入库内，若须通风也必须选择凉爽而干燥的天气进行，凡阴雨天、雾气未消、南风熏扑或雨后刚晴时，均应严闭门窗。

2. 机械通风法　有条件的仓库可在墙壁上安装排风扇，或在库内设活动排风扇，以加速空气对流。自然通风和机械通风配合使用，可提高通风效果。在进风处装置空气过滤设备，可以提高空气的洁净程度和降低空气的湿度或温度，保持中药的干燥，防止霉变发生。

3. 现代自动化遥控通风法　如联动控制设备——联动开关仓窗排风去湿装置，进行调温降湿效果很好。这种联动装置就是将库库的门、窗户、排风扇等联结起来，库房需要通风时，打开电源开关，马达启动，通过联动装置窗门自动打开，排风扇也同时开动，将库内的潮湿空气或热空气排出。当不需要通风时，只要关闭电源开关，排风扇即停止排风，门窗也自动关闭。它的优点是速度快、效果好。另外还有无线电遥控开关仓窗的设备。

第二节　虫害与养护

虫害是指药物被害虫蛀蚀的现象。药材被害虫蛀蚀后常出现空洞、破碎，甚至被完全蛀成粉状，并被虫的排泄物污染。生虫的中药由于内部组织被破坏，往往重量减轻，性质发生变化。有些未被蛀蚀的部位，因受虫体及其排泄物的污染也会使药的成分受到影响。有时还会因害虫的活动以及虫尸脱皮、排泄物等发酵而引起发热，甚至变质，严重影响中药疗效，甚至使药材完全失去药用价值。有的药材被虫蛀后虽然对疗效影响不大，但外形被蛀得斑斑点点，大洞小孔，很不雅观，患者看到很不舒服，因而对药材的质量产生怀疑，甚至不愿服用，即使服了也会产生思想负担，影响药效和疾病的早日痊愈。因此，在贮存保管过程中，对可能发生虫蛀的原因及防治方法的研究是极为重要的。

一、害虫

这里讲的害虫为中药的仓库害虫，是指在仓储保管过程中危害中药的昆虫。由于它们常在仓库内危害，故又称"仓虫"。中药害虫的种类很多，据世界各国资料已定名的有300多种，国内已发现的仓库害虫也有五六十种之多。全国14个省市自治区进行了仓储害虫的调查，共收集仓虫标本17700多号，整理出我国中药害虫211种，隶属2纲、13目、59科。其中绝大多数中药害虫来源于昆虫纲鞘翅目和鳞翅目的昆虫，少数和极少数为昆虫纲等翅目、缨毛目（毛衣鱼）、啮虫目（如尘虱）、蜚蠊目（如东方蜚蠊）的昆虫。鞘翅目害虫，俗称"甲虫类"害虫；鳞翅目害虫，俗称"蛾类"害虫。危害中药的害虫种类以甲虫类为数最多，其次是蛾类害虫，还有属于蜘蛛纲的螨类害虫。

蛀蚀根及根茎类药材的害虫主要有药谷盗、烟草甲、甘草天牛等；蛀蚀果实及种子类药材的害虫主要有米象、印度谷螟、咖啡豆象、皂荚豆象、药谷盗等；蛀蚀动物类药材的害虫主要有白腹鲣节虫、丝肉黑鲣节虫等；蛀蚀藤木类的害虫主要有帝小蠹虫、抱扁蠹甲等；危害花、叶类及含糖质药材的害虫主要有印度谷螟、谷蛾及同科的蛾类等。

蛀食中药的害虫，分布面广，繁殖迅速，适应力强。因此，不论在药材仓库、产地加工场、运输车站、购销机构以及使用单位等中药仓库中都有它们的踪迹。一旦气候环境适宜，就会大量生长繁殖，危害中药。害虫蛀入中药组织内部，排泄粪便，分泌异物，有时把中药蛀成许多小孔，甚至成粉末状，使中药外观、色泽、气味发生根本改变，严重时不堪入药。

因此，必须熟悉掌握中药害虫的主要形态特征、生活习性、生长发育规律，以及害虫的发生与发展规律，才能采取迅速稳准的有效防治措施和消灭方法，避免或减少中药因遭受虫害而造成损失。

（一）常见中药害虫及特征

1. 甲虫类中药害虫 甲虫类害虫为鞘翅目害虫，是动物界最大的一个目，也是中药害虫中最大的一个类群。鞘翅目害虫的主要特征是：成虫口器咀嚼式，触角一般 10～11 节，前翅发达，呈角质，称为鞘翅；后腿膜质，通常折叠于鞘翅下，也有的后腿较短或完全退化。幼虫口器发达，咀嚼式，胸部有足 3 对，无腹足，也有些种类无胸足，蛹为裸蛹（露蛹），属完全变态。

（1）药材甲 *Stegobium paniceum* Liannaeus 俗名药栈甲虫、药甲、药谷盗，属鞘翅目窃蠹科。分布于江苏、山东、湖北、河南及华南地区。

①主要危害的中药：羌活、藕节、生地黄、甘遂、泽泻、麦冬、葛根、苍术、甘松、白芷、山药、桔梗、山奈、延胡索、千年健、防风、浙贝母、川贝母、红参、升麻、天麻、党参、甘草、大戟、枳壳、香橼、山茱萸、麦芽、木瓜、马兜铃、槐角、枸杞、芡实、川楝子、莲须、款冬花、佛手花、菊花、蛴螬、红娘子、蜈蚣、虻虫、僵蚕、土鳖虫、茯苓、刺猬皮等。

②形状特征：成虫长约 2～3mm，红栗色或深栗色，密被细毛，头隐于前胸下，触节 11 节，末三节扁平三角形，余为细小念珠状，前胸背近三角形，背板的后缘微宽于鞘翅的基部，鞘翅上具明显的纵点行。幼虫体长，形状类似烟草甲，不同点是，体上所被细毛短而稀，腹部背面排列有一列褐色小短刺。

③生活习性：药材甲生育率较高，1 年发生 2～4 代，发育适宜温度为 24℃～30℃，相对湿度为 70%～90%。成虫善飞，耐干力强，在黄昏或阴天最为活跃，通常产卵于药材表面凹褶不平的部位或碎屑中，经 5～10 天孵化幼虫；幼虫喜暗，耐饥力强，常在中药内部蛀成隧道，并在其中化蛹，羽化成虫继续危害。

（2）咖啡豆象 *Araecerus fsciculatus* Degeer 属长角象虫科，分布于山东、河南、湖北、湖南、四川、贵州、云南、广东、广西及上海江浙一带。

①主要危害的中药：木香、白芷、甘草、草乌、甘松、川芎、川乌、黄芪、北沙参、锁阳、葛根、南沙参、射干、党参、赤芍、百合、当归、泽泻、升麻、天麻、山药、茯苓、明党参、天花粉、大黄、麦冬、天冬、独活、羌活、白术、苍术、人参、猫爪草、甘遂、板蓝根、桔梗、郁金、槟榔、薏苡仁、肉豆蔻、大枣、橘红、芡实、香橼、金樱子、佛手片、桑椹、陈皮、木通等。

②形态特征：成虫长 3～4.5mm，长椭圆形，体表暗褐色或黑褐色，密被细毛，具褐色、黄色的小斑点；头正面三角形，复眼圆形，黑褐色；触角 11 节，前胸背板长等于鞘翅的 1/2，前缘较后缘狭窄，鞘翅目背面微隆起，上生灰白色细毛，并形成棋盘状花纹，小盾片极小，圆形；腹末小三角形的臀板露于鞘翅外；足细长，前足基节卵圆形，深褐色。幼虫成熟时体长 4.5～6mm，乳白色，具横向皱纹、白色短细毛；体形细长，弓形，头大近圆

形，淡黄色。

③生活习性：咖啡豆象1年发生3～4代，幼虫隐藏于种子类和根类药中越冬。成虫善飞能跳。在27℃的条件下，雄虫羽化后3天，雌虫羽化后6天即可交尾，交配后约半小时开始产卵，产卵前在中药上咬啮一个卵窝，然后产一卵于窝内。孵化后幼虫蛀入于内部危害，直至化蛹羽化为成虫，成虫寿命27～134天。

（3）米象 *Sitophilus oryzae* Linne　米象俗名象鼻虫、铁嘴，属鞘翅目象虫科，除新疆外我国各地均有发生，尤以长江以南各省最为严重。

①主要危害的中药：其食性很复杂，成虫主要危害种子类中药，如莲子、薏苡仁、芡实米等及含淀粉较多的药材。成虫、幼虫均蛀食药材。

②形态特征：成虫体长3～4mm，初羽化时赤褐色，后变为黑褐色。触角膝状，8节，口吻前伸呈象鼻状，故称米象。后翅发达，可以飞翔。卵长椭圆形，约0.65mm，乳白色，半透明。幼虫外观呈白色，似蝇蛆状；头部淡褐色，体乳白色，足退化，全体分13节。蛹长3.5～4mm，椭圆形，初化蛹时乳白色，继变褐色（图4－5）。

③生活习性：米象1年发生的代数，视各种环境条件而异，寒冷地带仅1～2代，暖热地带可至6～7代。冬季成虫潜伏在库内外潮湿、黑暗的板缝、砖石缝等越冬，至翌春再回到仓内为害；幼虫在药材中越冬的很少，且极易冻死。越冬成虫在3～4月间开始产卵，繁殖力很强，条件适宜一年可繁殖80个成虫/对成虫。米象喜温暖、潮湿、黑暗以及充分的食料。成虫在13℃以下、38℃以上时呈不活动状态，24℃～30℃时最适宜活动；米象在8%水分的药材内，不能发育，至少需有10%～12.5%的水分才能发育。因此，一般而论，中药温度25℃、药中含水量14%、相对湿度80%以上时，很适于米象生活。中药含水量愈多，则繁殖愈快。

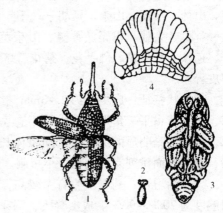

图4－5　米象
1成虫　2卵　3蛹　4幼虫

米象成虫和幼虫都危害中药，为害的方式主要是啮食种子外部，造成蛀孔，逐渐深入内部，使整个种子成一空粒；或穿掘产卵窝，在完整种粒中产卵。幼虫孵出后即开始向种子内部啮食，最后将种子蛀成一空洞。米象在生长过程中排泄物多，能使种子水分增加，温度升高，同时会促使霉菌、粉螨等的滋生繁殖。因此，米象不仅直接危害中药，而且能引起药材的发热霉变。

（4）谷象 *Sitophilus granarius* Linne　属象虫科，形态和习性与米象相同，由于成虫无后翅不能飞翔，仅能在库内繁殖。成虫的耐饥性和对低温的抵抗力较米象强。分布极广，世界各国大多发生。

①主要危害的中药：谷象食性复杂，主要危害果实及种子类中药，如麦芽、浮小麦、薏苡仁、秫米、谷芽、莲子等。

②形态特征：成虫体长约3mm，赤褐色，具光泽，体形与米象相似。主要区别：前胸

背板有稀疏刻点，长椭圆形，鞘翅上无斑纹，后翅退化不能飞。幼虫长2.5mm，第1~4腹节背面各被条横皱纹（图4-6）。

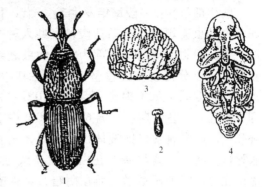

图4-6　谷象
1 成虫　2 卵　3 幼虫　4 蛹

③生活习性：谷象1年发生3~4代，热带地区可多达6代，每发育一代需31~47天。谷象耐饥与抗低温能力较强，据实验，成虫耐饥时间在相对湿度80%~90%、温度30℃~35℃时为35天，16℃~18℃时为43天，10℃~13℃时为48天。成虫对低温的抗力在5℃时可成活14天，0℃时可活67天，-15℃时可活19小时。成虫寿命4~5个月。产卵最适温度为16℃~22℃，相对湿度为85%~100%。谷象以成虫越冬。

（5）玉米象 Sitophilus zeamais Motschutsky　属象虫科，为杂食性害虫。

①主要危害的中药：郁金、莪术、白芍、贝母、半夏、当归、党参、明党参、山药、天花粉、泽泻、薏苡仁、莲子、芡实、荔枝核、浮小麦、谷芽、麦芽等。

②形态特征：成虫体长3~4.2mm，赤褐色或黑色，头延伸微呈象鼻状，触角膝状，8节，末节明显膨大，前胸背板上被圆形刻点，每鞘翅上有2个橙黄色斑纹，有膜质后翅且发达。幼虫体长2.5~3mm，多皱缩，背部隆起，腹部较平，头部淡黄色，腹部乳白色。

③生活习性：玉米象一般1年发生3~4代，在华南可多达6~7代，而在寒冷的北方1年只发生1~2代，发育随季节气候而异，玉米象大多以成虫越冬。发育繁殖最适温度为28℃，中药含水量为15%~20%。温度低于15℃或高于35℃时，一般即停止活动。成虫耐寒力强，在5℃条件下，经100天才开始死亡。耐饥力亦强，在25℃、相对湿度70%的条件下，平均耐饥7.5天。成虫性活泼，善爬行，能飞翔，聚集在中药仓库内为害。产卵时先在药物上咬啮一个卵窝，然后产一卵于窝内，并分泌出液体封闭，孵化后的幼虫在药材内蛀害，直至化为成虫才爬行。

（6）烟草甲虫 Lasioderma serricorne Fabricius　属鞘翅目窃蠹科。幼虫不仅蛀食烟草，而且对药材的危害亦很广，凡属有机物质均能加害，食性非常复杂。

①主要危害的中药：干姜、茶叶、苦丁茶、黄菊花、除虫菊、胡椒、大茴香、香附、商陆、秦艽、半夏、郁金、锁阳、小茴香、肉桂、可可豆、肉豆蔻、砂仁、羌活、前胡、麦冬、白芷、木香、桔梗、泽泻、狼毒、当归、肉苁蓉、大黄、木瓜、甘遂、桑椹、薏苡仁、瓜蒌、桃仁、山楂、佛手片、车前草、郁李仁、葶苈子、酸枣仁、天仙子、金银花、密蒙花、旋复花、石斛、白鲜皮、钩藤、鸡血藤、槐米、葛花。

②形态特征：成虫体长2.5~3mm，体呈宽椭圆形，背面隆起，赤褐色，有光泽，全体密生黄棕色细毛；头部宽大，隐蔽于前胸背板下方；触角锯齿状，11节；足短小。卵长椭圆形，淡黄白色。幼虫淡黄白色，密生丝状金黄色细长毛；体长约4mm，淡黄色；头部淡黄色，具倒"八"字型纹；前胸部多皱纹，1~3节较膨大。蛹乳白色，头部向下，长约3mm，宽约1.5mm（图4-7）。

③生活习性：一般每年发生 3 ~ 6 代，以幼虫越冬。幼虫喜黑暗，行动活泼，喜蛀入种子、茶叶、含淀粉根茎等药材内部为害；幼虫老熟后停止取食，以分泌物作白色坚韧薄茧在其中化蛹。幼虫在温度低于 20℃ 时渐不活动，10℃ ~ 15℃ 时即逐渐死亡。各虫期在高温 60℃ ~ 70℃ 中 2 小时都死亡。成虫通常仅饮液体，不食固体食物；有假死性，善飞，喜黑暗。在白天或光线强烈时，潜伏在黑暗场所不活动，而在阴暗、黄昏或夜间四出飞翔，最为活跃。每雌虫产卵可达 100 粒。

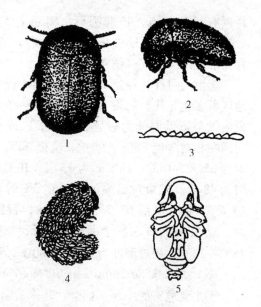

图 4 – 7　烟草甲虫
1 成虫背面　2 成虫侧面
3 成虫触角　4 幼虫　5 蛹

（7）长角谷盗 *Laemophiloeus pusiuus* Sconherr 属扁甲科。分布甚广，世界各国都有发生，我国除西北等地区外，大部分省区都有发现。

①主要危害的中药：生白附、甘遂、半夏、天南星、明沙参、葛根、商陆、山药、天花粉、黄芪、葶苈子、芜蔚子、车前草、芡实、郁李仁、浮小麦、谷芽、莲须、腊梅花、旋覆花、密蒙花等。

②形态特征：成虫长 1.4 ~ 1.9mm，扁长形，黄褐色至赤褐色，全体被白色细毛，头部呈三角形，复眼突出，圆形，黑色；触角 11 节，雄性丝状，为体长的 3/4，雌性念珠状，为体长的 1/2；前胸背板宽大于长，后缘较前缘略窄，光滑无毛，具光泽，密被小刻点，鞘翅长为宽的 1.5 倍，基部和末端各有刻点 7 列。幼虫体长 3 ~ 4mm，扁长形，头部淡褐色，前胸腹面有丝腺一对，腹部末端具臂叉一对。

③生活习性：1 年发生 4 ~ 5 代，在温度 23℃ ~ 30℃、相对湿度 55% ~ 57% 时，完成一代需 43 ~ 59 天；在温度 33℃ ~ 37℃、相对湿度 80% ~ 90% 时，发育时间即大为缩短。温度 21℃ ~ 37℃、相对湿度 70% ~ 90% 是其发育繁殖的最适条件。长角谷盗以成虫越冬，雌性成虫一生产卵约 330 粒，孵化出的幼虫喜食种子的胚部，有时也钻入其他害虫蛀蚀的洞穴中危害。

（8）锈赤扁谷盗 *Laemophiloeus feuwgineus* Stephens　属鞘翅目扁甲科，全国各地均有发生。

①主要危害的中药：对果实及种子类中药如青皮、胖大海、橘红、香橼、芡实、浮小麦等危害最烈。

②形态特征：成虫体长 1.7 ~ 2.3mm，扁平，赤褐色；头部三角形；触角较长角谷盗、土耳其扁谷盗短，雌、雄虫均为念珠状，11 节，雄虫触角略长于雌虫，为体长的 4/7；前胸背板倒梯形，后缘较前缘显著狭窄；体上密生金黄色细毛；鞘翅长为宽的 1.7 倍。幼虫长 3.5 ~ 4.5mm，胸部腹面具刚毛。

③生活习性：似长角谷盗，耐低温和干燥，最适宜生长繁殖温度为 35℃。在温度 32℃、

相对湿度90%时完成一代需23天，寿命较长。成虫于午后或黄昏四处飞翔，寿命为6~7个月，少数可达1年左右。最适生长发育温度为35℃。

（9）日本蛛甲 *Ptinus japonicus* Reitter　属鞘翅目蛛甲科，全国各地均有分布。

①主要危害的中药：大黄、天葵子、山药、升麻、防风、白芷、天花粉、槟榔、陈皮、红花、鹿肾、狗肾、地龙等。对粉性药材蛀蚀较严重，可使药材变色变味，不堪入药。

②形态特征：成虫体长3.4~4.8mm，赤褐色或黑褐色；头部较小，被前胸背板所掩盖；触角丝状，11节，长于体长的1/2；前胸背板中央有一对褐色隆起的毛垫；鞘翅基部或端部各有一白色毛斑，雄虫鞘翅微长椭圆形，雌虫近卵圆形。幼虫体长4.5~5.5mm，密生淡黄褐色细毛；头部额上有一"八"字形斑纹；腹面末节有一褐色"V"字形肛前骨片（图4-8）。

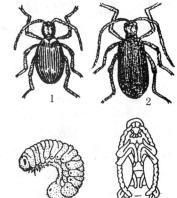

③生活习性：1年发生1~2代。幼虫在中药的缝隙内或碎屑中以分泌物黏结粉末作深茧越冬。成虫喜在中药表面活动，夜间尤甚。日本蛛甲较耐寒，在-5℃下也能活动，卵经97天，幼虫164天，蛹40天，成虫72天才死亡。有假死性，怕阳光，多在傍晚和夜间活动。

图4-8　日本蛛甲
1 成虫（雌）
2 成虫（雄）
3 幼虫　4 蛹

（10）锯谷盗 *Oryzaephilus surinamensis* Linnaeus　属鞘翅目拟步行虫科，分布于全国各地。

①主要危害的中药：人参、天南星、白芍、天花粉、天麻、党参、玄参、天冬、白芷、肉苁蓉、麦冬、生地黄、泽泻、川贝母、半夏、桔梗、明沙参、明党参、薏苡仁、瓜蒌、木瓜、枸杞、大枣、荔枝核、芡实、杏仁、郁李仁、火麻仁、槐角、山茱萸、金银花、款冬花、菊花、佛手花等。

②形态特征：成虫体长2~3.5mm，扁平长形，暗红色或黑褐色；背面具金黄色长毛；头呈三角形，其上颗粒状突起；触角棒状，11节；复眼小圆形，突出，黑色；前胸背板呈长方形，两侧边缘各有明显的锯齿6个；鞘翅上具有纵向细纹10条，并被黄褐色细毛。幼虫体长约3~4.5mm，扁平细长，被淡黄白色毛；头部椭圆形，淡褐色，口器赤褐色；胸部背面各节有2个近方形的褐色斑（图4-9）。

③生活习性：1年发生2~5代，每代发育时间随温度而异，一般在25℃~27℃时需要30天，28℃时需22天，35℃时则只需18天，气温较高发育一代时间即短，相反则较长。锯谷盗发育的最适宜温度为30℃~35℃，有效发育温度为17.5℃~40℃。成虫寿命可达3年左右。有翅，但不常飞，通常产卵于中药碎屑或细粉末的药物中越冬。每一雌虫平均产卵375粒，孵化率达95%。锯谷盗多生活于中药碎粒、粉屑或其他害虫危害之后的药物中，是明显的后期性害虫。

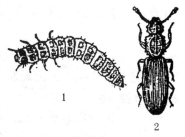

图4-9　锯谷盗
1 幼虫　2 成虫

（11）大谷盗 *Tenebroides mauritanicus* Linnaeus　属鞘翅

目谷盗科，分布于全国各地。

①主要危害的中药：川芎、黄药子、乌头、当归、南沙参、泽泻、大黄、党参、川贝母、白术、山药、射干、麦冬、独活、胖大海、地肤子、蛇床子、鹤虱、腊梅花、僵蚕、五倍子、桑螵蛸等。

②形态特征：成虫体长 6.5～10mm，扁平长椭圆形，深赤褐色，有光泽；头呈三角形，复眼小，圆形，黑色；触角 11 节，第 7～10 节微呈锯齿状；前胸背板宽大于长，具小刻点，前缘呈凹形，后缘呈凸形；前胸与鞘翅之间呈颈状；鞘翅有纵点条纹 7 条。幼虫体长 15～20mm，扁长形，头部大而扁，近方形，黑褐色；胸部 12 节，乳白色，各节两侧被黄色细毛，尤末节最多；前胸盾及中、后胸背面各有一对褐色斑，腹末有一对深色凹形大臀叉（图 4－10）。

③生活习性：1 年发生 1～2 代，在环境条件不适宜时，可延续到 2～3 年完成一代。在气温 27℃～28℃时，完成一代需 65 天，21℃时，则需 287～352 天。成虫常相互残杀，捕食其他害虫，寿命 1～2 年，产卵期可达 2～14 个月，每一雌虫产卵可多达 1300 粒以上，成虫及幼虫均可越冬。大谷盗耐饥力强，成虫能耐饥 184 天，幼虫更强。成虫及幼虫能在－6.7℃～9.4℃的低温下存活数周；卵和蛹的抗寒力较成虫弱。

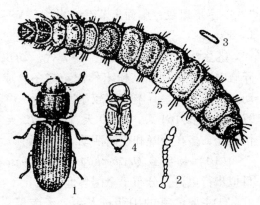

图 4－10　大谷盗
1 成虫　2 成虫触角　3 卵　4 口器　5 幼虫

（12）米扁虫 *Ahasverus advena* Waltter　属鞘翅目锯谷盗科，分布于全国各地。

①主要危害的中药：党参、泽泻、土茯苓、板蓝根、知母、前胡、百部、南沙参、明党参、白芍、羌活、白芷、栀子、枸杞、大枣、槟榔、川楝子、黄柏、款冬花、红花、紫河车、土鳖虫等，特别喜欢食易发霉或霉变的药材。

②形态特征：成虫长 1.5～2mm，扁长形，黄褐色至黑褐色，密被黄褐色细毛；头呈三角形，触角 11 节，棒大，末 3 节膨大；前胸背板横长方形，两侧缘各有一大型钝齿突，两侧缘各有小齿突约 10 个，小盾片扁矩形；鞘翅椭圆形，其上具不明显刻点 10 余条。幼虫长约 4mm，扁长形，全体疏生淡黄色细毛，胸腹部第 1～7 节逐渐膨大，从 8～12 节又逐渐缩小。

③生活习性：成虫寿命较长，一般 1 年以上，卵散产，每雌虫每日产卵 9 粒。卵期 4～5 天，幼虫期 7～14 天，蛹期 7 天，每完成一代需 18～25 天。此虫危害中药范围较广，已知能危害的品种达 40 多种。

（13）赤拟谷盗 *Triboliun castaneum* Herlst　属鞘翅目拟步行虫科，分布于全国各地。

①主要危害的中药：茯苓、党参、葛根、川牛膝、怀牛膝、明沙参、百合、芡实、甘草、槐角、薏苡仁、金樱子、橘络、无花果、橘核、莲子心、野菊花、红花、厚朴花、佛手花、辛夷、冬虫夏草、银耳、神曲、九香虫、胆南星等。

②形态特征：成虫体长 3 ~4mm，椭圆形，褐色，有光泽；头部扁阔，复眼肾形，黑色；触角 11 节；前胸背板横长方形，小盾片半圆形或近五角形，鞘翅上有纵点行。幼虫体长 6 ~7mm，长椭圆形，乳白色；头部淡褐色；胸腹部具光泽，散生黄褐色细毛；腹末背面具黑褐色向上翘的臀叉一对，臀叉顶端较尖（图 4 – 11）。

③生活习性：1 年发生 4 ~5 代，多以成虫群集在中药包装物或仓库的缝隙中越冬。成虫不善飞行，喜群居。每一雌虫平均产卵 327 粒，有时可多达 800 粒以上。雄虫寿命为 547 天，雌虫寿命为 226 天。据报道，成虫寿命在食物充沛时短，食物不足时反延长。在温度 30℃、相对湿度 70% 时，从卵到成虫只需 27 天。成虫有假死性、群居性，体内臭腺能分泌臭液，使药材具异味。

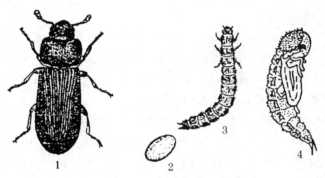

图 4 – 11　赤拟谷盗
1 成虫　2 卵　3 幼虫　4 蛹

（14）**黑粉虫 Tenebrio obscurus Fabricius**　属拟步行虫科。

①主要危害的中药：防风、前胡、大黄、黄芪、白果、薏苡仁、香橼、芡实、莲须、苏子、大枣、火麻仁、白芥子、菟丝子、马勃、藿香、蕲蛇等。

②形态特征：成虫体长 10 ~18mm，扁平长椭圆形，全体深黑褐色至黑色；头扁，前缘及侧缘扁平，复眼具灰黄褐色，有光泽；触角念珠状，11 节，末节宽大于长，第 3 节长大于第 1、2 节总长；前胸板长宽近等，小盾片五角形，后端较尖；鞘翅末端尖，两侧各有不明显的刻点列。幼虫体长 32 ~35mm，长圆形，体壁骨化明显，较光滑，具光泽；胸部 12 节，各节背面中部及前缘深黑褐色，末节端有一对臀叉。

③生活习性：一般 1 年发生一代，少数个体 2 年一代，幼虫在阴暗处越冬，成虫喜于夜间活动，爬行极快，每一成熟雌虫产卵 73 ~970 粒，雌虫每日产卵约 2 ~25 粒，或更多。卵外表面有黏液黏附尘土粉末，故难于被发现。卵期随温度变异而不同，在 26℃ ~31℃时 4 ~7 天，18.3℃ ~21℃时 19 天；幼虫期约为 79 ~642 天。雌虫寿命为 42 ~152 天，平均 84.5 天；雄虫寿命 31 ~132 天，平均 83.4 天。

（15）**黑菌虫 Alphitolius laerigatus Falricius**　属鞘翅目拟步行虫科，分布于全国各地。

①主要危害的中药：莲子、莲须、槟榔、地肤子、胖大海、鹤虱、白芥子、蛇床子、高粱、天花粉、黄药子、天南星等。

②形态特征：成虫长 5.5 ~7mm，椭圆形，黑褐色，背面微隆起，具光泽，头部小，扁

平，复眼不凸出，左右远离；触角 11 节，端部膨大，呈锯齿状；鞘翅近端部 1/3 处最宽，具刻点 8 列；腹面及足暗红褐色。幼虫长 11～13mm，长筒形，近扁平，骨化明显，腹面两侧各具刚毛 4 根，褐色，腹部末端具一短尖刺。

③生活习性：黑菌虫 1 年发生 1～3 代。以成虫或幼虫越冬。成虫有群栖性，善飞，能爬行，寿命 2～3 个月，但在高温潮湿的环境下可达 1 年。成虫耐饥力强，在绝食的情况下能生存 11～24 天。在温度 32℃、相对湿度 100% 时，发育一代需 37 天。

（16）谷蠹 *Rhigopestha dominua* Falucus　属鞘翅目长蠹科，除西北、东北外各地均有发生。

①主要危害的中药：山药、桔梗、党参、天花粉、防己、木香、芡实、白芷、莲子、谷芽、麦芽、浮小麦、赤小豆等。

②形态特征：成虫 2.5～3mm，长圆形，全体暗红褐色至黑褐色，微具光泽，头位于前胸背板下，触节 10 节，第 1、2 节近等长，末端 3 节膨大近三角形；前胸背板中部隆起，上有多数小疣状突起，鞘翅上具显著刻点。幼虫体长 2～3mm，呈蛴螬形，全体疏生淡黄色细毛，乳白色，头三角状，黄褐色，各足大小相等。

③生活习性：1 年发生 2～3 代，在温度 20℃、相对湿度 70% 时，发育一代为 35～40 天；在温度 37℃～38℃时，完成一代只需 30 天。谷蠹以成虫在中药内越冬。成虫喜食果实种子中药，特别喜欢食种子胚部，飞行力强，寿命可达 1 年。每雌虫产卵 200～500 粒，每日产卵约 10 粒。卵常产于蛀孔内或药材的缝隙中，卵外表具黏液，黏附有粉屑，不易被发现，孵化率达 100%。幼虫在种子类或根茎类药中蛀食，直至羽化为成虫才脱出。喜在药的堆垛深处聚集危害。

（17）竹蠹 *Dinoderus minutus* Falricius　属鞘翅目长蠹科，我国南方产竹区发生。

①主要危害的中药：黄芪、郁金、天花粉、山药等。

②形态特征：体长 2.6～3.5mm，红褐至黑褐色；头生在前胸下，不能抬起；触角 10 节，鳃叶状；前胸背面看近圆形，中央隆起，基部 1/3 处最宽，前缘有许多锯齿状齿突，后缘近中央处有一对明显的小型凹陷；鞘翅长，掩盖住腹部。

③生活习性：成虫喜隐藏于缝隙中的阴暗处。产卵于药材中或咬破竹器边缘产卵于缝隙中。幼虫卵化后直接蛀食药材，并在药材中蛀成隧道化蛹，羽化成虫。完成一代平均需时 51 天。

（18）花斑皮蠹 *Trogoderma variabile* Ballion　属皮蠹科。

①主要危害的中药：芡实、杏仁、桃仁、柏子仁、莲子、桑椹、枸杞、浮小麦、谷芽、麦芽、生地黄、无花果、蛴螬、桑螵蛸、地龙、冬虫夏草等。

②形态特征：成虫雄体长约 4mm，雌体长约 3mm，长椭圆形，赤褐色至黑褐色；全体被褐色细毛，背面微降起，具光泽；头部扁圆形，黑色，具复眼一对，微肾形，上方中单眼一个；触角 11 节，棍棒状，雄第 3 节较小，末节最长，大于 9、10 两节之和，雌虫第 3、4 节近等长，末节宽于长约 4/5；前胸背板黑色，后缘中央具一白色毛斑；鞘褐色或黑褐色，每翅上具红褐色波状斑纹。幼虫体长 6～7mm，纺锤形，背部隆起，腹部平齐，头圆形，黄褐色，口器黑色；胸腹各节前半部黑褐色，后半部黄褐色，节前和腹面及足均为黄白色；背

面各节有稀疏的褐色短刺毛，两侧有黄色侧毛，长短不一，尾端簇生 20 余根较长毛，状如扫帚。

③生活习性：1 年发生 1~2 代，在温度 30℃~35℃时，发育一代需 30 天。成虫通常产卵于药物的缝隙或碎屑中。幼虫在药材中或碎屑里群集越冬，幼虫喜食含油脂类中药，耐饥性极强，5 年不取食都能生存。

（19）黑皮蠹 *Attagenus piceus* Olivier　属皮蠹科。

①主要危害的中药：干姜、防风、羌活、生地黄、麦冬、山药、淡豆豉、枸杞、杏仁、桃仁、茯苓、马勃、冬虫夏草以及动物类的水蛭、蜈蚣、水獭肝、鹿角、鸡内金、乌梢蛇等。

②形态特征：成虫雄体长约 2.8~5mm，雌体长约 4~6mm，椭圆形，暗红褐色或黑褐色，体上被黄褐色细毛，头前额方有一中单眼；触角棍棒状 11 节，末 3 节膨大，雌性末节圆锥形，雄性末节扁长形，触角浅褐色至黄褐色；前胸背板前缘、侧缘呈半圆形，小盾片三角形；鞘翅掩盖住腹部。幼虫体长 9~10mm，圆锥形，除头部外有 12 节，第 1 节最大，至尾逐渐缩小，各节近后缘处较长；体壁赤褐色，骨化部分被赤褐色毛，骨端簇生黄褐色长毛一束（图 4-12）。

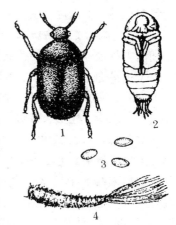

图 4-12　黑皮蠹
1 成虫　2 蛹　3 卵　4 幼虫

③生活习性：1 年发生 1 代，有时 2~3 年才能完成 1 代。成虫善飞，也能爬行，且迅速，通常产卵于中药的表面。以幼虫群集越冬，幼虫期长，在正常情况下为 7~12 龄，在不良环境条件下可增至 20 龄或更多。幼虫期一般 55 天，多的可达 784 天。

（20）白腹皮蠹 *Dermestes maculatus* Dcgeer　属鞘翅目皮蠹科，分布于全国各地。

①主要危害的中药：巴戟天、大戟、狼毒、何首乌、隔山撬、黄药子、白药子，以及动物类的药材，如乌梢蛇、蜈蚣、蜣螂、羌活鱼、水蛭、地龙、蕲蛇、熊掌。

②形态特征：成虫体长 5.5~10mm，长椭圆形，体表有光泽，赤褐色，背面被灰色毛，前胸背板两侧为白色毛；触角短，11 节，末 3 节膨大；腹板末节具 2 个白色毛斑；鞘翅末端边缘具数个小齿，顶端极尖，略呈刺状突起；鞘翅上有规则刻点。成熟幼虫体长 13~15mm，近圆锥形，背面有黄色中线 1 条，全体被长短不一的细毛；头部两侧并列一对小点状突起；尾末端向上弯。

③生活习性：在温度和湿度适宜的条件下，1 年可发生 5~6 代。每雌虫产卵约 840 粒，平均卵期 3 天，幼虫期 30 天，蛹期 7 天，60~70 天即可完成一代。最适发育繁殖温度 18℃~28℃。幼虫取食很强，常自相残杀，于阴暗隐蔽处化蛹。成虫也能取食为害，善飞翔，寿命约 60~90 天。

（21）拟白腹蠹 *Hermestes frischii* Kugelann　属鞘目皮蠹科，分布于全国各地。

①主要危害的中药：常危害含脂肪、蛋白质等较丰富的动物类中药，如蕲蛇、鹿筋、狗肾、水蛭、紫河车、刺猬皮、地龙、蛤蚧、鹿茸等。

②形态特征：成虫体长 6～9mm，椭圆形，背面黑色；头部无中单眼，触角锤状，11 节，锤头 3 节膨大；前胸背板前缘和侧缘生有一条白色毛带或黄白色毛带，侧缘的毛带较前缘为宽，在侧缘毛带的基部各有一个卵形黑色斑；鞘翅掩盖住腹部，有的臀板外露，鞘翅基部具有白色或淡黄色不规则的毛斑，其余背面均被黑色细毛并散生白色毛。幼虫体长 13～14mm，圆筒形，头部大，黑褐色，背面隆起，中央有完整的背线 1 条；尾末端向上弯，从基部到端部逐渐变细。拟白腹蠹与白腹皮蠹相似，其主要区别是：鞘翅末端无尖刺状物，边缘无小齿，腹部第 5 腹板末端有"M"形白色毛斑 1 个。

③生活习性：1 年发生 3 代，每发育 1 代需 30～46 天。以幼虫越冬。成虫产卵于动物药材皮肉的缝隙中，孵化的幼虫取食最强，喜群集在黑暗隐蔽处生活，抗饥寒力强。成、幼虫均具假死性、群居性，喜黑暗，食性单一。

（22）赤毛皮蠹 *Dermestes tesselatocollis* Mots 属皮蠹科，为动物类药材的主要害虫，食性和活力都很强，其幼虫为害最烈。

①主要危害的中药：喜取食动物类中药，如水獭肝、刺猬皮、豹皮、猴骨的骨髓、蕲蛇、红娘子、水蛭、虻虫、蜣螂、蛤蚧等。

②形态特征：成虫长 7～9mm，体表具光泽，黑色或暗褐红色；前胸背板具网状橙褐色毛；触角末端 3 节膨大；鞘翅被黑色毛，腹末端有"一"字形的白色毛斑。幼虫成熟体长约 13～15mm，腹面平齐，背面隆起，头部两侧各有单眼 6 个，额上具有一对小瘤突（图 4 - 13）。

③生活习性：1 年发生 1 代。以成虫或蛹在中药中或包装物的阴暗处越冬。每一雌虫产卵约 200 粒，成虫寿命可达 250 天。

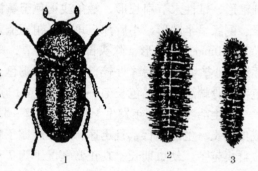

图 4 - 13　赤毛皮蠹
1 成虫　2 幼虫背面　3 幼虫侧面

（23）钩纹皮蠹 *Dermestes ater* Degeer　属皮蠹科。

①主要危害的中药：常危害含淀粉较多的种子类药，如芡实、薏苡仁、浮小麦、莲子等，对于羌活鱼、蜈蚣、穿山甲等动物药也常危害。

②形态特征：成虫体长 7～9mm，长椭圆形，黑褐色，背部密被细毛，头部无中单眼，触角 11 节，末 3 节膨大，棒状；鞘翅着生黑色毛，具有不明显刻点列；前胸背板中部显著隆起。幼虫体长 12～18mm，腹面具细毛，背线黄色，足褐色。

③生活习性：1 年发生 2 代。以成虫或幼虫越冬。成虫主要取食动物中药，通常生活于黑暗潮湿处。每一雌虫平均产卵 250 粒，卵散产于种子药或动物药的缝隙中。产卵期常在春夏季，卵期 2～7 天，幼虫期 28～60 天，蛹期 8～9 天，在适宜环境条件下，完成一代仅需 42 天。

（24）长角扁谷盗 *Laemophloeus pusillus* Schanhevr　属鞘翅目扁甲科。我国各地均发生，尤以长江以南更普遍。

①主要危害的中药：核桃肉、土鳖虫、桃仁、甘遂、车前子、山药、黄芪、天南星、胆

南星、天冬、桔梗、槟榔、橘红、白芥子、浮小麦、苏子、赤小豆、淡豆豉等。

②形态特征：成虫扁长形，暗褐色或暗红褐色，密生黄白色细毛；头部及前胸背板具多数刻点；雄虫长约 1.38～1.92mm，头呈三角形，复眼圆形、黑色，触节 11 节，细长，丝状；雌虫体长 1.4～1.93mm，头较雄虫小，触角粗短，念珠状。幼虫体长 3～4mm，长形、略扁平，淡赤褐色，头微扁；前胸背面具丝腺一对，背面及腹面侧缘有显著刚毛；腹末有小肉刺一对。

③生活习性：1 年发生 3～6 代，通常以成虫越冬。每一雌虫平均产卵约 3345 粒，其寿命约 145 天。幼虫除取食果实种子类中药外，有时也钻入米象产卵孔内食米象的卵。幼虫老熟时作白色深茧在其中化蛹。发育适宜温度为 21℃～37℃，相对湿度为 70%～90%。在温度 33℃～37℃、相对湿度 80%～92% 的环境中发育最速；在温度 0.5℃～2℃、相对湿度 70% 中，经 60 小时后成虫死亡率 26%，卵为 62.5%，蛹为 2%；在 -0.5℃ 中经 96 小时后全部死亡。

（25）土耳其扁谷盗 *Cryptolestes twuicus* Grouyille　属鞘翅目扁甲科。各地均有发生，尤以东北为严重。

①主要危害的中药：芡实、大枣、郁李仁、天葵子、板蓝根、天冬、木香、山药、天花粉、扁豆、浮小麦、葶苈子、白芥子等。

②形态特征：成虫体长 1.5～2.3mm，赤褐色或黑褐色，体形与长角扁谷盗相似，唯虫体较细长；雄虫触角丝状，为体长的 3/4，雌虫念珠状；前胸背板类方形，鞘翅长为宽的 2 倍。幼虫体长 3～4.6mm，略扁平，头部赤褐色；腹面丝腺长大，末端刚毛明显。

③生活习性：成虫喜潜伏于细小或破碎的中药中。雌虫交配后 1～2 天开始产卵，卵常产于果实及种子类或根及茎类中药的表面及缝隙中，尤喜产于种子胚部。幼虫喜食种子的胚，并且由胚部蛀入种子内取食。土耳其扁谷盗较耐低温，最适宜发育温度为 28℃。

（26）脊胸露尾甲 *Carphilus dimidiatus* Fabricius　属鞘翅目露尾甲科。我国各地均有发生。

①主要危害的中药：常危害含淀粉、糖质较多的根及根茎类中药，如熟地黄、生地黄、黄精、党参、天花粉、白芷等，也蛀食薏苡仁、芡实、莲子等种子类药材。

②形态特征：成虫长 2～3.6mm，卵圆形，背面隆起，被倒伏状毛；前胸背板宽大于长，小盾片五角状；两鞘翅宽度之和大于长；触角倒卵形，栗褐色，锤状 11 节；鞘翅短，盖不住腹部，使腹部 2 节外露。幼虫体长 5～7mm，细长略扁；头部与腹末背面黄褐色，余为乳白色；腹末尾突间圆弧形，端部乳头状。

③生活习性：1 年发生 4～6 代，以成虫群集在中药包件的隐蔽处越冬。越冬成虫多在 3 月份开始产卵，每一雌虫产卵 170～220 粒左右。成虫寿命夏季约为 63 天，冬季 200 天。在适宜环境条件下，18 天即可完成一代。成虫喜在含水量 15%～33% 的种子类药材中生活。卵常产于果实及种子药材缝隙中，孵化的幼虫先咬食种子的外种皮，后逐渐蛀入种子内部为害。成虫善飞，具趋光性。

（27）毛蕈甲 *Typhaea stercorea* Linnacus　又名粪蕈甲，属鞘翅目毛蕈甲属小蕈甲科，多分布于南方各省区。

①主要危害的中药：毛蕈甲食性较广，常为害果实种子及根茎类中药，如金樱子、无花果、荔枝核、棕树子、川木香等。

②形态特征：成虫体长 2～4mm，近卵圆形；全体密生细毛，褐色，具光泽；触角棒状，末节末端较尖；前胸背板宽大于长；鞘翅掩盖住腹部。幼虫体长 4～4.7mm，圆筒形，白色或淡褐色；前胸背板侧缘各有排列成行的刚毛 10 根。

（28）湿薪甲 *Enicmus minutus* Linneaeus　属鞘翅目薪甲科。

①主要危害的中药：大黄、扁豆、赤小豆、沙苑子、大豆卷、拳参、何首乌等。

②形态特征：成虫长约 1～1.5mm，淡红褐色，背部被稀疏细毛；触角 11 节，前胸背板宽近于长；鞘翅基部宽于前胸，其长约为前胸背的 3 倍，鞘翅上具明显纵隆线 4 条。

③生活习性：成虫和幼虫除取食种子或根类中药外，也取食霉菌的菌丝或孢子。成虫多生活于种子类中药表面，善飞翔，爬行敏捷，卵散产，从卵孵化到成虫，通常需要 24～30 天。

（29）赤足郭公虫 *Necrobia rufipes* Degeer　属鞘翅目郭公虫科，分布较广，全国大多数省区都有发生。据乌拉圭报告，此虫可能是人类和大家畜流行性检疫病害炭疽病的中间媒介。

①主要危害的中药：幼虫危害多种植物、动物中药，尤喜取食含脂肪、蛋白质丰富的动植物类药，如无花果、薏苡仁、向日葵、杏仁、麦芽、虻虫、红娘子、羌活鱼、乌梢蛇、水獭肝、刺猬皮等。

②形态特征：成虫体长 3～8mm，椭圆形，蓝色或绿色，全体具金属光泽；头胸、鞘翅各具稀疏黑毛；触角 11 节，末节大，近方形；前胸背板宽于长，小盾片半圆形；鞘翅上有刻点列 9～10 条。幼虫长 9～11mm，宽约 2mm，细米状纺锤形，体上被长短不一的褐色毛。

③生活习性：成虫多在夜间产卵，每雌虫一生可产卵 50～3400 粒，卵散产或集产，喜产于中药表面或破损的缝隙中。孵化后的幼虫即食尽其卵壳，随即蛀入药材内，严重时把药材蛀成粉状。在缺乏食物时，幼虫也食同类或其他害虫的卵、幼虫和蛹。成熟幼虫在隐蔽的包装物上作茧化蛹，蛹的发育速度受温度影响比湿度为大，在相对湿度 51%、温度 25℃～30℃时，蛹期为 6.5～9.5 天。在相对湿度在 85%～96% 时，发育最适温度为 32℃～35℃，高于或低于这一温度范围则发育速度均会降低。

（30）赤颈郭公虫 *Necrobia ruficollis* Fabricius　属鞘翅目郭公虫科，全国各地均有发生。

①主要危害的中药：赤颈郭公虫是危害白花蛇、乌梢蛇、红娘子、土鳖虫、蛴螬、九香虫等动物类药材的主要害虫，对动物标本也有极大危害。

②形态特征：成虫长 4～6mm，宽 2.6mm，扁平长卵形；头前端及鞘翅末端 3/4 处为蓝色，有光泽；足为红褐色；触角末节长大，类方形。幼虫成熟体长约 9.2mm，扁平、细长灰白色，头部有褐色突起 2 个，背面具不规则斑点，第 3～8 节处有中纵线 1 条，第 9 节有尾突 1 对。

③生活习性：幼虫及成虫除蛀蚀动物药材外，有时也捕食其他昆虫的幼虫或蝇类的蛹。幼虫老熟后常利用其他固有的孔洞或蝇类的蛹壳化蛹，或自己营造蛹室化蛹。

（31）四纹豆象 *Callosooruchus maculatus* Fabricius　属鞘翅目豆象科，我国各地均有发

生。

①主要危害的中药：莲子、扁豆、赤小豆、芡实、冬瓜仁、薏苡仁、豆卷、绿豆、淡豆豉、刀豆、黑大豆等种子类中药。

②形态特征：成虫体长 2.6 ~ 3.6mm，红褐色或黑褐色，全体密生黄褐色细茸毛，头向下弯，复眼黑色，触节 11 节，状如锯齿，前胸背板呈黑色，其上疏生金黄色毛；每个鞘节上具 3 个黑色斑点，肩部极小，中部及端部较大，后足腿节外侧有一钝齿，内侧齿突长而尖。四纹豆象的鞘翅、臀板及足的色泽斑纹极不稳定，常多变异。幼虫体长约 4mm，白色；头卵圆形，额的中间两侧各有一圆斑点，胸足退化。

③生活习性：1 年发生 4 ~ 6 代，在温湿度适宜时，能发生 8 ~ 9 代或更多。在温度 24℃时，平均每 30 ~ 31 天即可完成一代。幼虫常在种子类中药中越冬，到翌年春天化蛹、羽化。成虫多在种子中药上产卵。

2. 蛾类中药害虫　蛾类害虫主要为鳞翅目昆虫，由蛾、蝶类所组成，据统计约有 20 万种，是动物昆虫纲中第二大类，约占仓库害虫总数的 16%，是危害中药的主要害虫之一。蛾类（鳞翅目）昆虫的主要特征是：成虫体肢密被鳞片及鳞毛，鳞片上颜色各异，通常形成一定花斑纹，口器虹吸式；幼虫为多足形，头部两侧具侧单眼，口器咀嚼式，胸部 3 节，腹部 10 节。蛹为被蛹，属完全变态。

（1）印度谷蛾 *Plodia interpunctella* Hiibner　又名印度谷螟、封顶虫，属鳞翅目卷蛾科。我国各地均有发现，尤以华北及东北地区为害最烈。

①主要危害的中药：明沙参、北沙参、白术、商陆、郁李仁、柏子仁、玳玳花、月季花、合欢花、当归、黄芪、丹参、甘草、大黄、胡椒、辣椒、火麻仁、枸杞、瓜蒌等。

②形态特征：成虫体长 6.5 ~ 9mm；翅展 14 ~ 18mm，密被灰褐色及赤褐色鳞片；前翅近基部的 1/3 为灰黄色，其余 2/3 为赤褐色，并散生黑褐色斑纹；后翅灰白色，半透明。卵椭圆形，乳白色。幼虫体长 10 ~ 18mm，头部赤褐色，体淡黄色。蛹长约 5.8 ~ 7.2mm，细长，腹部通常略弯向背面（图 4 - 14）。

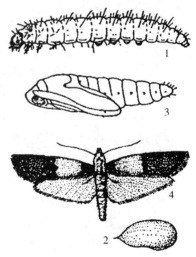

图 4 - 14　印度谷蛾
1 幼虫　2 卵　3 蛹　4 成虫

③生活习性：1 年通常发生 4 ~ 6 代，随地区有所增减。以幼虫越冬，大多在包装品、屋柱、板壁等缝隙中或库内阴暗角落处，吐丝成网聚集一处。幼虫在翌春 4 ~ 5 月间即羽化为成虫。每雌虫可产卵最多达 350 粒，卵产于药材表面或包装品缝隙中。幼虫孵化即钻入药材间为害。幼虫在啮食药材时，能吐丝缀种子成巢，匿居其中，或吐丝结网封垛顶，日久被害物变成块状。由于能排出大量带臭味的粪便，使药材质量大受影响，故是中药的重要害虫之一。

（2）地中海粉螟 *Ephestia kuehniella* Zeller　俗名条斑螟蛾，属鳞翅目卷蛾科，我国各地均有发现。

①主要危害的中药：幼虫为害种子类药材如杏仁、辣椒、豆蔻等，党参中亦曾发现。幼虫能吐大量的丝，严重时往往将种子连缀成一大块，使质与量均受到损失。

②形态特征：成虫体长 7～14mm，翅展 16～25mm；前翅狭长，灰黑色，近基部及外缘各有一淡色的波状横纹，翅的外缘横列明显的小黑斑；后翅灰白色。幼虫体长 11～15mm，头部赤褐色，背面常带桃红，体淡黄色或乳白色（图 4－15）。

③生活习性：1 年发生 2～4 代，以幼虫越冬。幼虫贪食与谷蛾相似，吐其丝将药材黏聚成团块。

（3）粉斑螟 Ephestia cautella Walker 属鳞翅目卷螟科，各地有发现。

①主要危害的中药：胖大海、砂仁、陈皮、大五爪等果实、种子类药材。食性、为害情况及习性与印度谷蛾相同。

②形态特征：成虫 6～7mm，翅展 14～16mm，灰褐色。幼虫长 12～14mm，头部赤褐色，体乳白色（图 4－16）。

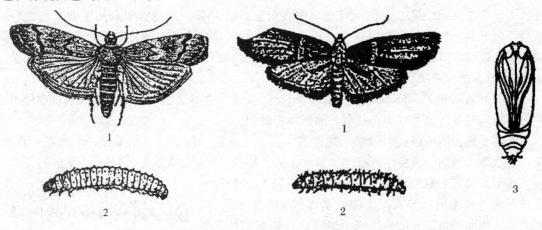

图 4－15 地中海粉螟 图 4－16 粉斑螟
1 成虫 2 幼虫 1 成虫 2 幼虫 3 蛹

③生活习性：1 年发生一至多代，具体随地区气候而异。此虫较印度谷蛾和地中海粉螟的抗寒能力差，因此可利用冬季开放门窗，放宽药材堆垛间距，让冷空气迅速透入药材包中；在 10℃时能减弱幼虫的活动；在 15℃时能使其繁殖减慢；在 0℃时经 1 周各虫期即全部死亡。

（4）烟草粉螟 Ephestia elutella Hiibner 属鳞翅目卷螟科，分布于全国各地。

①主要危害的中药：陈皮、石榴皮、大五爪、合欢花、玫瑰花、可可豆等。

②形态和习性：与地中海粉螟相似。成虫在 5～8 月出现，喜在夜间活动，对温、湿度要求较高；药材含水 13% 时，幼虫发育最速。

（5）米黑虫 Aglossa dimidiata Hawarth 属鳞翅目螟蛾科，分布于全国各地。

①主要危害中药：党参、木瓜、川藿香、地龙、旱莲草、白药子、黄药子、土茯苓、重楼、何首乌、天花粉，以及含淀粉较多的种子类中药。

②形态特征：雌性成虫体长 12～14mm，翅展 31～34mm，雄虫体长 10～12mm，翅展

30～34mm，体呈黄褐色，具黑色鳞片；头顶部具一小丛灰黄褐色细茸毛，前翅宽大，近三角形，其上有波状斑纹。幼虫体长 20～29mm，全体黑色；头部宽大赤褐色，两侧有单眼 6个。蛹长 8.6～13mm，红棕色，具光泽；头宽大，并逐渐向末缩小呈纺锤形；腹末端横列尾沟 6个。

③生活习性：1 年发生 1～2 代。幼虫常群集作茧相连成网越冬。次年 5～7 月化蛹羽化成虫，卵散产于药堆表面的阴暗处。幼虫孵化后，吐丝连缀种子药材或碎屑作成管状巢，后居其中危害。幼虫期 80～110 天。成虫黄昏时飞翔交尾，寿命 6～17 天。

（6）一点谷蛾 *Aphomia gulasis* Zeller　属鳞翅目蜡螟科，分布于沿海及云南、贵州、四川一带。

①主要危害的中药：火麻仁、枣皮、枸杞子等药材。

②形态特征：体长 9～12mm，灰黑色，死虫则呈灰黄褐色。雌虫下唇须发达。前翅长三角形，灰黑色，雌虫在亚缘线、内横线处有淡色波状纹，在中横线外方近前缘处有个明显的大黑点；雄虫在翅中央横列一个淡色叉状纹，叉状纹的尖端近前缘处有一小黑点。后翅为灰色。

③生活习性：1 年发生 1 代，以幼虫形式为害药材。

（7）谷蛾 *Tinea granella* L.　属鳞翅目谷蛾科，各地均有发现。

①主要危害的中药：党参、苦杏仁、大枣等种子及含糖、淀粉较丰富的药材。

②形态特征：成虫体长 5～8mm，翅展 12～16mm，前翅银灰色，有褐色斑点，后翅较狭，灰色。幼虫体长 8～11mm，头褐色，体乳白色（图 4－17）。

③生活习性：1 年发生一至多代。此虫在库内或田间均能产卵繁殖，幼虫在较潮湿的药材内或库内各种木板及包装品缝隙中越冬。孵化幼虫啃食药材表面或蛀入内部，并吐丝将数十粒种子缚住而结成团状潜伏其中进行食害；同时排出较多粪便，使受害药材染有臭气。

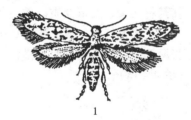

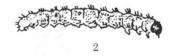

图 4－17　谷蛾
1 成虫　2 幼虫

（8）麦蛾 *Sitotroga cerealella* Olivier　属鳞翅目麦蛾科，分布于全国各地，是世界性大害虫。

①主要危害的中药：麦蛾不仅能危害稻谷、麦类，也是蛀蚀种子果实类中药害虫之一，如薏苡仁、莲子、芡实、火麻仁、秫米、扁豆等。

②形态特征：成虫体长较小，仅 5～6mm，翅展 8～16mm，黄褐色，有光泽；头部平滑，触角丝状；前翅竹叶形，淡黄褐色，后缘具长毛；后翅淡灰黑色，后缘毛长大于后翅宽，灰褐色。幼虫长 6～8mm，乳白色；头小，淡黄色，具侧眼 6 对；全体光滑，胸足极短，腹足退化。

③生活习性：麦蛾是我国稻麦产区的重要害虫，尤以长江以南地区发生最普遍，危害极大，发育最快，一般 1 年发生 4～6 代，在热带地区可多达 12 代。以成熟幼虫在种子药材内越冬。越冬幼虫至翌年春化蛹羽化为成虫，24 小时后即开始交配产卵，卵常产于浮小麦、赤小豆、薏苡仁等的腹沟、胚部或表面上。每雌虫平均产卵约 100 粒，最多可达 390 粒。在

温度30℃、相对湿度70％时，卵期平均3天。幼虫孵化后，通常先蛀食种子中药的胚部，后蛀入其内危害。麦蛾不仅能在库内繁殖，而且在田间也能产卵繁殖，飞行力量很强，若种子含水量在8％以下，则不能生存。成虫寿命最短为6～8天，最长可达39天。

3. 螨类中药害虫　螨类不属于昆虫一类，而是节肢动物门、蛛形纲、蜱螨目中螨类小动物，种类很多，分布极广，体形微小，一般只有0.3～1mm，肉眼仅可看及，在低倍显微镜下观察呈椭圆形，有足4对。螨喜欢温暖潮湿的气候，每次产卵100～200个，10天就可繁殖一代，但温度若在50℃以上干燥时可大量死亡。螨的腹面有圆形吸盘，它利用吸盘附在其他昆虫或动物（如鼠、雀等）身体上进行传播，严重时还会随尘土风扬各处，是一种危害极为严重的仓虫。

螨在许多中药材和中成药中都可寄生。当螨侵入药材内部食害时，集积大量虫尸粪便并排泄大量水分，可导致被害中药在短期内发霉变质。由于螨的种类不同而具有不同的危害性，一些螨类不但损坏和蛀食药材，使中药变质，而且可以直接危害人们的身体健康或传播多种疾病，如导致皮炎、皮肤瘙痒等；若随药品或食品吃下后，螨能穿过胃壁进入体内器官，当进入泌尿道时可产生血尿，进入呼吸系统可引起哮喘及肺螨虫病，进入血液循环系统可引起发烧、水肿等病变。螨对人类的危害很多，因此对口服中药中活螨和螨卵的检查已引起人们的重视。

（1）粉螨 *Tyroglyphus farinae* De Geer　又称粉壁虱，属蜱螨目谷螨科，我国分布极广。

①主要危害的中药：主要吞食粉屑和蛀食种子、叶类中药以及包装衬垫材料等，食性的复杂为一切害虫所不及。它不但能直接毁坏药材，同时聚积大量虫尸、虫粪和排出大量水，使药材污染、发霉变质，不堪药用。

②形态特征：成虫体长0.4～0.8mm，白色，半透明，足尖及口器呈黄褐色，分头胸及腹两部分，两者间有明显横沟纹1条；具有长短相近的足4对，体和足均有极规则的长毛（图4-18）。

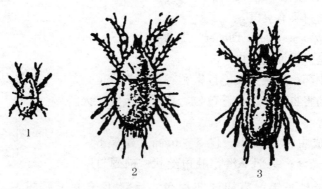

图4-18　粉螨
1幼虫　2雄虫　3雌虫

③生活习性：主要以成虫越冬。此虫在空气干燥、温度低的不良环境中就进入休眠期，体壁变硬，头部大部缩入体内，不食不动，可抵抗不良环境数月之久；并能随尘土吹走或黏附于其他昆虫、动物和仓库用具等到处传播，一遇适宜环境即能蜕皮恢复活动。此虫在适宜

的温、湿度和药材水分下，完成一代的时间仅需 13～17
天。最适宜温度为 20℃～25℃，在 50℃ 中经 16 分钟各
虫期均死亡；如中药含水量在 10%～12% 以下，则不适
宜其生存。

（2）干酪螨 *Tyroglyphus sino* L.　属蜱螨目谷螨科，
我国各地有分布。主要危害果实种子类和叶类中药。其
形态特征（图4－19）和生活习性与粉螨相似。它生长
的适宜温度约在 25℃ 左右，相对湿度在 80% 以上，其繁
殖最旺的时期在 5 月到 10 月间。掌握它的生长条件，以
利于防治。

（3）其他螨类　除粉螨、干酪螨以外，近年来还在
一些中药材及中成药中检出了不同种类的螨，如腐食酪
螨、景天螨、甜果螨、真革螨、虱状蒲螨、革螨、肉食
螨、橘色触足螨、食甜螨属、吸吮螨类等等。在中药养
护中应加以防范。

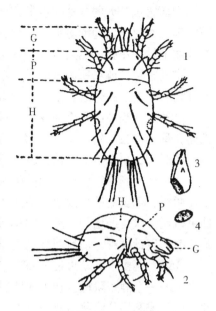

图 4－19　干酪螨
1 成虫背面　2 成虫侧面
3 上颚　4 卵

（二）中药害虫的发育规律与生活习性

中药害虫绝大多数属于昆虫纲，在已知的 89 种药材
仓虫中，昆虫纲占了 88 种。昆虫纲是节肢动物门内种类最多的一纲，我们对它的识别方法，
总的说来，应该先了解它的发育规律，再掌握它的生态特征，以利更好地防治它们。

1. 生长发育规律

（1）生育特征　蛀蚀中药的害虫生殖方式多种多样，有卵生、孤雌生、卵胎生等，其
中以卵生为最多。所谓卵生，就是雌雄成熟个体通过交尾受精后，由雌虫将受精卵排出体
外，发育成为新的个体。有的卵不经过受精而可以发育成新的个体的生殖方式，叫做孤雌生
殖。卵在母体内发育成幼虫而排出体外的生殖方式，称为卵胎生。害虫的个体发育可分为两
个阶段：受精卵发育开始至孵化出幼虫止为第一阶段，称为胚胎发育；从胚胎发育结束到成
虫性成熟止为第二阶段，称为胚后发育。

①卵：卵是害虫第一个独立发育阶段。它是一个大型而复杂的细胞，由细胞壁、原生
质、细胞核、卵黄等物质组成。卵的外面是一层坚硬的卵壳，它的主要成分是骨蛋白和蜡
质，具有高度的不透性，起保护作用。在卵壳的一端有一个或多个特殊的小孔，称受精孔，
受精时雄性的精子由小孔进入卵内。当精子进入卵后，即与卵核结合进行细胞分裂形成胚
盘，胚盘在腹内加厚形成胚带，进而发育形成胚胎。胚胎发育的时间随环境（温度、湿度）
条件变化而异，最短需 1～2 天，长的可达 30 天左右，正常情况下需 5～15 天，以卵越冬
者，则要到翌年的春天才孵化。

中药害虫的卵都很小，通常在 0.1～0.5mm 之间或更小。其形各异，有的呈卵圆形或椭
圆形，如蛾类和大部分甲虫的卵；有的呈长圆形或椭圆形，如大谷盗、玉米象、豌豆象的
卵。

中药害虫产卵的方法，有散产单粒和集产成堆两种，形式有裸露式（即外露式）和隐蔽式等。豌豆象即为前者形式产卵，玉米象为后种形式产卵。所谓隐蔽式，即是害虫用喙先在药物上钻一小孔，然后产卵于这个小孔之中，最后用其分泌物封闭小孔。

中药害虫产卵场所因种而异，不过一般多是将卵产于贮存药物上或缝隙中，也有的产于贮存药物的附近或包装物上，以便孵化后的幼虫能就近取食。

②幼虫：当胚胎发育完成后，虫体从卵内破壳而出的过程，叫做孵化。从卵内孵化出的虫体，称为幼虫。幼虫体分头部和胸腹部两大部分。胸腹部又称胴部。幼虫期是害虫取食与生长的时期，也是危害中药比较严重的时期。

幼虫生长到一定程度，因受体壁的限制，必须将旧的表皮脱去，才能继续生长。蜕下的虫皮叫蜕，幼虫的蜕皮次数一般约 3~12 次。最后蜕皮转化为蛹前的幼虫，称为末龄幼虫。幼虫每蜕一次皮即增加一龄，孵化后的幼虫为第一龄，第一次蜕皮为第二龄，第二次蜕皮为第三龄，以此类推。前后两次蜕皮相隔的时间称为龄期。每一龄期的具体虫态称龄或龄虫。

③蛹：蛹由末龄幼虫发育而来。蛹是幼虫过渡到成虫的特有发育阶段，也是在其整个生活史中的一个静止阶段。幼虫成熟后即停止取食，清洁消化道食物与残渣，躲在隐蔽地方吐丝结茧，或利用分泌物将食物碎屑、尘末、排泄物等连缀起来作茧，或借助于杂物保护化蛹。有的幼虫在其生活的植物茎、果实、种子等器官内部先咬一羽化孔，然后化蛹。蛹期虽不食不动，形似静止状态，但在体内却进行着复杂的生理上的改造和变化。如幼虫期的器官与组织进行分解，成虫器官与组织逐渐形成，都是在这一时期完成的。

中药害虫的蛹，主要有裸蛹和被蛹两种类型。裸蛹称离蛹和自由蛹，特征是没有包被壳，触角、足和翅不紧贴体躯，腹部能微小活动。一般鞘翅目的蛹多为裸蛹。被蛹的特征是触角、足和翅紧贴于躯体上，由一层透明的深膜状蛹壳包围着，不能自由活动。鳞翅目的蛹多为被蛹。

④成虫：当蛹发育成熟后，即咬破蛹壳出来，这种现象称为羽化。成虫是害虫个体发育的最后一个阶段，不完全变态的成虫，是由若虫脱去最后一次皮羽化成虫的；完全变态的害虫，必须脱去蛹壳羽化成虫。成虫的主要任务是交配产卵，繁殖后代。因此，成虫期实质是生殖时期。也有些害虫的成虫，如蛾类羽化后不再取食，这是因为它们在幼虫时已取得足够的营养，性腺发育完全，有立即生殖能力，所以无需再补充养料。这类害虫生活期短，交配产卵后即死亡。也有些害虫，如甲虫类羽化后，经过一定时期取食才能交配产卵，这是因为它们生殖腺发育不完全，性腺未成熟，所以，在成虫期还要摄取食物，去完成生殖腺发育，以及补充其生命活动过程中所消耗的能量。这类害虫不仅在幼虫期为害甚烈，成虫期也会蛀蚀中药。

危害中药的成虫体躯分头、胸、腹三段，在各段中分别具有各种不同机能的附属器官。

头部：是害虫感觉和取食的中心，着生有触角、复眼、单眼和口器等附器。触角是一对分节的附肢，着生在额区两个复眼间触角窝上，由柄节、梗节和鞭节三部分组成。鞭节是形状变化最大的部分，由许多亚节组成。害虫的种类不同，其触角的形态也不一样。因此，触角是鉴别害虫的重要特征之一。害虫常见的触角有丝状、鞭状、棍棒状、锤状、念珠状、锯齿状、梳齿状、鳃片状、膝状等类型。单眼只能辨别光的强度和方向，不能感觉物体形象，一般成虫1~3个，幼虫1~7个。复眼一般成虫才有，是感觉物象的视觉器官，由许多个小眼集合组成。小眼的多少和大小，因害虫种类不同而异，一般组成的小眼愈多，感觉的物象就愈清楚。口器是害虫的取食器官。不同种类的害虫，由于营养方式不一样，口器在形态和结构上也有较大的差别。口器主要有咀嚼式和虹吸式两种类型。鞘翅目和鳞翅目的幼虫、鞘翅目的成虫均属于咀嚼式口器，由上唇、下唇、上腭、下腭、舌五部分组成。每一上腭分切区和磨区两部分，前者用以切断和撕裂食物，后者用来磨碎食物，经舌吞咽进入消化道。虹吸式口器是由咀嚼式口器演化而来的，鳞翅目的成虫属于这种类型，其最主要的特征是下腭的外腭叶转化成弦目形的管道，形成食道和能够伸曲的细长吸管称为喙，供吮吸液汁用。

胸部：分前、中、后三胸节。每一个胸节的腹侧各生一对足，分别叫前足、中足和后足。在中、后胸节的背面两侧，常生一对双层膜质的翅，分别叫前翅和后翅。翅上有许多翅脉，脉相是鉴别害虫种类的重要特征之一。

腹部：是害虫的第三体段，一般不超过10节，相邻的两腹节前后缘互相套叠，节间也由节间膜相连。故腹部能作扩缩和伸缩运动，以适应呼吸和育卵等生理需要。

（2）害虫的变态　在害虫的一生中，从卵开始，到成虫性的成熟，并产卵为止叫一个世代。世代时间的长短和一年中发生的代数，与环境条件有很大的关系。如玉米象通常一年在东北地区发生2~3代，华东地区4~5代，华南地区6~9代，甚至终年繁殖。有的虫种一年发生一代，有的虫种一年发生数代。害虫在一个世代中，要经过一系列的变化，在变化过程中的各阶段，有时形态完全不同，这种发育中的形态变化，称为害虫的变态。变态分为两类（图4-20）。

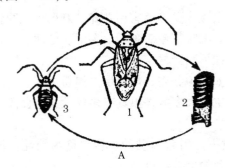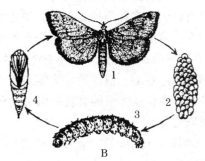

图4-20　害虫的变态

①完全变态：害虫形态经过卵→幼虫→蛹→成虫四个变化阶段的，称为完全变态。完全变态的害虫，它们在幼虫和成虫期间的外部形态、内部器官以及生活方式均不一致。仓库害虫中鞘翅目的甲虫类和鳞翅目的蛾类的发育过程属于完全变态。

②不完全变态：害虫形态不经过蛹阶段，即只经过卵→若虫→成虫三个变化阶段的，称为不完全变态，不完全变态又称渐变态，如白蚁等属不完全变态害虫。这种幼虫外形很像它的成虫，但其体形较小，翅翼没有长出或长好，生殖器官没有长成，所以不叫它幼虫，而是称为若虫（或稚虫），因此又将不完全变态的幼虫，称为若虫。这类害虫的胚后发育主要是体积增大，翅和生殖器官发育，在达到成虫之前也要经过周期性脱皮，才能变为成虫，如蟑、衣鱼等。

中药害虫在卵、幼虫、蛹、成虫的各个虫期，都可能发生休眠，引起休眠的主要原因是温度。例如冬季气温低，害虫躯体内的代谢极大下降，影响发育即产生休眠，也就是一般所谓的越冬或冬眠。害虫对药材的全面危害，无论发育的任何阶段，都有其相互的作用。仅从它对中药的蛀蚀来讲，鞘翅目药材害虫主要是幼虫危害，成虫也继续危害；鳞翅目药材害虫主要是幼虫危害，成虫一般不危害。故应根据中药害虫各个虫期生长发育的变态规律及危害时期，采取相应有效的措施及时加以防治。

2. 中药害虫的生活习性

（1）适应性（adaptability）　中药害虫一般都耐热、耐寒、耐干、耐饥，并有一定的耐药性（杀虫剂）。特别是某些毒剧中药也能成为某些害虫的食料，目前尚未发现"中毒"或遗传变异。

（2）食性（dietetic habit）　中药害虫的食性虽然广而杂，但它取食的主要成分还是有限的，一般多以蛋白质、脂肪、糖类和淀粉等为主要食料。药材可能遭受蛀蚀危害的程度与所含这些成分的多少有关，凡含有这些成分较多的中药，易遭受虫害，反之遭受蛀蚀程度就小。

害虫对食料的选择性与其虫种有关，下面分别介绍害虫的几种食性。

①单食性：只有一种药材是它的食料。如大斑蝥、小斑蝥目前只发现对香附子蛀蚀为害，豌豆象只取食豌豆。

②寡食性：以相近科属及类似性质的动、植物药材为食料。绿豆象只为害绿豆、赤小豆等。胸角薪甲主要为害菌类药材等。

③多食性：以多种药材为食料，如皮蠹科的白腹皮蠹能危害白花蛇、刺猬皮、豹骨、猴骨、紫河车、哈士蟆、虻虫、蛤蚧等多种动物药。咖啡豆象对独活、羌活、桔梗、木香、党参等50多种中药都能蛀蚀。米扁虫能蛀蚀40多种不同药材。

④杂食性：对动、植物药材均能蛀蚀为害。如赤拟谷盗、烟草甲、黑粉虫等。

单食性与寡食性害虫的食料是以植物药材为主。大多数害虫具有多食性和杂食性，即一种害虫可以为害多种药材。

（3）趋性（tropism）　害虫在外界条件刺激下，引起运动的反应，称为趋性。凡趋向刺激物运动的反应，叫正趋性；凡背向刺激物运动的反应叫负趋性。

①趋光性：大多数蛾类害虫有趋光性；甲虫类害虫为负趋光性。根据这一特性，可利用灯光诱杀蛾类害虫；在检查生虫商品时，应注意阴暗处的甲虫类仓虫。

②趋温性：环境温度低于害虫生长的适宜温度范围，害虫表现正趋温性，反之则为负趋温性。利用这一特性，可采取高温或低温防治害虫。

③假死性：某些害虫对外界的机械性刺激较敏感，为逃避捕食，而呈假死状态。

④趋化性：害虫对异性分泌的生物激素有正趋性，对化学剂有负趋性。利用这一特性，可采用昆虫生物激素诱杀或化学药剂杀灭害虫。

（4）隐蔽性　大多数害虫体形小，体色深，具保护色，便于隐蔽和匿藏。这一特性提示我们在检查时要仔细，注意观察那些不易察见的蛀洞和匿藏之处。

（5）繁殖性　害虫在适宜环境中，一年可繁殖多代，雌虫产卵量多，孵化率较高，生活周期短。如不注意防治，在短时间内可造成暴发性虫害。

（三）中药害虫与环境条件的关系

中药害虫和其他生物有机体一样，与周围环境有着密切的联系，它们有选择地从环境中取得所需要的食物，同时它们的行为、生长、发育和繁殖又受环境条件制约。故认识害虫与环境条件的矛盾性与统一性，对于我们采取有效的防治措施是十分必要的。

中药害虫生活的环境是由许多因素组成的。如空气、温度、湿度、食料、天敌、微生物等。一切直接或间接影响中药害虫的因素，统称环境条件，也就是自然特征，可分气候的和生物的两大类。气候条件包括温度、湿度、空气等；生物条件包括食料、天敌、生物等。在这些环境条件中有些是生存所必需的条件，而有些则起辅助作用。以下重点介绍它们必需的主要条件。

1. 空气对中药害虫的影响　中药害虫同所有的生命体一样，其生长发育全过程的任何时候，以及繁殖后代都离不开氧。因为它们在整个生命活动过程中，必须进行呼吸，吸收空气中的氧气，排除体内二氧化碳才能生存，所以，空气与其生命活动关系十分密切，是它们代谢不可少的物质。害虫需要的氧气与二氧化碳的排除，随其体内代谢的强弱而增减，在氧气缺少或不足的情况下，呼吸加速、耗氧加快，使其周围环境中的氧更加减少，促使生长发育受到抑制及至终止其生命。气调就是根据这一原理采取充氮气降氧气、自然降氧气等对中药材进行杀虫养护的。如中药堆件中的氧气降到 $1\% \sim 2\%$，在一定时间内大多数害虫就会因缺氧气而窒息死亡。此外，高浓度的二氧化碳和氮气等惰性气体，对中药害虫也有一定的麻醉和毒杀作用，而且随着浓度或温度的增加和时间的延长作用加剧，使害虫窒息加快。所以，气调养护中药则是根据这一原理采取充氮气、充二氧化碳去杀灭或抑制害虫的。

以上说明，空气成分与害虫有着直接的关系，而通过改变空气成分是防治仓虫的有效途径之一。

2. 温度对中药害虫的影响　中药害虫属于变温动物，其本身无稳定的体温，因此它们的一切生理机能都受环境温度的支配。害虫的生长发育、繁殖等生命活动，对温度的要求和能适应范围是有一定限度的。害虫在此温度范围内通常能完成其正常发育。在有效温度范围内的最适温度范围发育、繁殖最快。在最高有效温度以上为临界高温，或称不活动高温范围。在这高温范围内，害虫常呈夏眠状态，生理机能的代谢下降，此时取食量少，生长发育速度减慢。温度超出临界范围为致死高温范围，害虫在此温度下经过一定时间，体内的蛋白就会凝固而死亡。在低温情况下，有些害虫因体液冻凝，细胞内的原生质也会停止活动而死亡。根据温度对害虫的影响，可分为以下几个温区。

（1）**适宜温度区**　通常把 $15℃ \sim 35℃$ 之间的温度范围称为害虫的适宜温度区。在这一温度范围内，$25℃ \sim 32℃$ 之间是害虫最适宜温度范围。$0℃ \sim 15℃$ 或 $35℃ \sim 40℃$ 是害虫不活动范围。从大多数害虫来看，$8℃ \sim 40℃$ 是其维持生命的有效温度，$8℃ \sim 15℃$ 是它生长、发育的起点。

（2）**致死高温区**　一般把 $50℃ \sim 60℃$ 之间的温度范围称为害虫的致死高温区。在这一温度范围内，害虫受高温的刺激由强烈兴奋转入昏迷，虫体内的酶被破坏，部分蛋白酶凝固，在较短的时间内丧失生命活动能力。如烘干、沸水喷淋、蒸气杀虫等，就是利用这一原理进行害虫的防治。

（3）亚致死高温区　　通常把 40℃～50℃ 之间的温度范围称之为害虫的亚致死高温区。在这一温度范围内，害虫处于昏迷和致死的临界线上，若害虫转入适宜温度范围，则可恢复正常生理功能；若长时间在此温度范围内，新陈代谢失去平衡可致死亡。如采用日光曝晒灭虫的效果，就取决于曝晒时间的长短，时间长，害虫新陈代谢就会失去平衡而死亡。

（4）亚致死低温区　　一般把 8℃～－4℃ 之间温度范围称为害虫的亚致死低温区。在这一温度范围内，害虫随着温度的继续下降可致死亡。通常认为，温度在 10℃ 以下，害虫的生命活动就受到严重的抑制。

（5）致死低温区　　通常把 －4℃ 以下的温度称为害虫的致死低温区。在这一温度范围内，害虫因体液结冰，细胞原生质冻损而脱水致死。

这些温度区线告诉我们，害虫在不同的温度区系内的反应是不一致的，虫蛀中药的盛期是在温暖季节，在寒冷和高热的温度下害虫活动减轻。但在非致死温区内并未使害虫有效致死，当温度回到适宜的时候，又迅速造成危害。这为我们提示了如何安排防治时间的依据，也为我们采用怎样的防治方法提供了科学的依据。

3. 湿度对中药害虫的影响　　这里的湿度包括药物中所含的水和空气中的相对湿度，故湿度的问题其实质就是水的问题。前已叙及水是中药害虫进行生理活动不可缺少的基本条件，害虫在物质代谢过程中所进行的全部生物化学反应都是在有水的情况下进行的，可以说没有水就没有害虫的生命活动，故水是害虫发育繁殖的重要物质基础之一。

中药害虫体内的含水量较高，一般约占其体重的 45%～90%，它们体内水的来源，主要依靠摄取食物时获得，中药含水量高低直接或间接地影响害虫体内的水量。中药含水量的变动，常常又受空气湿度的影响而变化着，如空气相对湿度低，中药含水量就少，相对湿度高，含水量即大。

各种中药害虫对水的要求各不相同，湿度适宜时，有利害虫生长发育。如谷象、米象，在中药含水量 15%～20% 时，繁殖最快，如含水量低于 10% 或高于 40% 则不能生存。麦蛾需生活于含水量为 9%～10% 的中药中，若低于 8% 以下即终止其生长。粉螨在含水量 13%～15% 时则会加速发育，如低于 12% 或高于 17% 以上则各虫期将生霉死亡。枸杞、当归含水量若在 20% 以上，气温在 20℃～25℃ 时，害虫发育繁殖极为旺盛，药物被害最严重。相反，含水量降至 16% 以下时，则不易生虫，这就是为何要确定中药贮存的安全含水量的原因。

空气的湿度对害虫生长发育速度有较大影响。相对湿度低，温度较高，能引起害虫失水，当虫体获得水和散失水失去平衡时，害虫即无法生存。如黑茸虫在温度 30℃、相对湿度 84%～85% 时，完成一代需 188.2 天；相对湿度 89%～93% 时，完成一代需 77.5 天；相对湿度 100% 时，完成一代则只需 44 天。根据害虫在不同湿度下的生理活动，可把湿度范围分为：

（1）最适宜湿度范围　　害虫的繁殖能力最强，产生一代的时间最短。对中药商品危害最严重的相对湿度范围在 70%～80% 之间（温度 18℃～27℃）。

（2）适宜湿度范围 害虫繁殖能力下降，生育缓慢的相对湿度范围在75%～90%之间（温度27℃～35℃）。

（3）不适宜湿度范围 相对湿度在30%～40%之间，害虫从空间得到的水分极少，水分不足常导致生理失调或死亡。

从以上的不同湿度范围可以看出，湿度和温度这两种因素对害虫生存的影响是相互关联的。温度虽然适宜，但空气干燥（湿度小），害虫即无法生存。因为温度适宜时害虫体内代谢旺盛，消耗水和营养物质迅速；另一方面，由于湿度低，其体液蒸发快而又不能及时得到水分补充，所以害虫极易死亡。反之，空气湿度高、气温降低，害虫躯体内的新陈代谢作用程度缓慢，发育即受抑制。故使中药的含水量、药库内的湿度和温度降低，并控制在一定标准范围内，即能防止或减少害虫的危害。

此外，营养物质是霉菌生命活动的物质基础，是害虫生长发育不可缺少的生活条件，也是影响其发育快慢和繁殖能力大小的主要因素之一。中药材含有丰富的蛋白质、脂肪、糖类、纤维素、淀粉和水分等成分，这些成分是害虫的必需营养食料，是霉菌生长繁殖的良好培养基。有些中药，如山药、党参、天花粉、芡实、黄芪、枸杞、当归、大枣、甘草、龙眼肉、薏苡仁、泽泻、紫河车、蕲蛇、土鳖虫、蛤蚧、鹿茸、蜈蚣等，之所以遭受害虫蛀蚀，是因为它们体内含有许多害虫可食的营养物质，而矿物类中药之所以不被蛀蚀，原因则是害虫无法直接从矿药上获取食料。这也是某些中药易生霉变质霉烂之原因。

（四）中药害虫的来源、传播与危害

1. 主要来源 中药害虫的产生与产地感染、仓库内感染、环境不洁和包装污染有直接关系。

（1）产地感染 药材在采收加工过程中受到污染，干燥时又未能完全杀灭害虫及虫卵，这样一旦环境条件适宜时，虫卵即会孵化成虫。

果实、种子、根及根茎上害虫的卵、幼虫或成虫常隐藏在药材的缝隙或凹褶之中随着药物被带进仓库，而在药材干燥时又未被完全杀灭是药材虫害的直接来源。这些害虫一旦遇到适宜条件，便继续生长繁殖。如危害赤小豆的绿豆象，蛀蚀根类中药的四星栗天牛等都是随药材被带入仓库的。

有些害虫进入仓库后，由于环境改变，它们逐渐放弃原有的野外生活习性，如谷象，因长期移居于仓库内，取食不需长途飞行，故其后翅已全部演变成鳞片状而失去飞行能力，从形态上发生了变异，适应了仓库内的生活环境，而使它们成为专门危害仓储中药的害虫。

（2）仓库内的感染污染 仓库内已生虫的药材未能及时与未生虫药材分开而造成感染，这是无虫中药感染被害的主要根源之一。

（3）贮存环境不洁 仓库及加工厂周围环境不洁，杂草丛生，垃圾乱石成堆，害虫即可寄居于内藏伏越冬，到翌春时，再飞入仓库内繁殖危害。如玉米象、锯谷盗即属这类生活习性。

（4）包装用品污染 贮存药材的包装物或容器本身染有害虫或虫卵，未能及时杀灭，当药材装入后必将发生虫蛀。所以药材包装用品生虫，或被害虫沾染，也是药材虫害的来源。

（5）运输工具感染　药材在运输中由于运输工具上潜伏了害虫，或者是未生虫与已生虫的药材一同启运，都会遭到感染。如果药材的包装不严或受损坏，在运输途中更易感染害虫。

2. 传播途径　随着生产发展和中药流通量的增加，害虫传播途径亦日趋复杂，人为的传播机会更多，故是综合防治害虫值得重视的重要环节。

（1）自然传播　①兼能在野外和室内发生和危害的害虫，可由野外飞入库内，如麦蛾、玉米象等。这类害虫生命力强，适应环境快，能在不甚稳定的环境条件下发育繁殖。②鼠类和昆虫也能传播。据调查统计，发现一头甲虫体上有螨类400余个，一只老鼠体上发现有螨类1000余个，由于它们的活动，可以把附生在躯体上的螨类从甲库传到乙库，感污其他没有感染的中药。

（2）人为传播　①感染害虫的中药，如未得到及时熏蒸杀虫，由甲地调运到乙地，也能感染传播于无虫中药之上，引起交叉感染，使药材被害。②已感染害虫的各种运输工具和包装物料，如车辆、木箱、竹笼等，如不经消毒杀虫处理，再去盛装或运输未生虫中药，也能使之感染。

3. 危害性　害虫对许多中药危害极大，据统计，在常用的600余种中药中，被虫害的品种即占40%左右。害虫对药材的蛀蚀危害，在中药贮存中引起质变，以至报废损失中所占的比重很大，害虫的蛀蚀及其所带来的危害，通常表现在以下几个方面。

（1）害虫将药材蛀蚀成洞孔，严重时将药材内部蛀空，使药材的重量减少、药材有效成分丧失，以致降低或失去治疗作用。

（2）仓虫粪便、分泌物、虫尸、虫皮、蛀屑等污染中药商品，服用后对人体健康带来危害。

（3）害虫是带菌的媒介，其分泌物、排泄物及腐败残体，是致病菌、霉菌生长繁殖的营养物质，因而能促使致病菌、霉菌生长繁殖，引起共性危害。被害虫蛀蚀的中药对疾病治疗不利，并会带来危害。

（4）中药被虫蛀之后，有的品种容易泛油（如当归、党参等）而引起进一步质变，花类药材容易散瓣，外形遭到破坏，影响饮片的炮炙质量。

（5）中药被虫蛀蚀之后，会加大损耗，带来一定的经济损失。

综上说明，仓虫对药材的危害是相当大的。那种认为"蛀药不蛀性"的说法是不科学而且十分错误的。害虫除对中药造成危害外，还能蛀蚀包装、苫垫枕木、库房结构的木质部分等，进而影响中药的安全贮存。

二、中药虫害的预防措施

据统计，害虫危害中药品种约400余种，按其危害的程度，可分为一般易虫蛀和极易蛀两类，前者约占200~300种，后者约为100~200种。检查应以后者为重点。因为它较前者发虫快，被害速，若不及时检查发现，将会造成极大损失。因此，应根据品种和季节的具体情况进行定期和不定期检查。一般夏秋季气温高，湿度大，有利害虫生长发育，可5~7天检查一次；冬春季，温湿度低，不利害虫生长，可10~15天检查一次。

对于药材害虫的防治，必须坚持"防重于治，防治并举"的方针，要做到进仓药材无虫和仓库无虫；同时要采取综合防治，重视每一个可能感染虫害的环节；一旦发生虫害，要治得早、治得彻底。中药害虫的发生和造成的危害是有条件、有基础、有季节性的。为了能主动搞好中药的养护工作，我们必须首先加强检查，及时发现虫情，采取有效的防虫治虫措施，才能达到安全贮存的目的。

（一）中药材产地加工检查

药材在产地加工，都要经过挑选、整理、漂洗、干燥、包装等程序，其中干燥这一环节最为重要，凡是过潮的药材都易生虫，残茎、毛须、碎屑等去除不净的，也容易滋生害虫。有些药材由于干燥的方法不同，它所产生的变异现象也不同。如用日光晒干的橘皮，就容易返潮发霉和生虫；而烘烤干燥的就好些。有些药材蒸透后不易生虫，蒸得不透的就容易生虫。如延胡索加工时蒸得透，能使淀粉粒糊化，质地坚硬，故不易生虫；如蒸得不透，其内心粉白，就容易生虫。因此，采取适宜的加工干燥方法，完全彻底杀灭害虫及虫卵，去除非药用部位，对防止虫害发生、减少药物在贮存中的各种变异，具有十分重要的作用。

（二）中药入库检查

中药入库时，除了对易生虫药材的规格、真伪、优劣等进行全面检验以外，还应着重检查其是否受害虫蛀蚀以及其水分大小等情况。作为虫检，首先检验包装周围和四角部分有无虫迹；经敲打震动后，是否有蛀粉及虫粪落下，同时应注意包装容器本身是否干燥。然后取样检验药材的内外部是否生虫。具体检验时，可根据药材的不同情况，采取剖开、折断、打碎、摇晃等方法来进行。尤其对容易生虫的部位更要仔细检查。如发现有生虫时，应立即与未生虫的隔离堆放，并及时采取相应的杀虫措施，避免交叉感染，扩大危害。如包装不适合的，应即改换包装或者将其整理好后再入库。

（三）中药在库检查

有些易生虫中药，在入库验收时虽没有发现害虫，但在贮存过程中如不加注意，仍有可能会生虫，因此必须做好经常性的在库检查工作。检查要依次逐包逐件、逐堆逐垛进行。根据鳞翅目蛾类害虫喜在药堆包件上层或外表活动的习性特点，首先要注意观察药垛表面有无虫的丝茧、幼虫及飞蛾。当然，对包件内也须抽样查看，因有些害虫，如鞘翅目类，通常喜居黑暗处，常在药的堆垛之下或深处藏匿危害，并自下层而逐渐到达上层蛀蚀，故对包箱内的观察也很重要。

（四）易蛀中药的分类检查

1. 根及根茎类中药的检查　根及根茎类中药统称根类中药。根类最易生虫的有独活、白芷、防风、川芎、藁本、泽泻、藕节、川乌、草乌、前胡、南沙参、莪术、山药、黄芪、当归、党参、板蓝根、苎麻根、珠儿参、竹七、白附子、贝母（包括川贝、炉贝、生贝、平贝、浙贝）、天南星、半夏、郁金、甘草、桔梗、天花粉、防己、明党参、姜（包括生姜、干姜）、仙茅、北沙参、狼毒、白蔹等。此外，还有大部分属于一般易生虫的中药，如甘遂、金果榄、巴戟天、北柴胡、山豆根、光慈菇、何首乌、地榆、红芽大戟、乌药、节菖蒲、射干、三棱、升麻、乌药、葛根、太子参、紫草（紫草根）、赤芍、银柴胡、天葵子、延胡索、香附、续断、苦参、千年健、胡黄连、大黄、白芍、黄药子、两头尖、天麻等。

上述各类药材的生虫程度，由于质量和各地气候关系，有些也不是绝对的。如同样是防风，关防风（东防风）条粗肉厚，最易生虫；西防风（西口风）条细肉薄，生虫就较少。又如草乌、黄芪等，在南方地区最易生虫，而在东北地区其生虫程度则较轻。

根及根茎类中药生虫的部位也多种多样，有的先蛀蚀主根的头部，然后逐渐蔓延到支根或全体。如党参、桔梗、南沙参、当归、独活。有的先在表面伤痕、裂隙处蛀蚀，最后进入内部危害，严重时蛀成许多孔道，只剩下药的皮层，如藕节、前胡、泽泻等。

由于害虫蛀蚀的方式和部位不同，有的需纵向割开观察，有的需折断观察，有些根条长或块根较大、质地坚硬的药材，如大黄、防己等，可用力敲打视其有无蛀粉或虫体出现。故对各种根类药材，应采用不同的方法进行检验。如检验甘草、黄芪是否生虫，可用手握住一端，往地上敲打，凡被虫蛀的一般较容易折断。如果发现甘草两端有粉状白点，则是内部已经生虫的现象。检验白芷、天花粉时，可采用互相撞击的办法，如有粉屑漏出，说明已受虫蛀。检验南沙参、白芍、紫草等，则可用手折断后观看内心，至于体粗质硬的一些根类药材，可用刀切断或切成片，从断面上进行观察。对于检验颗粒状的莪术、珠儿参、白附子、贝母、天南星、半夏、光慈姑、两头尖、天葵子、延胡索、香附等，可将样品铺开使其滚动，然后仔细进行观察，才容易发现有无蛀口及蛀粉。对大个的泽泻、天麻等，应敲开检验其内部质量。延胡索如敲开后有粉质状白心的，说明未经煮透，而未煮透的一般就容易从白心开始生虫。

2. 藤木皮类中药的检查 较易生虫的藤木皮类中药有鸡血藤、海风藤、青风藤、桑白皮等。一般易生虫的有黄柏、椿白皮、寄生（北寄生、柳寄生、桑寄生）、桂枝等。这类中药害虫危害的形式与根及根茎类药不同，如鸡血藤、木通、寄生等害虫在内部危害；黄柏在皮内层或断裂处发生，并蛀成条条弯曲的隧沟；厚的桑皮易蛀，薄的则不易生虫；松节、桑枝常被害于皮木之间。因此，只有折断或敲击才能发现虫迹。

检验这些药材时，要根据它们的不同情况采取不同的方法。例如，鸡血藤的体质坚硬，不易折断，敲击震动后，生虫的就有蛀粉或活虫落下；海风藤、青风藤、桂枝等，从外表上或折断后从断面上就能看出是否生虫；黄柏被虫蛀后往往出现一条条蛀痕，也较容易发现；其他品种一般也都可以从外表看出。

3. 花类中药的检查 较易生虫的花类药材有款冬花、菊花（包括白、黄菊花）、金银花、凌霄花、闹羊花、芫花、木槿花、芙蓉花、蒲黄等。花类中药虫蛀部位一般多在花冠或花蕊处，如凌霄花、闹洋花、芫花、玫瑰花、月季花等。

由于这些花类药材的产地、品种和加工方法以及贮存时间等的不同，它们的易生虫程度也不完全相同。如蒸制过的菊花就不大容易生虫，而烘干和晾干的则比较容易生虫；蒲黄新货不易生虫，陈货则易生虫。这些花类药材生虫后即易发霉变色。菊花、芙蓉花等受潮后还会散瓣。

花类药材生虫时有不同的现象，如款冬花生虫往往粘连一起，在鳞状苞片缝隙处出现棉絮状的细丝，苞片也多碎落；而菊花生虫，则多在花头的中间部分；凌霄花、闹洋花干后皱缩卷曲，多在花冠内生虫；木槿花、芙蓉花多在花瓣和花蕊处生虫；芫花朵小，一般易在花内生虫，使花朵零乱；蒲黄生虫后易连结成串状，尤其在靠近包装物处更易生虫。检验时要根据具体品种的特点进行。如检验芫花、菊花、款冬花时，可将样品放在平铺的纸上，用手抓起抖动，看其是否有害虫及虫粪落下，结块的都应掰开检验。而检验凌霄花、木槿花、芙蓉花、闹洋花时，可把卷缩的花瓣展开，看花冠内接近花萼部位是否有虫，检验时对它们的色泽也应注意。如花色鲜艳、花朵完整、干燥、散瓣碎屑少的，则很少生虫。如发现花朵变软、颜色黯淡、散瓣碎屑多的则必须细致检验。

花类药材的生虫和水分大小有密切关系，故在检验有无害虫的同时还应注意检验其水分情况。凡是干燥的，放在手上紧握时有弹性感觉，放手后花朵立即散开；不干的握紧时有潮湿和凉手感觉，放手后不易散开。菊花的中间部分往往不易干透，也较容易散瓣、发霉、变色和生虫。因此，在检查时，应着重检查这一部分的干燥情况。

4. 果实及种子类中药的检查　由于果实及种子类中药富含糖质、淀粉和脂肪油等成分，且这些成分是害虫最喜食的物质，也是害虫生长发育不可少的养料，所以这类中药极易被蛀。

易生虫的果实及种子类中药有枸杞子、川楝子、瓜蒌、猪牙皂、金樱子、芡实、薏苡仁、莲子、莲子心、佛手、香橼、槐角、橘红、陈皮、山楂、锦灯笼、无花果、麦芽、谷芽、枳实、枳壳、浮小麦、槟榔、荔枝核、娑罗子、酸枣仁、皂角子、皂荚、荜茇、碧桃干、柿蒂、山茱萸、胖大海、红豆蔻、木瓜、刀豆、肥皂子、淡豆豉、冬瓜子、枳椇子、赤小豆、白扁豆、黑大豆、肉豆蔻等。

果实类药材生虫，往往先从内部开始，如金樱子、川楝子、无花果、猪牙皂、红豆蔻、酸浆、预知子、麦芽、谷芽、浮小麦、胖大海等被虫蛀蚀以后，外表蛀迹虽不很明显，但内部往往已被蛀蚀得很厉害。橘红、陈皮等生虫，一般都在果皮的里层部分，害虫的排泄物往往结丝成串。胖大海只要外皮不破碎，内部即不易生虫。木瓜、枳实、枳壳等则往往从中心开始生虫。柿蒂通常易在果实脱落的地方生虫，而果柄部分则不易生。碧桃干往往在外部生虫。这类药材可采取不同的方法进行检验，如猪牙皂、荜茇等，只要用手折断就可看出是否生虫；川楝子、金樱子、预知子、无花果等，用锤将外壳锤破，才能看出是否生虫；佛手、香橼、橘红、陈皮等，应从折叠部分或卷合部分仔细检验才能确定其是否生虫或发霉；而对酸浆（带果实的），则应将宿萼揭开，然后观看浆果是否生虫。箱装的枸杞子，易在箱子四角和边缘处生虫，而中间却不易生虫。开箱检验时应选择晴天进行，以防潮气侵入，发生软化；同时，翻动的次数也不宜过多，以免皮破粒碎，影响质量。

种子类药材生虫的现象比较复杂，一般圆粒状的荔枝核、莲子、刀豆、赤小豆、白扁豆、肉豆蔻等都能从外部看出细圆的蛀口。芡实米的品种不同，生虫的情况也不同，一般是白皮的比红皮的容易生虫，碎粒的比整粒的容易生虫，而未经除去外壳的则可久藏不坏。槟榔的中心部位最易生虫，往往中间被蛀成深深的小洞，但个槟榔多数中间有洞，但并不都是蛀口，所以应敲开观察内部。薏苡仁生虫后往往蛀蚀其凹沟里的糙皮。莲子心、红曲每多被虫丝包住结成串状。娑罗子生虫后多从内部蛀出，在破裂处易见到虫粪，可剥开其外壳检验，特别对外壳有裂痕的更应注意。完整的酸枣仁不易生虫，破皮或碎粒的则易生虫。冬瓜子生虫后，也容易结串，并从内部蛀出，而外表不易发现。皂荚的壳最易生虫，只要敲动或把荚壳剥开，生虫的就有蛀粉和虫粪漏出。对这类药材的检验，可用容器盛出样品，并将样品摊开，然后翻动观察是否有蛀口和蛀粉及虫粪等。

在检验这些药材是否生虫的同时，也要检验水分是否正常。如槟榔、荔枝核、莲子、娑罗子、肉豆蔻等，干燥时都应结实坚硬，如果经敲击后其碎块软韧，说明有潮。其他圆小的粒子可用手抓一把握紧，以衡量粒子的结实程度，或者用牙咬试，从其软硬程度来判断水分的大小。另对川楝子、金樱子、山楂、麦芽、谷芽、浮小麦、胡椒、胖大海等果实，要知道是否干透，也可用牙咬试，如不易咬碎或咬时发声较响说明水分小，反之，水分就较大。胖大海的外表容易干，但有时外面虽干，而内部却潮湿发软，在这种情况下也易发霉。对香橼、佛手、无花果、预知子等，可将其切开观察。橘红、陈皮、佛手片、香橼片等，除了看它们的软硬度以外，还可用手抓一把，握紧后再放松，从其伸张程度上来判断水分的大小。

5. 动物类中药的检查 易生虫的动物类中药有蛤蚧、蕲蛇、白花蛇、水獭肝、刺猬皮、哈士蟆、蜈蚣、虻虫、乌梢蛇、鹿胎、土鳖虫、紫河车、狗肾、红娘子、青娘子、斑蝥、蜘蛛、豹骨、猴骨、龟板、鳖甲、九香虫、壁虎、地龙、蝼蛄、螳螂虫、鼠妇虫、桑螵蛸、穿山甲、干蟾皮、水蛭、鹿筋、象皮、僵蚕、蜂房、鸡内金、蛇蜕、海龙、海马等。其中蛴螬、蜈蚣、螳螂、九香虫、桑螵蛸，以及蛇类是极易被蛀蚀的品种。

各种动物类药材生虫的部位一般都不同。如蛤蚧和壁虎的尾巴最易被虫蛀蚀，有时内部也易被虫蛀空，只留一层薄皮。蕲蛇、白花蛇、乌梢蛇等全体都易受虫蛀，严重时甚至将蛇肉全部蛀尽，仅留头骨部分。狗肾、鹿筋、紫河车等，又往往易在缝隙深处隐藏着虫害。虻虫、土鳖虫、蝼蛄、螳螂等昆虫类药材，一般都在腹部被蛀蚀，从外表上则不易看出。而哈士蟆、干蟾皮、地龙、象皮、蛇蜕等生虫后，从外表上就易被发现。整张的穿山甲皮生虫后，往往带脂肪的皮层被蛀蚀，但不损硬甲，其甲片则一般不生虫。豹骨、猴骨、龟板、鳖甲等，其害虫多只蛀蚀骨外残留的筋肉。鸡内金生虫时，也只蛀蚀其表面残留的糠屑。桑螵蛸和蜂房生虫后，一般都蛀蚀窝内已死的螳螂卵或蜂蛹。

从上可知，动物类中药被害虫危害的形式很多，有隐蔽在昆虫体内蛀蚀并在其中发育繁殖的，如土鳖虫、螳螂和九香虫；有裸露在动物皮毛或骨骼的筋膜上蛀蚀的，如穿山甲、刺猬皮和猴骨；也有利用药材本身形状的特点作掩体，潜伏其中危害的。因此，检查动物类药的害虫，除认真观察筋膜肌肉、关节、内外表皮外，对甲壳类昆虫药，还需剖开胸腹检查。特别在检验蛤蚧、壁虎时，除了从表面观察以外，应用手捏一下尾部，看其是否坚实，如感到空虚时，则应注意检查。因为蛤蚧、壁虎的尾部完整与否，与疗效有很大关系。在一般情况下，昆虫类药材生虫时，都有外表不整洁、带有虫粪、翅足残损脱落、虫体空虚等现象，在检验时可加注意。

6. 藻菌类中药的检查 较易被虫害的藻菌中药有冬虫夏草、茯苓、灵芝、银耳等。

易生虫藻菌类中药如冬虫夏草等的害虫，一般都是先从内部蛀起，而且仅有细小的蛀口，从外表上不易看出。茯苓的规格多、形状不一，生虫的情况也都不同。如茯苓的皮层不破，不易生虫；但碎裂破皮或有疏松的部位，则最易生虫。而茯苓皮生虫多在皮层内部质松的地方。块状和片状的赤白苓、茯神等则很少生虫。原包装的在容器边缘地方较易受潮而生虫。

检查这些药材时，也要根据它们不同的特点来进行。如冬虫夏草有扎成把的和散装的两种，对扎成把的就应打开进行检验。检验时可用手指捏一下，如腹部空而不实的，应注意是否有生虫现象（药材正常的断面是黄白色带粉性）。检验茯苓时，应根据其不同的形状观察其容易生虫的部位。对箱（桶）装的片苓应将原箱（桶）打开后层层检验，且检验时必须在包装四周和底面层取样。

7. 中药炮制品类的检查　中药炮制品种较多，方法各异。由于各药的性质和炮制加用辅料等的原因，常常易霉、易蛀。如盐炙的泽泻、荔枝核、橘核；蜜炙的甘草、百部、黄芪、桑皮、百合，不仅易吸潮、稀化，使其含水量增加，同时也易被虫害。有些发酵、发芽及复制品，如建神曲、半夏曲、六曲、胆南星、淡豆豉及谷芽、麦芽，也是被蛀的对象。检查时应对这类炮制品的装箱进行开箱检查，并应注意底层和四周的检查，因为这些部位极易吸潮而生虫，要及时发现，防治虫患。

8. 中药成药类的检查　中药成药有散、丸、丹、膏、露、酒、锭、胶囊、曲、糊、液、油、片等多种剂型，在这些剂型中，尤易虫蛀的是丸剂，如三肾丸、二陈丸、二至丸、八珍丸、六味地黄丸、半贝丸、四君子丸等。害虫对丸剂的危害方式：先在表面蛀孔，后逐渐深入其中，寄居于内，在其中取食、发育繁殖后代。害虫对散剂药的危害方式：先吐丝粘连粉末，营造一中空且呈连珠状的茧，然后居匿在内取粉蛀蚀，从表面观较难发现其迹。所以，发现丸粒有蛀孔，粉末有粘连时，要剖开检查。

三、中药害虫的防治方法

各种害虫都喜欢温暖、潮润，而怕热、怕冷、怕干燥。当温度在16℃～36℃，空气相对湿度在70%以上，药材本身含水量在10%以上时，上述大多数害虫均能生活繁殖，如果药材的含水量增高到14%以上，害虫的发育增快，活动加强；当气温升高到40℃以上或降低到15℃以下时，则上述害虫的发育又会延缓或停止，如果气温再升高或降低，就会引起其死亡。因此根据害虫的这些生活习性，就可以从温度、湿度等方面来加以控制，使其失去生存的条件，以防止其对药材的危害。

（一）清洁卫生防治

清洁卫生防治的范围十分广泛，包括对仓库周围环境经常性清扫、铲除杂草与垃圾、疏通沟道及排除污水；对仓库、货场及盛装包箱，利用中药腾空的机会，进行清扫消毒和去污工作；对加工场所、运输工具等的清扫；对库内库外的洞孔、缝隙进行嵌刻填平，以及墙壁粉刷、房顶补漏等，使害虫无繁殖藏身之处。

（二）密封防治

采用密封或密闭贮存，使中药及其炮制品与外界空气、温度、湿度、光线、细菌、害虫等隔离，尽量减少这些因素对药物的影响，以防虫蛀霉变，保持中药及炮制品原有质量。密封时，必须在气温较低、相对湿度不大时进行，一般以梅雨季前为宜。密封的中药必须含水量正常，且无虫、无霉，否则在密封中容易发热或发霉变质，达不到应有的目的。

密封的容器和形式很多，传统采用缸、坛、罐、瓶、箱、柜、铁桶等容器。现代采用密闭、密封贮存，或密封、密闭与吸湿剂木炭、生石灰等相结合的方法，后种方法贮存效果更好。利用塑料薄膜帐、袋，以及密封库、密封小室等密封贮存，更能增强干燥防霉、防虫的效果。对于细料、贵重中药或饮片，如人参、鹿茸、冰片、猴枣、熊胆、牛黄等，除可用容器密封贮存外，还可采用复合薄膜材料包装袋真空密封贮存。对含糖量较多的当归、熟地黄、龙眼肉、党参，以及蜜炙品之类，均可采用薄膜材料密封贮存，也可置干燥洁净容器内密闭贮存。

（三）高温防治

中药害虫对高温抵抗能力较差，一般害虫在温度36℃～46℃时，是生命活动的最高温界限，在这个温度范围内，害虫基本停止发育繁殖，生理机能代谢活动失常。如环境温度继续升高到46℃～48℃时，绝大部分害虫处于热昏迷状态，但在一定时间内，如环境温度降低或恢复正常时，还能继续进行正常的生命活动。如果46℃～48℃的温度持续时间较长，就能使害虫致死。如环境温度在48℃～52℃以上时，害虫在短时间内也能死亡，如表4-5。

表4-5　　　　　　　　　　　害虫致死温度与时间的关系

害虫种类	温度（℃）	致死时间（分）
谷盗成虫	47.8～48.9	60
米象成虫	47.8～48.9	60
谷蠹成虫	62.8	5
豆象卵	52	40
豆象幼虫	55	20
豆象蛹	55	25

由表可见，温度高，致死时间短，温度较低，致死时间稍长；同时还可以看出，不同虫期、不同温度其致死时间也有明显差异。实行高温防治害虫通常有曝晒、烘烤和热蒸几种方法。

1. 曝晒　即日光曝晒，是防治中药害虫的有效方法，它是利用太阳热能和紫外线杀灭害虫，在生产实践中应用很广。

日光曝晒适用于不怕变色、不易融化碎裂挥发的药材。方法是选晴朗天气和干燥晒场，将药材倒出，摊在烈日下曝晒。细小的药材连续晒5～7小时，当热度达到45℃～50℃时，即能将害虫及虫卵晒死。晒时要勤加翻动，使受热均匀。晒后应将虫尸及杂质筛除，待余热散尽后包装。含糖质多的天冬、枸杞子等，因容易重新吸潮，晒后不用摊晾，应趁热装箱或装包，但要压实。

2. 烘烤　烘烤适用于体积不大或不易晒透的药材。方法是将药材摊放在干燥室内或火炕上加火进行烘烤，使温度保持在50℃～55℃约5～6小时，即可将害虫杀死。如用明火

（直接的）烘烤时，一般以选用无黑烟、无树脂气味的木炭为宜，以免影响药材的色泽和气味。特别对浅色和有特殊气味的药材更应注意。在烘烤过程中还要根据药材的情况适时翻动，使其受热均匀。为了达到杀虫目的，烘烤时要用麻袋将药材盖严，这样既能保温，又能防止害虫逃逸。烘烤药材的温度不宜超过 60℃；含芳香挥发油的药材，则不宜超过 50℃，以免影响其质量。烘烤温度稍低的，可以适当延长其烘烤时间，以便将害虫杀死。有些数量较少的药材，可采用烘干机或烘箱烘烤杀虫。

3. 热蒸 热蒸法是将已蛀中药放入蒸锅内或蒸器内，利用水蒸气热蒸，以杀灭害虫。此法是一种高效彻底的杀虫方法，适宜于某些应该蒸煮加工炮制的药材，如桑螵蛸、何首乌、地黄、川乌、黄精、白附子等，蒸时应掌握好"火候"（温度）和时间。在热蒸气大量从瓶或蒸锅顶端溢出时，仍需恒定 30 分钟左右，使药材蒸透于心，这样，才能彻底杀灭害虫。如蒸的时间过短，杀不死害虫；蒸得过久，又会使药材伤水或使气味散失并产生变色现象。蒸后应及时晾晒干燥、包装。

（四）低温冷藏防治

低温冷藏是防治害虫的一种理想方法，易生虫中药一般都适合于冷藏库或冰箱冷藏。它不仅能防蛀、防霉，同时又不影响药的质量，适宜于细贵和性质脆弱的中药。其优点是不变色、不走油、不走味、不干燥、不干裂等。

中药贮存于冷库或冰箱（量少时）中，一般只能抑制害虫的发育繁殖，而不能完全致死害虫。6℃ ～15℃是中药害虫生命活动的最低界限。6℃ ～ -4℃时害虫的生理代谢极其缓慢，处于蛰伏休眠的冷麻痹状态，但仍保持生命力，在一定时期内，如环境温度回升，害虫即能复苏恢复活动，如上述温度再降低，或延续时间长，即能致死害虫。总之温度越低，害虫死亡越快。蛀蚀中药害虫耐受低温时间较长，如谷蠹在 0℃时经 16 ～17 天死亡；麦蛾的成熟幼虫在 -5℃时 29 ～30 天死亡；锯谷盗成虫在 -1℃ ～ -4℃时经 22 天死亡。同一种害虫的不同虫期对低温的耐受时间不一样，如温度在 0℃时，米象成虫 6 ～8 天死亡，蛹17 ～18天死亡，幼虫16 ～17 天死亡，卵 7 天死亡。可见低温冷藏应保持一定的温度和时间，才能获得良好杀虫效果。

易生虫药材在无冷库设备条件下，也可在温度较低、湿度不大的地窖内贮存。若地窖内的湿度较大可采用生石灰吸潮，但要经常检验，如生石灰失去吸潮作用应立即更换新的。此外，在一般库房内，如能经常保持温度在 15℃ 以下，相对湿度不超过 70%，药材亦不易生虫。

（五）异性对抗同贮防治

异性对抗同贮防治虫害是中药传统贮存养护法之一，它简便易行，且无毒、无污染，对中药及人、畜安全无公害，可就地取材。以中药治中药的虫害，驱虫效果好，适用于许多易虫害中药与数量不多的药材养护。异性对抗同贮防治虫害是利用一些有特殊气味、具有驱虫作用的中药（或物品）与易生虫中药共存，以达到防止害虫发生的目的。常用方法有：

1. 山苍子防虫 山苍子为樟科植物山鸡椒 *Litsea cubeba*（Lour）Pers 的果实，即中药材毕澄茄，其所含的芳香油（即山苍子芳香油）杀虫效果很好，可将山苍油与易生虫的中药（蛇、虫等动物类）共贮。若无山苍油可直接用山苍子，将药材顺序放入木箱和铁桶中，同时在四角和上下放适量的山苍子（捣破用纸包好），然后将容器四周缝隙用蜡封严存放于阴凉干燥处。在动物类药材中，除龟板、鹿筋、鳖甲、象皮外，其他易生虫的各种蛇类药材如乌梢蛇、蕲蛇、金钱蛇以及各种虫类药材均可用此法防虫。

2. 花椒防虫　利用花椒辛辣气味防止害虫，方法同山苍子防虫，也可将花椒直接撒在药材上。有腥味的蛤蚧、蛇类药材适用此法。若花椒混合生石灰效果更佳，具体方法是将蛤蚧去竹片，每对包一包，白花蛇每0.5kg包成包，将生石灰粉与花椒按2∶1的比例混合均匀，选择有盖的搪瓷缸或瓦罐，先在底下放一层约3cm厚的石灰花椒，用草纸盖上，再放一层蛤蚧或白花蛇，这样一层生石灰花椒，一层蛤蚧、白花蛇，交叉存放，最后上面放一层厚5cm的石灰花椒，用盖密封。使用时，先去掉石灰花椒，再取蛤蚧、白花蛇，一层一层取，并且用后及时密封。用此法保管蛤蚧、白花蛇，不仅不易吸潮而且石灰花椒具有杀虫作用，故不易生虫，保证质量。此法也适用于药房。

3. 樟脑防虫　将樟脑用纸包成小包，每包10~15g，均匀放在箱内药材中，然后密封。如鹿茸、蕲蛇、蜈蚣等可用此法防虫。另将蛤蚧与樟脑同贮于密封容器中或将蛤蚧与肉桂对抗同贮存于密闭容器中也能防蛀。

4. 大蒜防虫　土鳖虫、斑蝥、全蝎、红娘子等虫类药材内可放大蒜防虫。另外，大蒜还可用于党参、酸枣仁、白芷、山药、大黄、芡实和薏苡仁等药物的防虫防霉。每千克药加入10瓣大蒜拌匀，放入铁桶等容器内，封严贮放。

5. 牡丹皮防虫　牡丹皮与泽泻采取"对抗"贮存方法，防虫效果较好。具体做法是在梅雨季之前，将干燥的泽泻和牡丹皮一层压一层地装在木箱或缸内，然后盖严密封放在干燥阴凉处，这样既可使泽泻不生虫，也能使牡丹皮不变色。冬虫夏草用透明玻璃瓶封固，或置于盒中，周围放几块木炭和少许牡丹皮也可防虫。牡丹皮与山药同贮也能防虫。

6. 伤湿止痛膏防虫　蜈蚣含大量的蛋白质和脂肪等营养物质，保管比较困难，稍不小心就会被虫吃得精光。特别是药房随时要配方，又不好用其他化学药物灭虫封藏，故比较难以保管。若在贮存蜈蚣的罐内放入适量去除外包装的伤湿止痛膏（消炎镇痛膏也可），即可达到防虫驱虫的目的，但注意每天用后要随时盖好，以防止药膏气味走失。此法也可用于乌梢蛇、蕲蛇、蛤蚧等动物药材的保管。

7. 白酒或乙醇防虫　如对动物、昆虫类药（白花蛇、乌梢蛇、地龙、蛤蚧、土鳖虫、九香虫等），含油脂类中药（柏子仁、郁李仁、杏仁、桃仁、核桃仁、酸枣仁等），含糖类中药（党参、熟地黄、枸杞子、龙眼肉、黄精、黄芪、大枣等），贵重中药（人参、田七、冬虫夏草、鹿茸等），含挥发油类中药（当归、川芎等），喷洒少量95%乙醇或50°左右的白酒密封贮存，均可达到防蛀、防霉的目的。

另外还可用酒精诱杀谷象。谷象是蛀食中药材的一种常见害虫，特别是土鳖虫、大黄、白芷、山药等药材极易遭受谷象的危害。方法是在盛有药物的容器中放小半碗95%的酒精，碗周围用药材塞平，然后将容器加盖密封。24小时后谷象成虫就会闻气而来，落入酒精中而被杀死。此法效果显著，以每年夏末秋初开始应用最为理想。此外，酒精与枸杞子、大枣同贮也有较好的防虫效果。具体操作方法是取一大小适宜的有盖且能密封的洁净铁皮桶（方、圆形均可），装入 2/3 的干燥无虫霉的枸杞子、大枣。另取一大罐头瓶洗净，装入 2/3 的 95% 酒精，瓶口敞开，覆盖纱布，埋入枸杞子、大枣的下半部，盖上桶盖密封即可。用此法贮存的枸杞子、大枣，较长时间内不会受潮、生虫、发霉，而且干燥，可保持原有的药物色泽，不影响药物治疗效果。

也可用白酒来防虫。此法对含糖质多、极易被蛀的中药较适宜，如龙眼肉、枸杞子、当归、冬虫夏草、灵芝等。方法是在瓦缸或瓦坛的底部，放适量白酒（50°），上覆一有多数小孔的木板，然后将已干燥的中药铺放于木板上，再密盖贮存亦能达到防治害虫的目的。

8. 其他对抗同贮防治法　除上述常用对抗驱虫方法外，还有全蝎、海马与花椒或细辛同贮；人参与细辛同贮；冰片与灯心草同贮；硼砂与绿豆同贮；斑蝥与大蒜同贮等。

（六）气调养护新技术防治

气调养护就是采用降氧气（O_2）充氮气（N_2），或降氧气充二氧化碳（CO_2）的方法，人为地造成低氧或高浓度二氧化碳状态，以达到杀虫、防虫、防霉的目的。其特点是：节约劳动力，减轻劳动强度，不污染环境，保存质量好，容易管理，费用低。研究表明，气调贮存中药材，不仅能有效地杀灭药材害虫，还能防止害虫及霉菌的生长，具有保持药材色泽、皮色、品质等作用，是一种较理想的养护方法，尤其在贮存极易受虫害的中药及贵重、稀有药材方面，更具有实际应用价值和较大的经济意义。气调养护的具体方法有充氮降氧防治法、充二氧化碳降氧防治法和自然降氧防治法三种。

1. 充氮降氧防治　一般氧浓度降至 8% 以下即能防虫；降至 2% 以下能使害虫缺氧窒息死亡；降至 1% 以下能加快害虫死亡速度；降至 0.5% 以下可以杀螨和抑菌。据统计，库内氧的浓度下降至 1% 时，其内氮的含量即显著增加约 85%，比正常空气增加 70%，二氧化碳增加约 14%～15%，比正常空气增加约 40 余倍。

2. 充二氧化碳降氧防治　二氧化碳为无色、无臭气体，比空气重，性质活泼，渗透力强，是防治害虫的一种优良天然气体。充二氧化碳降氧防虫的有效气体指标一般为：密封体积，温度 28℃～25℃，相对湿度 75%～80%，二氧化碳含量不低于 20%，能有效地防虫。杀虫的有效气体指标为：二氧化碳含量在 35% 以上，密闭 15～25 天，可杀死常见的主要仓虫。若温度在 25℃ 以下或相对湿度大于 80% 以上，则需适当增加二氧化碳含量或延长密闭时间。

3. 自然降氧防治　自然降氧是在密封的条件下，利用中药本身、害虫、微生物等呼吸作用，使密封库内氧逐渐消耗，二氧化碳浓度相应升高，使害虫、霉菌在低氧的环境条件下无法生存窒息而死。自然降氧适合水分低无虫霉的中药商品的早期预防性处理，能起到防虫霉浸染、阻隔外部温湿度及日光影响的作用。

（七）化学药剂防治

用于防治中药害虫的化学药剂一般分为熏蒸剂、触杀剂和驱避剂。使用熏蒸剂，要求施药环境保持密封状态。所用化学药剂应采用无毒和低毒药剂，以防止中药的再污染。

（八）生物农药防治

由于化学药剂在防治中药害虫时所产生的毒副作用及严重公害问题，为了解决化学农药对环境和仓储中药的污染，克服其对人、畜安全的威胁，人类经不断探索，终于发明了无毒（或极低毒）、无污染的生物（植物）农药——"绿色杀虫剂"，它将成为 21 世纪最受欢迎而被广泛普及推广应用的无公害新型杀虫农药。

1. 绿色杀虫剂　对中药及人畜无毒害、无污染，而又能防治中药虫霉的植物有除虫菊、天名精、灵香草、闹羊花、吴茱萸、花椒（叶和果）、柑橘（皮与核）、辣蓼、大蒜、黑胡椒、柚皮、野蒿、芸香等；其次是山苍子（油）、苦楝、臭椿、千里光、算盘子、姜粉、干辣椒、黄豆粉、茶油、油茶麸等。其中，除虫菊的主要杀虫成分除虫菊脂，是目前国际公认的高效、无毒的广谱杀虫剂。运用现代制药工艺技术，已将各种有效杀虫植物科学地提炼精制成各种便于防治杀灭各种中药害虫的新型生物农药。已面世的绿色杀虫剂有"除虫菊脂"、"灵香草虫液"等，已普遍用于杀灭药材、农作物害虫，粮、药仓储害虫及苍蝇、蚊子，是当前防治害虫最理想的一种植物农药。

2. 绿色杀虫剂的使用方法

（1）混入法　将除虫菊、灵香草、芸香、花椒、天名精、柑橘皮、黑胡椒、辣蓼、野艾蒿、干姜等晒干后，任选 1~2 种，切碎碾粉（碾细至最好通过 200 目筛或普通铜丝筛箩）混拌于易虫害中药中，混量掌握在每 1000kg 药材拌入 6~18kg 的干粉，拌匀密闭共贮，贮存 1 年内不会生虫。茶油、菜子油、花生油对防治种子类中药很有效，1kg 油拌入种子类药材 100kg 左右密闭贮存即可起到防虫作用。

（2）喷雾法　把天名精、花椒、大蒜、橘皮等的干品以及干姜、干辣椒打成粉末，每公斤干粉加入 4~7kg 清水浸泡 2 天，然后去渣过滤出药液，用喷雾器喷洒贮药装具、用具和空仓进行消毒杀虫，每平方米喷药 15~20g，施药时避免药液直接喷洒在药材上。

第三节　鼠害与养护

我国是一个鼠害十分严重的发展中国家。据有关部门近几年估计，全国每年因鼠害造成的药材经济损失达数十亿元；鼠害造成的农田受害面积约 2667 万公顷；粮食损失 1500 万吨；因鼠害污染传播与感染造成流行性出血热病的病人达 70 多万人，约占全国总人口的万分之六。因此，防治鼠害已成为中药养护工作的一项重要任务。

一、常见的鼠与特征

老鼠是哺乳类小型啮齿兽，种类很多，特征各异。我国发现的家鼠和野鼠约 80 种，中药仓鼠常见的有褐家鼠、小家鼠和黑鼠。

（一）褐家鼠

褐家鼠 *Rattus norvegicus* Berkohout，亦叫坑渠老鼠、白尾吊、沟鼠、挪威鼠、大家鼠、水老鼠、谷仓鼠。一般隐藏在居民住宅区内的沟渠、下水道、厕所、仓库、杂物库房、垃圾堆等潮湿、阴暗场所。成年褐家鼠体长一般约 120～220mm，体重约 60～350g，体型粗大；全身除腹部外为褐色或深褐色，背部颜色更深，腹部浅灰白色，与体侧毛色有明显分界；上门齿无缺刻；口鼻圆钝，耳短圆厚不透明，向前折不及眼；尾长显著短于体长，尾呈二色，上黑褐下灰白，尾毛稀少，表面鳞片明显，尾环显著；雌体有乳头 6 对，胸部 2 对，腹部 1 对，鼠蹊部 3 对；前后足背白色，后足粗长，大于 33mm（图 4－21）。褐家鼠是我国分布最普遍的家鼠之一，繁殖能力强，雌鼠出生 3 个月性成熟，妊娠期21～22天，每窝平均 8～10 只仔鼠。褐家鼠平均寿命为 6～7 个月，很少超过 2 年。听觉、嗅觉和触觉很灵敏，善于打洞和游泳，不善攀登，喜栖息于温度稳定潮湿的地方，具有同类残杀性，主要在夜间活动，以黄昏和黎明活动最频。

（二）小家鼠

小家鼠 *Mus musculs* Linnaeus，别名小鼠、小老鼠、鼹鼠、小耗子，属于啮齿目，鼠科。主要隐藏在纸箱、杂物堆、地板缝隙等，以棉絮、纸屑等作铺垫物。成年小家鼠体长一般约 60～90mm，体重约 7～20g，体形瘦小；毛色变化较大，背毛灰褐或灰棕色，腹毛灰白或灰黄色，背腹毛间界限不明显；口鼻较大，耳大；尾尖细，尾长与体长相等或略短，尾二色不明显，尾背部毛色几乎与背部同色，尾腹部毛色稍浅，呈沙黄；雌体乳头 5 对；上颌门齿有缺刻（图 4－22）。小家鼠繁殖能力很强，在生活条件适宜的情况下，一年四季均可繁殖。怀孕期约 20 天，产后马上又能交配受孕。春、秋各有一次繁殖高峰，一般年产 6～8 胎，每胎产仔鼠 6～8 只，仔鼠 2～3 个月性成熟后即可繁殖。小家鼠一般寿命不到 1 年，平均寿命为 100 天。善攀登、跳跃，必要时也会下水游泳，常栖居室内不常被人挪动的物体内外或比较隐蔽、干燥和食源近的场所，洞口较多，常在墙基、仓库、货物堆和保温层内打洞筑巢。贪食，该鼠昼夜都活动，最活跃的时间是晚上，多在地面沿墙根和家具旁边行动。奔跑迅速，攀登能力强。在黄昏和黎明前有两个活动觅食高峰。

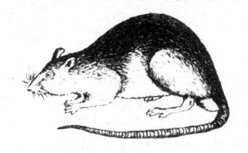

图 4－21 褐家鼠

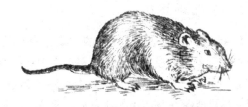

图 4－22 小家鼠

（三）黄胸鼠

黄胸鼠 *Rattus flavipectus* Milne－Edwards，别名长尾吊、黄腹鼠、屋顶鼠、黑家鼠、船鼠。主要隐藏在屋顶天花板、缝隙、杂物堆、垃圾堆、货场和下水道内。成年黄胸鼠体长一般约 140～180mm，体重约 60～180g，体形较褐家鼠纤细，嘴尖；背毛棕褐色，尖端黄褐，腹毛灰黄，胸部黄色更深，呈棕黄色；尾长大于头部与身体之和，尾毛黑色，背腹一色，有细毛和鳞片；耳大且薄，前折可遮住眼；前足背面中央毛色暗灰褐色，周围白色，后足背面白色；雌体乳头5对，胸部2对，鼠蹊部3对；上门齿无缺刻（图4-23）。黄胸鼠的繁殖力大致与褐家鼠相同，只是每窝的仔数较少，为4~10只，平均6只。善于攀爬与跳跃，鼠洞构造简单，食性复杂，具肉食性，昼夜均活动，但以夜间活动为

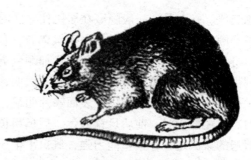

图4-23 黄胸鼠

主。在黄昏和黎明前有两个活动觅食高峰。黄胸鼠的平均寿命与褐家鼠相似。

二、鼠的发育规律与生活习性

（一）发育规律

老鼠一生分三个时期：①幼小时期：即生后2个月内，一般在巢内范围活动。但小家鼠2个月即可交配繁殖。②壮年时期：即3~9个月时，为一生中活动最活跃、最高涨的时期。③衰老时期：即10个月以上，其活动力即日渐衰退，嗅觉、行动也随着迟钝。

（二）繁殖力

鼠的生长发育很快，幼鼠出生的头2个月主要生活在窝巢内，随后即能跟随母鼠离巢活动。鼠的个体小，性成熟早，一般不到3个月，3~9月龄是家鼠类一生中最活跃时期，随后活动能力逐渐减弱，18月龄的个体即失去活动能力。怀孕期短，产仔数多。大多数鼠类每年产仔数次，每次可产仔4~8只。母鼠受孕不到3个月即可产仔，仔鼠2~3个月成熟即可繁殖后代。鼠的寿命一般为1年左右，由于较强的繁殖能力，通常灭鼠达标后半年内，又会恢复到达标前的鼠密度。

（三）活动规律

1. 行走 老鼠是昼伏夜出的动物，为避开人类的干扰，多在夜间活动，活动时靠墙根或固定物边行走，形成鼠路。褐家鼠多在100~150m范围内活动；小家鼠活动范围较小，多在栖息地30~50m内觅食、活动。鼠类都愿走熟路，特别喜沿着墙壁、货堆或其他有直立面的物体行走，尽可能藏在物体下面或背后。喜欢走狭隘的道路，不愿走两侧毫无凭借的地方。

2. 攀登和跳跃 三种家鼠均能攀登，其中黄胸鼠更善攀登；褐家鼠能垂直跳高60cm，小家鼠也能跳高30cm。

3. 游水 三种家鼠均能游水，褐家鼠水性最好，能在水面浮游60~72小时，潜水30秒钟。

4. 栖息 褐家鼠有趋湿性，主要栖息地下层，善打洞栖居；黄胸鼠和小家鼠喜干燥，黄胸鼠主栖高层，小家鼠多靠近食源处栖居，栖居条件简单，常在抽屉、报纸堆、旧鞋内絮

窝栖居。

5. 打洞 老鼠挖洞营巢做窝的能力很强,在松软的土壤可打洞长达 3m,深度可达 0.5m。老鼠做窝地点多在地板下、墙壁空洞、天花板、顶棚以及药材货堆中,甚至有时在中成药的纸箱或木箱中做窝生仔,危害商品。

6. 咬啮 家鼠有一对非常坚硬锐利的门牙,为保持其门齿的适当长度,每天必须有咬啮动作,凡有棱角的东西,如果其硬度低于鼠齿,都是老鼠喜欢咬啮的目标。因此,仓库门窗和药箱等处很小的洞隙,常被老鼠咬啮成大洞进内做窝或取食等。

7. 迁移 栖息场所是鼠类生存的基本条件,如原栖息地受到干扰破坏,或食源缺乏,鼠类发生疫病等,老鼠便会迁移。故灭鼠前不应改变鼠类栖息、活动环境,以免影响灭鼠效果。

8. 探索行为 老鼠的好奇心很重,经常不断探索周围环境的物体、食源、地形、躲藏场所,不断适应生存繁衍的环境。

9. 摄食行为 三种家鼠均为杂食动物,褐家鼠和黄胸鼠食性广,各种谷物、肉类、水果、垃圾、动物粪便都吃,小家鼠喜吃高蛋白和高糖类食物。褐家鼠和黄胸鼠对水的依赖性很大,尤其是褐家鼠,褐家鼠和黄胸鼠每日需饮水 15~30ml,二者可禁食 48 小时,但禁水只能耐受 24 小时,缺水不能生存。小家鼠对水及食物的需求量小,耐受性大。老鼠主要在夜间活动,黄昏和黎明前有两个活动觅食高峰。鼠类有强烈的探索行为,其在探索环境的同时,也尝试环境中的食物。开始时取食量很少,每次尝试时间的间隔较长。随取食量逐渐地增加,间隔时间也不断缩短。鼠类的这种摄食行为对毒饵灭鼠,特别是急性灭鼠剂的灭鼠造成很大的困难。鼠类摄食行为的另一种表现是搬拖食物,褐家鼠一天可搬拖数公斤食物隐藏在洞内或其他隐蔽场所,故灭鼠时最好用粉状或小颗粒的毒饵,以免被鼠类拖走。

10. 避物反应 鼠对不良经历的记忆可达数月之久,在这段时间内会回避引起这种经历的物体。鼠类常小心地避开异物甚至异常食物,开始先取食少量,随后逐渐增加,以提防因摄食不当引起中毒死亡。这种回避反应又称为新物反应。这种反应是鼠类被人们认为"狡猾"、"机警"的来由。而这种行为也是造成使用急性灭鼠毒饵后鼠拒食的原因。一些捕鼠器和新饵物首先是被当作一种新奇物件而回避,并非当作致死器械。鼠类可能多日回避一种新的食物,当它们开始取食一种新食物时,开始只取"标记性"的一点,如果这一点有低于致死剂量的毒药而使鼠生病,即会加强鼠的避食反应,所以我们在使用毒饵之前须先用无毒饵物,避免其产生避食反应。老鼠的记忆力比较强,对取食的途径环境、食物的存放位置记忆能力可达 1 周左右,我们可以根据老鼠的这一特点捕杀老鼠。

货栈和垃圾堆这种地方,"异物"和多种食物经常出现,在这里生活的鼠类很少或没有回避反应,可以接受任何食物。黄胸鼠和褐家鼠对新出现的物体有恐惧回避行为,小家鼠没有这种新物反应,喜欢接近新发现的目标。

(四) 感觉记忆力

老鼠的感觉器官发达,嗅觉、听觉、视觉和味觉都很灵敏,它可利用敏锐的嗅觉去寻食求偶,并进行个体间的联系。鼠类经常在活动的路线上留下尿和生殖分泌物,鼠类就沿着这些有特殊气味的路线活动。鼠能辨别气味，如捕鼠工具上沾有的人的手汗或鼠血气味等；能辨认一切物体大小，并能听到很轻的声音，能判断声音的来源。老鼠的触须是一种复杂的感觉器官，粗长刚硬，特别灵敏，时刻用以触探周围的物体，在黑暗复杂的环境中可利用毛、触须来判断方向。老鼠的眼睛能适应夜视，但视力很差，且为色盲。其味觉也很灵敏，故配制毒饵的物品必须新鲜干净，灭鼠剂含量要准确均匀，否则易引起拒食而达不到预期效果。

三、鼠的来源、传播及危害

（一）鼠的来源与传播

鼠主要是从库外进入，或随药材被带入库内，并在库内大量繁殖与传播。

（二）鼠类对中药贮存造成的危害

鼠害，历来就是中药贮存中的防治对象之一。鼠害究竟对中药的贮存会造成些什么样的危害呢？

1. 盗食药材　鼠类是啮齿动物，它的口器功能和消耗功能都非常强，而且还有善于"贮存"的习惯。它们吃掉大量的药材，不仅直接导致数量减少，而且严重破坏药材性状，影响药材品质。

2. 污染药材　鼠类喜食的药材，都是一些淀粉、蛋白质、脂肪、糖类等营养物质含量很高的品种，它们偷食后还会排泄粪便，致使被污染的药材不宜供人食用，或给人体健康带来危害。

3. 传播病原物　鼠类数量多，分布广，迁徙频繁，是很多疾病发生和流行的传播媒介，是多种疾病，如鼠疫、钩端螺旋体病的宿主动物，能传播鼠疫、流行性出血热、恙虫病和钩端螺旋体病等30多种疾病，同时还是仓库害虫（如螨类及虱）传播者。鼠疫是原发于鼠类并能引起人间流行的烈性传染病，传染性极强，近年来流行性出血热发病率有上升趋势，而人类流行性出血热是接触了带有汉坦病毒的鼠类及其排泄物、分泌物而感染的。钩端螺旋体病具有多宿主性，其中与鼠有关的占相当大的比例。2003年世界32个国家和地区发生流行了SARS，相关机构对其病源开展了广泛研究，有关专家认为SARS可能与老鼠有关。有一例疑似SARS病者在发病前10天曾用鼠夹捕捉老鼠，香港淘大花园SARS暴发流行可能与鼠类有关。寄生在鼠体内的蠕虫类寄生虫，如吸虫、绦虫、线虫可引发血吸虫病、绦虫病和线虫病等。另外老鼠尿液可传播细螺旋体病，这种疾病1985年在泰国被发现，除透过皮肤感染外，若吃过被老鼠尿污染的食物和水，也可以患病。

4. 破坏包装和建筑物　咬破包装袋，在仓墙上掘洞，破坏门窗，咬破气调密封塑料罩等，从而导致药材变质，故其危害不能轻视。

四、鼠害的预防措施

（一）保持库内外清洁卫生

要清除鼠类栖息场所，首先要搞好环境卫生，各种物品放置要有序，保持清洁，防止鼠类营巢。保持下水道通畅，清除杂草、垃圾，防止鼠类栖息。

（二）断绝鼠的食源

家鼠的生存有赖于食物、隐蔽场所和水源，没有这三个条件，家鼠就不能生存。断绝老鼠的食料与水的来源，就能有效地阻止褐家鼠和黄胸鼠的滋生。实践证明，井然有序的库房管理，不但有利于贮存工作，而且也有助于防治鼠害。

（三）防止鼠类入侵

应着重对仓门、仓墙和库区环境进行改进，阻断仓鼠进出仓库的通道。仓库的门框下缘应包钉 30cm 高的铁皮，库门及窗关闭后缝隙应小于 0.6cm，不能给老鼠留有进出仓库的空隙。白天开库房门时应加挡鼠板，或安装自动关闭的铁纱门，凡窗、气窗、通风孔等都必须装铁丝网。仓库破损的墙壁、鼠洞及各种管道和电缆周围的空隙应及时修补堵塞，使鼠不能钻进。在库外离地面高 60cm 处抹一平滑的防鼠带，各种管道上要加挡鼠板，以防止鼠类攀登入库（图 4-24，图 4-25）。

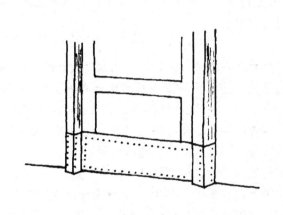

图 4-24　门框下缘钉 30cm 高的铁皮

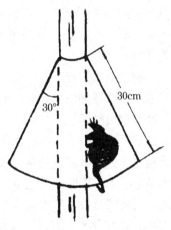

图 4-25　管道上的挡鼠板

（四）加强检查

加强入库商品的检查，以防老鼠随商品混入仓库，并且把仓库内水及老鼠可食的药材如党参、枸杞、熟地黄、薏苡仁等妥善保管好。定期或不定期进行检查，及时发现滋生的鼠类。

五、鼠害的防治方法

鼠害防治的关键在于消灭鼠类，尽量降低鼠密度。运用单一的灭鼠方法不行，必须采取综合性的防治措施，即运用环境的、化学药物的、器械和生物的灭鼠方法，对鼠害进行综合治理，才能达到无鼠害的目标。

（一）物理防治

一般常用各种捕鼠器械，如超声波电子脉冲式驱鼠器（图4-26）、电子捕鼠器、电磁波灭鼠器、木板捕鼠夹、倒须捕鼠笼、弹簧捕鼠笼、闸板捕鼠箱、铁桶翻板、钢丝弹簧鱼钩、电子灭鼠器和黏鼠胶等。利用器械捕鼠时，开始几天只将诱饵挂在饵钩上，先不支夹，以克服家鼠的新物反应（回避反应）。

超声波灭鼠器是用一种电子仪器发射超声波来驱杀老鼠。这种驱鼠器对物品无污染、无腐蚀，对人无危害，对环境也不会造成二次污染，是一种能一劳永逸、长期有效解决鼠患的好方法。使用时只要将仪器安放在空气流通良好的库房内，便可驱赶老鼠，直至老鼠绝迹。以后每天开机1小时即可。老鼠对该种超声波忍受不了，一听到这种声音便逃跑，如有不逃者，时间长了，也会食欲减退，直至全身痉挛、四肢发硬死亡。正在哺乳的母鼠受超声波干扰后，即使不死也会导致乳汁枯竭，从而影响老鼠的繁殖。

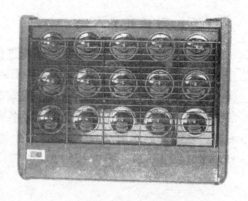

图4-26 超声波电子脉冲式驱鼠器

电子捕鼠器是根据强脉冲电流对生物机体具有强烈杀伤破坏作用的原理设计的。使用时只要将电子捕鼠器的电网布放在老鼠经常出没的地方，再将高压端接到已布好的网上即可。当老鼠触及电网时即被发出的高压放电击昏。此时，机上红灯闪亮，并发出"嘟、嘟"的叫声。这时值班人员要随即关闭电源，沿布线方向寻找已被击昏的老鼠。使用者只要掌握老鼠的活动规律，熟悉老鼠经常出没的场所和线路，便可取得理想的捕捉效果。

使用电子捕鼠器时需要注意：①电网应与地面绝缘，以离地3~4cm为宜，过低则易接触地面，过高则易被老鼠通过。②当机上发出老鼠被捕获信号后，应继续开机5秒钟左右，不宜太长。③使用电子捕鼠器时应接好地线，因为是用高电压布网捕鼠，故一定要注意安全，严格按照操作规则进行操作，并禁止人畜进入布网区。寻找死鼠时必须切断电源，以确保安全。④老鼠触及电网时有火花产生，因此不宜布置在易燃易爆物品附近。⑤捕鼠时值班人员不能随便离开。

黏鼠胶是一种黏着力强的无毒高分子胶粘剂，它具有使用方便、安全卫生、不污染环境、不易被老鼠发觉的优点，老鼠被粘住后会挣扎不服，且越挣扎粘得越牢固，是药物和机械不可比拟的。

（二）化学防治

灭鼠剂一定要选用国家允许使用的高效、安全灭鼠剂，如敌鼠钠盐、溴敌隆、克鼠星灭鼠剂、大隆、杀鼠迷、"杀鼠灵"等灭鼠剂，这些药不容易引起老鼠拒食，而且对人、畜安全。千万不要使用国家禁用的、不安全的剧毒灭鼠药。

1. 克鼠星灭鼠剂 是基于环境保护和生物多样性而研制的无公害制品。克鼠星灭鼠剂适口性好，杀灭效果高，对人畜安全，不产生二次中毒，在环境中无残留，没有积累毒性，是大面积灭鼠的理想成品药剂。

2. 溴敌隆毒水　用0.5%的溴敌隆母液和自来水按1:99的比例混合，倒于饮水器中，沿墙角、墙根、货架下、地沟隐蔽处放置，每8~10m距离放置一个。每天检查，毒水消耗明显者，继续补加，并计划今后长期投放。

3. 淀粉水泥糊　小麦面粉或玉米淀粉1份、水泥0.8~1份、动植物油0.1份、香油少许，自配灭鼠剂。其方法是：按原料配比将面粉与水泥混均匀，再倒入少量动植物油、香油，然后置于老鼠经常出没的地方。老鼠食后，水泥便在胃肠中硬化、凝固成块，导致老鼠排泄不出来。于是，老鼠一个个便在极端痛苦中莫名其妙地死去。

4. 毒水毒糊　根据老鼠喜饮水的习性，在夏天，仓库气温高且干燥时，可用毒糊进行诱杀。在老鼠洞口及其必经之道涂以毒糊，根据老鼠4足有汗腺，其爪上粘有毒糊时必会用口舔之的特性，从而有效地杀灭老鼠。

5. 敌鼠钠盐毒饵　0.2%敌鼠钠盐稻谷的配制：稻谷（基饵）1000份，敌鼠钠盐（83%原药）2.4份，水（开水）250~300份，食用红色染料适量。将敌鼠钠盐用开水充分溶解，滤去残渣，然后令药液浸泡稻谷并加入染料混合，每4小时搅拌一次，浸泡24小时后取出晒（晾）干即成。或取药物5g，用热水1kg溶化均匀，用于浸泡5kg玉米面或苹果块，或拌入油饼、米饭等，如配干面，开水可适当多加些。

配置时要注意：一是要准确地控制药液浓度。二是必须选用当时加工、新鲜饱满的优质稻谷或玉米。三是水一定要烧开，药物一定要完全溶解。四是最好在连续晴天期间配药，根据稻谷状况和天气情况适当增减分量。

6. 溴敌隆毒饵　0.005%溴敌隆毒米配制：溴敌隆（0.25%母液）2份、稻米100份、食用红色染料（必要时）适量，把溴敌隆药液倒入稻米中充分均匀搅拌即成，现配现用。本法一定要使药物均匀，必要时可往原药内加入淀粉糊均匀后，再倒入稻米中搅拌均匀。

7. 碳酸钡毒饵　是一种白色无臭无味的粉末，不溶于水，毒力比较缓慢，能腐蚀胃黏膜和脱去肠内水分，引起中毒。毒饵调制方法：用碳酸钡1份、面粉4份，稍加食糖和水混匀搓成小面团即可。

8. 安妥毒饵　为灰白色粉末，质轻味苦。鼠吞食安妥后，肺组织破坏，形成肺水肿，呼吸困难，口渴，因此多出洞外找水喝而死于洞外。配制毒饵，每千克食物用安妥10g拌匀即可。

毒饵对人、畜有毒，故对毒饵及死鼠须妥善处理，以防发生中毒事故。此外，毒饵的投放要做到"饱和"与"到位"。一是"空间"的饱和，指在投药时要进行全面投放，不要遗漏任何地带，造成防治上的盲区。二是"量"和"时间"的饱和，指投药要做到投放的毒饵不再消耗为止。"到位"指投放毒饵的位置要适当，要投放在有效位置上，让鼠容易遇到毒饵。如投放在鼠洞、鼠道、出入口、转角位等，同时投放位置要尽量选择干净、干爽、隐蔽的地方。

毒饵可采用分批投放法，即第一天采用试探性投放，投放量稍少些，第二、第三天再检查，发现已被取食的就补充毒饵，吃多少补多少，吃光者加倍，一直投放到毒饵不再消耗为止。

（三）遗传防治

遗传防治处于探索阶段，主要是通过使用化学（或免疫）绝育剂，以降低鼠类的繁殖能力。通过给老鼠吃"避孕药"，可降低其种群数量，减少鼠害。研究发现，从棉籽中提取的棉酚对公鼠有避孕作用，中药天花粉和莪术可用于母鼠的避孕。将加工提取的药物和老鼠爱吃的玉米面等掺在一起，制成老鼠喜欢嗑食的小面块，就成为对付老鼠的"不育剂"。公鼠吃完棉酚后精子基本上被杀死，雌鼠食后子宫溢血，子宫内膜受到破坏。实验结果表明，吃了"不育剂"的小白鼠交配后90%没有后代，吃了这种药的白鼠与没吃药的白鼠交配后同样不能正常繁育后代。

春秋两季是老鼠的发情期。在这段时间内，把"不育剂"放在老鼠经常出没的地方，几年后这里的老鼠种群数量可明显下降约70%。

（四）熏杀灭鼠

熏杀灭鼠的方法很多，主要有如下几种：仓库内气温高于5℃时，可用氯化苦15～20g/m^3，或溴甲烷20～30g/m^3密封熏蒸，密封12小时即能把老鼠杀灭干净。此外，用烟剂灭鼠效果也好，而且操作安全，使用简便，点燃后发烟，烟雾可迅速达到洞底，杀灭效果为100%。烟剂用65%稻糠和35%硝酸钾制成。引线为厚纸片在饱和硝酸钾溶液中浸泡（水温高于25℃）晒干后制成。一般按上所配产物点燃产生的气体中一氧化碳含量平均高达28.5%。一般来说，空气中一氧化碳浓度超过20%时，老鼠在1分钟内即可死亡。

也可用硫黄熏蒸消灭屋顶上的老鼠。硫黄经燃烧后，产生大量的、具有辛辣刺激性气味的二氧化硫气体，老鼠吸入后，因咽喉水肿、痉挛、呼吸麻痹，窒息而死。熏蒸之前，要关上门窗，封死孔隙。测量好房子的容积，按1m^3用1mg硫计算出需要硫黄的总量。熏蒸6～8小时即可。熏完之后，打开门、窗，通风换气，待不呛人时再进屋。或用漂白粉熏蒸灭鼠，事先测算好房间的容积，封严所有的道口和孔隙。取几个烧不坏的容器，先放上适量的生石灰，然后按1m^3放10g漂白粉称好量，同时放几个容器一齐熏蒸。5～10分钟即可。使用以上药物应熏蒸没有装中药的空仓库，否则中药受污染，影响中药品质。

（五）生物防治

目前，各国都在开展利用动物、植物、微生物产生的具有一定化学结构和理化性质的毒性物质灭鼠的研究，这些物质多为特有的几种氨基酸组成的蛋白质单体或聚合体。我国生产的肉毒梭菌毒素或葡萄球菌肠毒素配制成0.08%～1%浓度可毒杀仓库褐家鼠及小家鼠。该剂对人畜比较安全，不会发生二次中毒，保护了鼠类天敌，而且毒素在自然环境中易分解失效，残留期短，不污染环境，其适口性好，灭鼠率可达80%～95%，是一种较理想的杀鼠剂。它的成功在灭鼠剂发展史上具有划时代的意义，在国际上也是首屈一指的。另外，德国科学家的研究显示，一种肉孢子属的单细胞生物对鼠是致命的，且对其他生物无害，一旦技术成熟，即有可能取代现有的化学鼠药。由于分子生物学技术的发展，这类鼠药的应用前景广阔，它们既能控制鼠患，又对人类和其他非靶动物无害。

（六）遗传控制

鼠类的遗传控制就是采用引入各种不同品系或使用化学的或物理的诱变动因，改变鼠类种群的基因库，使之成为不足为害或不能适应环境的动物，由于自然和内禀调节因素的作用或行为改变而崩溃。

（七）综合防治

从鼠类与生态环境和社会条件的整体观点出发，采取以环境治理为主的综合防治措施。通过对环境的整治和防鼠设施的设置，改变鼠类的生活栖息条件，辅以安全、经济有效的药物及物理的灭鼠方法，形成一套系统的防治措施，以达到最佳的防治效果。做好室内外环境卫生，清除垃圾，断绝鼠粮，及时修理破损的门窗，填补破损墙壁，堵塞鼠洞，地面、墙基硬地化，建筑物设计应有科学的防鼠设施，防止鼠类的侵入，减少害鼠的栖身地。

无论化学灭鼠、生物灭鼠以及物理灭鼠，诱鼠剂对灭鼠效果影响极大，只有比仓库内食品对鼠类更具引诱力的诱鼠剂才可达到灭鼠的目的。一般可采用乙酸乙酯、酵母粉、味精、白糖、食用醋、食用香精、香料及酒等按一定比例配制，诱鼠效果好，而且不易变质，为今后商品化生产及推广应用打下了基础。

第五章
物理因素引起的中药变异与养护

中药在贮存过程中，受温度、湿度的影响，会产生一定的物理性变化，其变化形式可以是形状上的变化，如由固体变为半固体或液体，由结晶形变为粉末形，进而会导致成分上的改变，直接影响药物的外观及内在质量。常见的变异现象有潮解、风化、融化、升华等。

第一节　中药的潮解、风化与养护

一、中药潮解与风化的现象

（一）潮解（deliquescence）

一般是指一些含有可溶性糖或无机盐类成分的中药（有的中药本身就是无机盐），在一定温度及较高湿度的影响下，被空气中的水汽逐渐浸润之后返潮，甚至溶解的现象。如大青盐在潮解初期，包装物表面湿润，潮解加剧时，则化为盐水即氯化钠的不饱和溶液。

（二）风化（efflorescence）

指一些含有结晶水的无机盐矿物类中药，在温度较高、湿度较小的干燥空气中失去一部分结晶水或全部结晶水，在中药的表面形成粉末状物或全部形成粉末状物的变异现象。如芒硝、绿矾等。

二、中药潮解与风化的原因

（一）潮解的原因

在一定的温度下，空气中的水汽越多，湿度就越大，当空间的水气压大于易潮解中药表面水气压时，中药中所含有的可溶性糖或盐就能吸附空气中的水分子，在晶体表面形成糖或盐的水膜，使中药表面开始湿润。随着吸湿过程的发展，水分子不断地增加、扩散，结晶体分子便均匀地溶解在吸附水中，此时糖或盐的结晶体结构也由固态变为不饱和的液态，而且能不断地从空气中继续吸收水分，当含水量达到一定程度时，便产生潮解，进而融化。易潮解的中药如矿物类的芒硝、大青盐、秋石、绿矾、硼砂等，经糖、盐的加工炮制品如白参、盐制全蝎、矾制天冬及本身就生长在高盐环境中的海藻、昆布等药材，其表面及内部含有的可溶性糖和盐类物质，均为晶体结构，具较强的亲水性，在水中有良好的溶解性，在贮存过程中都有较强的吸湿性。

（二）风化的原因

易风化的中药主要集中在矿物药，从矿物的性质和结构来看，其构成多数是由组成矿物的晶体和一定的水分子按一定的数目和一定的形式排列的，参加晶体结构的结合水（又称结晶水）与晶体分子结合稳定的，不易风化，结合不稳定的就容易产生风化，失去结晶水，使晶体结构散架，由晶体变为非晶形结构的粉末。

易风化的矿物类中药如果密封在包装物内，结晶表面周围的水气压与包装内部空间的水气压呈一种平衡状态，这种平衡为动态平衡，在包装物不破损时一直保持，当包装物散破，失去阻隔作用，矿物药直接受周围空间温湿度的影响，若空气水气压小于晶体表面周围的水气压时，结晶水分子便自动脱离晶体，表层开始失去结晶水，成为非结晶的粉末状。如不规则形状的原皮硝，风化之后变成粉末状的风化硝。棱柱状和长方形结晶体的芒硝风化后成为白色粉末的玄明粉。在一般情况下，空气中的相对湿度越低，风化现象越快，而空气的温度只起间接的推动作用。由于各种矿物药的结构组成不同，所以在常温下的风化程度也不相同，裸露在空气中的芒硝、绿矾均可风化成粉末状，硼砂在相对湿度小于39%时才会明显风化，明矾、胆矾、玄精石等均为表面轻微粉状的不透明体。

风化后的中药的药用价值依风化产物是否失去药性而定，也就是说依化学性质是否改变而定。如芒硝风化之后的玄明粉药性不变；胆矾、硼砂等因风化不完，仅在表面形成粉末状，仍可入药；绿矾风化产物则为碱式硫酸铁，其风化物不可药用。但任何一种中药风化之后都会使其重量和成分的含量发生不同程度的改变。

三、易潮解、风化的中药

（一）易潮解的中药

常见的主要品种有：芒硝、胆矾、大青盐、咸秋石、硇砂、硼砂；盐制品及糖制品的盐附子、全蝎、白糖参、昆布、海藻等；中成药中的糖衣片、散剂、颗粒剂。

（二）易风化类中药

极易风化的中药如芒硝、绿矾；一般风化类中药如胆矾、硼砂、白矾、玄精石等。

四、易潮解、风化中药的检查

（一）入库验收

易潮解、风化的中药入库时，除了进行一般的检验外，应着重检验其水分含量、色泽、气味变化等。对易潮解药材还要注意包装容器周围四角部分有无水渍和发霉现象。

（二）在库检查

易潮解的中药如大青盐、咸秋石；盐附子、盐全蝎等盐制品；昆布、海藻等海产品。在夏季梅雨时节易吸潮，吸潮严重时如大青盐甚至水化。一些糖制品，如白糖参吸潮之后，不但表面粘连，还会出现霉斑；在春、秋季气候干燥时又会析出盐、糖的结晶颗粒。风化类中药芒硝、绿矾等，空气干燥时易风化为粉末状。胆矾、硼砂、白矾等，均为表面有粉状物的不透明结晶体。

要根据贮存种类的不同，贮存条件及气候变化情况有目标地进行检查。该类药材在潮湿的贮存条件下应多检查货垛底层；在干燥气候时多检查货垛的上层；在阴雨的天气抽查外层。贮存日期较久的还要检查包装是否牢固，防止出库时因包装发脆而破损，使药材泄漏造成损失。

五、易潮解、风化中药的养护

保管养护这类中药，春季和秋冬季因空气较干燥，贮存仓库内不可过多地通风；夏季因空气较为潮湿，所以当库内温度为25℃~30℃时，相对湿度应控制在70%~75%为宜。芒硝、胆矾、硼砂、大青盐、盐全蝎、白糖参等，均应用能隔绝空气的塑料包装，外加纸箱或木箱等外包装，或置瓷、瓦容器内密闭贮存。内外包装出现散破应及时更换，始终保持在密闭状态，基本上不会发生潮解和风化。这类药材品种不多，贮存量也不大，不可能专库贮存，因此采取整架或按件密封贮存为宜。易潮解的大青盐、咸秋石、盐附子等产生潮解时，应及时在烈日下曝晒或采用干燥设备干燥后密闭贮存于通风干燥处。

第二节 中药的忌热、融化、升华与养护

一、中药融化的现象

中药融化（melting）一般指含有糖质、胶类、树脂类、蜡质等成分并有一定形状的固体类中药，在贮存环境温度升高的情况下，自身变软，而后由固体变化为浓厚黏稠的融流状态，失去原有形状的一种质量变化现象。如阿胶遇热则软化粘连；乳香遇热失去原有颗粒性，变软，粘结成不具一定形状的团块；鸡血藤膏则发生融流；蜂蜡则先软化，温度继续升高随之就产生融流；一些易升华的中药如冰片等，则由固体直接变为气体挥散。中药融化的现象俗称为"怕热"。忌热中药的变异实际上又包含有融化、软化（intenerating）、升华（sublimation）等现象。

二、中药忌热、融化和升华的原因

（一）耐热性差

这一类中药的软化点较低，耐热性差。例如，蜂蜡的熔点为62℃~67℃，软化点为

40℃左右。夏季阳光直射地表温度在50℃以上，特别是高原地带可达60℃以上，隔窗照射的温度已接近其熔点、软化点温度，若直接处于阳光下曝晒即产生融化。又如甘草膏、鸡血藤膏等，在散射光下，贮存温度高于30℃时，也会产生融化、融流。

（二）吸湿性强

含糖胶体的阿胶、鹿胶、龟板胶，树脂类乳香、没药等中药，多含有可溶性糖、蛋白质、树胶等亲水性成分。如果贮存温度高、湿度大，中药受热后体积产生膨胀，表面分子首先移位，并由于亲水成分的吸湿作用，大量吸收空气中水分，亲水成分溶解在吸附水中，使该类中药的结构发生变化。如乳香、阿胶等中药在组成结构上均不具保护组织，所含成分都裸露在外，结构破坏后，其分子移位就不受体表面积的限制，自由发展至无一定形状的融化状态，使中药的品质产生变化而损失。

（三）品质纯度低

该类中药的品质纯度不高，含有较多杂质，也是造成融化的因素之一。如乳香、阿魏等树脂类中药，其所含树胶比例超出限量，则更易吸水膨胀，树胶溶解，导致产生融化。甘草浸膏含水量在15%以上，总灰分超过12%，不溶性杂质超过5%，甘草酸的含量低于20%（超过或低于2000版《中国药典》甘草浸膏所规定的品质标准），在贮存过程中，湿度升高时也会产生融化。

（四）包装不严密产生升华

一些含有挥发性成分的中药，如冰片、薄荷脑等，这类中药都是经水蒸气蒸馏冷却制备的含挥发油成分的结晶性物质，本身的结晶体结构不稳定，表层分子的排列不很规则，处在不断的运动之中，呈不稳定状态，在常温下都能脱离分子之间的引力而挥散。若包装不严，暴露在空气中，在温度升高的影响下，表层分子首先吸热而获得较大动能，分子间的运动距离加大，吸引力减小，一部分结晶分子在内能增加的过程中克服分子之间的引力直接由固态变为气态，使人在贮存场所就能嗅到一股辛凉或某种挥发油特有的气味。这种升华现象主要是由于该类中药包装不严与空气接触，并在温度升高时加快升华，使药材重量减轻和含量降低，还易使"脑"在空气中氧化。

三、忌热、易融化和升华的中药

忌热、易融化的中药材，品种不多，大概分为两种类型。

（一）忌热、易软化、易融化类

蜂蜡、芦荟、儿茶、甘草膏、鸡血藤膏、柿霜饼、乳香、没药、阿魏、苏合香、安息香、白胶香、松香、阿胶、鹿胶、龟板胶、鳖甲胶等。

（二）忌热、易升华类

樟脑、冰片、薄荷脑等。

四、忌热、易融化和升华中药的检查

（一）入库验收

在易融化、忌热的中药入库时，除了进行一般的检验外，应着重检验其水分大小、杂质多少、形状是否符合、色泽变化等。检验时特别注意观察：

1. 包装容器是否符合规定，包装周围四角部分有无水渍和内容物的融化污迹。

2. 打开包装检查中药形状是否改变。胶类中药受热软化则形状由原来的平直片状变为弯曲，扭曲或粘连不易分片，手摸有黏性；水煎浓缩干燥的芦荟、儿茶受热也易发生形状改变，粘结回软；乳香、没药受潮则膨胀，受曝晒则变软粘连成团；甘草膏、鸡血藤膏为浸膏体，有较强亲水性和吸湿性，受潮受热之后最易产生融流。

3. 易升华类中药的包装是否破损。如破损升华首先从结晶体表层开始，沿容器器壁部分较甚。樟脑升华后，结晶的透明度减弱，结晶颗粒成块；冰片升华后，结晶表面蒙上一层粉状物；薄荷脑升华后，表面有油样物质黏附。

4. 若发现有融化、软化或升华的药材，成件的单独堆放，一件内有部分软化或融化药材的，应尽量挑拣，并及时采取相应措施。如受潮的应及时干燥，包装破损或不适合的要进行整修或更换包装。

（二）在库检查

易融化、软化、升华的药材，经入库验收后虽没有发现变异现象，但在贮存过程中，如不加以注意，往往因温湿度变化的影响，仍会发生以上变化。因此，须做好经常性的在库检查工作。主要有以下几个方面：

1. 了解该类药材的不同性质，掌握具体品种的水分大小、含杂质的多少、贮存时间及这些品种的贮存条件等情况，以便有重点有目的地进行检查。

2. 检查库内地面是否潮湿，库顶是否漏雨，货垛的下垫高度是否适合，包装是否完整，有无融流污渍等，特别注意温度、湿度的变化。融化往往先从软化开始，若发现胶类、树脂类出现返软要及时移至阴凉处吹晾，嗅到特有的辛凉气，要及时检查易升华药材的包装是否有损坏等。

3. 根据各地具体情况，进行定期或不定期检查。平时每月检查一次，在夏季温度较高、湿度较大的季节，易软化、融化药材应每10天检查一次。

五、忌热、易融化和升华中药的养护

易融化、忌热的中药变异虽与本身性质和纯度有关，但温湿度变化是促使其变异的主要客观因素。要严格控制外界环境对它的影响，根据变异规律，高温、高湿对该类药材的大多数品种影响最大，所以在养护方法上都以保持低温、低湿环境和减少与空气接触为基本措施，尽量消除或减慢其变化程度。

这类药材的软化点和融化点高低不一，数量也不会太多，如同库共存，库房温度以软化

点温度最低的为基准。乳香、没药在常温下一般不会软化和融化，重点防止长时间曝晒。蜂蜡、阿魏、儿茶、安息香、白胶香、芦荟等软化点低，夏季贮存易软化粘连，由夏至冬又易干硬，故应避免日光灼晒，密闭保存，并防止重压，一般均不宜堆垛。苏合香保存可采用传统方法，即将苏合香与水在容器内共存，水的比热大，吸收热量较慢，水温上升也很缓慢，而苏合香在水中与空气呈一定程度的隔绝状态，还可防止氧化。

阿胶、鹿胶等药材除注意温度变化外，尚需注意湿度变化，湿度过高易吸湿变软，湿度过低又易失水脆裂散碎。一般以库温30℃、相对湿度65%~75%为宜。甘草膏、鸡血藤膏为浸膏体，易吸湿，库温最高在32℃以上，相对湿度在80%以上，都会发生融化流失，夏季贮存时要注意通风散潮。

樟脑、冰片、薄荷脑的升华只在药材暴露于空气中时才能出现，一般在密闭容器的内部空间里，结晶分子通过运动分离出去的与通过碰撞回到结晶表面的分子数目基本相等。一旦因工作需要拆封，结晶分子便会升华到容器外部空间，因此，易升华药材应密闭贮存，尽量减少升华次数，开封后应及时封严置阴凉处贮存，避免阳光直射。

第六章

化学因素引起的中药变异与养护

第一节 中药的泛油与养护

中药在贮存过程中，受自然因素影响及中药本身所含成分的性质特点，会发生成分的变化，继而导致药材质量及疗效的降低，甚至不能药用。常见的变质现象有走油、变色、散失气味等。

一、中药泛油的现象

中药泛油又称走油或浸油，是指中药所含的油脂外溢，实际上是指干燥的中药表面呈现出油样物质。因时常伴随着变色、变质的现象产生，所以，中药的走油并非单纯是某些含油药材由于贮存不当时油脂的外溢，而且也包括某些含糖质或黏液质的药材在变质时表面呈现出发黏油样物质的现象。故中药"泛油"的含义比较广泛，它包括含植物油脂多的药材，如柏子仁、苦杏仁、桃仁等出现内外色泽严重加深，油质渗透外表，具有油哈味；也包括含黏液质或糖分多的药材，如天冬、枸杞子、党参等的质地变软，外表发黏，内色加深，但无油哈气；还包括动物类药材，如刺猬皮、九香虫等的体躯易残，色泽加深，外表呈油样物质，"哈喇"（即酸变）气味强烈。这几种现象均通称泛油，泛油之后的中药不同程度地会影响质量，甚至失去药用价值。

二、中药泛油的原因

（一）中药本身的性质

药材在贮存过程中是否走油，起主要作用的是药材本身的性质。一般含脂肪油较多的种仁类药材如柏子仁、桃仁、郁李仁和苦杏仁等，含黏液质、糖质较多的药材如麦冬、天冬、黄精和枸杞子等都较容易走油，故在贮存这类药材时应特别注意做好防止走油的工作。

（二）温、湿度的影响

由于中药内部所含的油脂溶点都比较低，当温度高时药材中溶化的油脂比重减轻，就很容易外溢，在中药表面出现发黏的油样物质，故对易走油的药材不宜用火烘烤，只能晾晒，以免受高温后走油。同时含油的种子在贮存期间本身也在进行呼吸作用，当内含的水分在一定限度之下时，其呼吸作用是极微弱的（可以忽略）；若含水量过高，其呼吸作用也增强起来，并放出大量的热量，加上药材的包装堆积，热量无法逸散，即可导致走油变质。含黏液质的中药在湿度较大时吸水膨胀，溢出细胞壁，泛于药材表面，则产生发黏现象。因此，这些药材必须防潮、防热，宜置阴凉干燥处存放。

（三）霉菌的影响

含脂肪油、挥发油、黏液质及糖成分的中药，在贮存过程中一旦感染了霉菌之后，霉菌在生长发育过程中分泌的脂肪酶就可以将油脂水解成甘油和脂肪酸，甘油又被菌体利用，脂肪酸在菌体内继续分解，生成醛、酮等代谢产物，归于被分解物，这样，使中药颜色加深而产生"哈喇味"。

（四）贮存保管不善

由于贮存保管不当，使易泛油的药材（特别是子仁类药材）受到重压，而使内含的油分外溢，形成走油。同时，这些含油脂的药材由于贮存环境和加工处理不当，平时又忽视检查，则会产生一种特殊的、令人不快的油哈气味，通常称为"酸败"。其酸败的原因，一般认为是空气中的氧与中药材中的不饱和脂肪酸发生作用，而生成过氧化物或氧化物，然后，碳链在原来的位置断裂，分解而生成低分子的醛和酮的缘故。油脂酸败的另一个原因，是由于中药材中含有的脂肪氧化酶与微生物、光线、温湿度等共同作用，使脂肪分解为甘油和脂肪酸，后者又氧化而生成酮酸，并形成低分子酮（如甲基酮）、醛、臭氧化物和酸（如醋酸），使油脂发生哈臭气。中药养护中常常由于氧化酸败原因引起泛油的有以下几种类型：

1. 含有植物油脂的中药 由于油脂中的不饱和脂肪酸（如亚油酸），其性质不稳定，当贮存温度超过30℃时，在空气中氧的作用下，会产生较快的氧化反应，油质逐渐被氧化，产生有机化学反应，造成油质分解，其氧化物为小分子的醛、酮，发出刺鼻的异味，随着油脂酸败的进展又产生分子量较大的聚合物使色泽加深，异味加重。

2. 含有黏液质的药材 此类药材吸湿性强，当经过受湿热的过程，在氧化作用下，药材中的糖及糖酸类物质被分解，产生了糖醛和它的类似化合物，从而出现颜色变深，质地变软，糖分外渗，手拿有黏腻感。

3. 动物类药材的泛油 主要由于动物体内的脂肪、蛋白质等被氧化后，产生有机化学反应，由氧化物再分解成为有异味的醛酮类物质，而具有强烈的"哈喇"气味。

4. 贮存年限的影响 有些药材贮存时间较长，其内含的某些成分会产生自然变化，或由于长时期接触空气而产生变色、走油等变质现象（如天冬等），故药材应根据性质决定贮存期限。

三、易泛油中药的分类

按照中药泛油的程度，可分为以下两类。

（一）极易泛油的中药

天冬、麦冬、党参、牛膝（怀牛膝）、柏子仁、当归、胡桃仁、使君子仁、肉豆蔻、枸杞、郁李仁、苦杏仁、桃仁、狗肾、九香虫、刺猬皮、蛤蟆油、壁虎、蝼蛄、蟋蟀、斑蝥、牛虻、蜈蚣、红娘子、乌梢蛇、蕲蛇、蛤蚧、水獭肝、鹿筋等。

（二）较易泛油的中药

太子参、北沙参、天葵子、九节菖蒲、巴戟天、防风、胡黄连、白术、红芽大戟、知母、桔梗、百部、紫菀、独活、锁阳、前胡、肉苁蓉、玉竹、云木香、苍术、火麻仁、巴豆、黑芝麻、千金子、榧子、薏苡仁、白果、橘核、大枫子、酸枣仁、瓜蒌仁、莱菔子、豆蔻、砂仁、草豆蔻、预知子、金樱子、桑椹子、荜澄茄、槐角、全瓜蒌等。

以上两类易泛油药材都易发霉，其中除豆蔻、砂仁、草豆蔻、千金子、荜澄茄、大枫子、巴豆外，又都易生虫（火麻仁、薏苡仁等带硬壳的不会生虫），枸杞子还易变色。

四、易泛油中药的检查

（一）入库验收

在易泛油的中药入库时，除了进行一般的检验以外，应着重检验其水分大小、色泽气味等变化，同时也应注意有无生虫现象。检验时主要应做到：

1. 辨别是新货还是陈货，对当年产的新货或当地直接收购的药材，更应注意检查其水分是否干透。陈货比新货容易产生泛油。因此，药材入库时要注意新陈之分。一般新货外色艳、内色淡，体挺，气正味浓，但含水量较大。陈货外色黯、内色深，体萎，气弱味淡，但比较干燥。检验这类药材要了解它的不同性质和特点，掌握泛油前后的征象，有目的地进行检验。如玉竹、黄精、肉苁蓉、锁阳、巴戟天、板蓝根、知母、北沙参、天冬等泛油时，表面色泽加深，体质变软，一般都易折弯，断面呈油样，颜色严重加深；肉苁蓉、锁阳会发出酸甜气味；巴戟天更容易出现断裂。白术、川芎、苍术、前胡、紫菀等泛油时，外表不明显，需剖开观察断面，紫菀应剖根茎处（头部），若内色加深，呈油样即是泛油。甜杏仁、苦杏仁、柏子仁、郁李仁、桃仁、使君子仁、酸枣仁、黑芝麻、莱菔子、薏苡仁、火麻仁等泛油时，种皮呈油样（也有种皮变色不明显的），种仁（内色）呈肉色或棕褐色，并具有特殊气味（油哈气味）。其中酸枣仁、黑芝麻、莱菔子、使君子仁等外皮色深，可用手摩擦或敲击使其气溢出，即可辨别。带硬壳的薏苡仁、柏子仁、火麻仁等泛油虽比较缓慢，但也应该引起重视。

2. 检验包装容器周围四角部分有无水渍和发霉现象，同时也要注意检查有无虫迹和异常气味。

3. 取样检验含水量是否正常，内外是否泛油、发霉，并根据各种药材的不同性状特点，从形态、色泽、气味、重量、大小、软硬程度以及相互撞击时的声响等方面进行检验。如白果、大枫子、巴豆、榧子、瓜蒌子、千金子、橘核等都带有硬壳，外表不易察觉，若表面出现霉迹，可破壳检验，泛油者种仁色泽加深，严重者油哈气味强烈。这些药材若外壳破碎，则更易泛油。存期过长也易失润干枯，如千金子、巴豆、大枫子等更应注意。胡桃仁、肉豆蔻最易泛油，操作时不要用手摸，胡桃仁质地娇脆，外包衣容易碎裂脱离，更会造成泛油，泛油时外表油状明显，内色加深，并发出油哈气味。金樱子、豆蔻、砂仁、草豆蔻、预知子、桑椹子、槐角、毕澄茄、全瓜蒌等药材的泛油，都表现色泽严重加深，种子团黏手并易碎散，或具有糖样气味。这些现象的造成，主要是采摘时果实过分成熟的缘故。若适时采摘，可避免这种现象。牛虻虫、红娘子、九香虫、蝼蛄、蜈蚣、蟋蟀、青娘子、斑蝥等泛油时，体表颜色加深，出现油样物质，翅足易脱落，躯体易断残。其中青娘子、红娘子、斑蝥等有毒，操作时应特别注意。

4. 若发现有泛油或发霉变质的药材，成件的应单独堆放，一件内有部分发霉变质的，应尽量进行挑选，并及时采取相应措施。水分大的，须进行干燥。包装不适合的要整修或改换包装。

（二）在库检查

易泛油的中药，经入库验收后虽没有发现泛油或发霉变异现象，但在贮存过程时，如不加注意，往往因受潮及温度的影响，也会产生泛油或发霉变质。因此，必须做好经常性在库检查工作。主要有以下几个方面：

1. 了解泛油变质药材的不同性质，掌握具体品种的水分大小、贮存时间及这些品种的贮存条件等情况，以便有重点有目的地进行检查。

2. 检查库内地面是否潮湿，库房顶盖是否漏雨，温度是否过高，货垛的下垫高度是否合适，以及包装容器外部有无水渍、潮湿现象等。对大垛药材，应从上部和下部取样检查；重点药材，必须拆包或开箱检查；露天货垛，应检查货垛地势的高低和排湿通风情况是否良好，垛顶和四周苫盖是否严密，垛底是否受潮等。抽查时，应注意药材本身有无潮软发霉、泛油以及生虫等现象。例如：当归、独活、党参、怀牛膝、川牛膝、木香、桔梗、防风等条状药材泛油时，往往细尾部分最先开始变软，可任意弯折；内外颜色由浅变深，严重的外表出现油样物质或油点，手摸有黏腻感。太子参、百部、麦冬、天冬、天葵子、九节菖蒲、红牙大戟等泛油时，质地变软，两端最先变色，光泽减退，呈斑点状粘连，颜色逐渐加深，表面呈现油样。其中以麦冬、天冬、天葵子等更为明显，严重者粘连成坨。刺猬皮、狗肾、水獭肝、鹿筋、乌梢蛇、蕲蛇等泛油时，质地变软，油脂严重外渗，肉质色泽加深。狗肾、刺猬皮、鹿筋等外表还会发黏。蛤蚧、壁虎的尾部最易泛油，尤其是蛤蚧尾部油脂最多，若手捏之不结实，内部棕黄色是泛油迹象。蛤蟆油容易吸湿也最易泛油，若色泽变红，外表出现油状，手感发黏，是泛油的现象。以上动物筋肉皮脏和蛇虫躯体泛油时，均会产生特殊气味（"哈喇"味），是检验的明显标志。

3. 根据中药材的具体情况，进行定期或不定期检查。平时每月可检查一次，梅雨季节，对易泛油、发霉的药材应 5~6 天检查一次，此外每月再全面普查一次。

五、易泛油中药的养护

中药出现泛油，虽然决定于内在因素，但是外因是促使它变化的条件。在养护措施上，要严格控制外界环境对它的影响。根据变异规律，温度高、湿度大对它影响最大，所以在养护方法上都要以保持低温、低湿环境和减少与空气接触为基本措施，尽量消除或减慢其变化程度。

　　贮存易泛油的中药，应选择阴凉干燥的库房，阳光不宜太强，更不要烈日曝晒和令日光直射货垛上，堆码不要过高过大，如胡桃仁、柏子仁、枸杞等更应控制，不能置于垛底。易泛油中药往往伴有发霉，并相互影响，同时也容易生虫，所以有一些防止药材生虫的方法，也同样起着防止中药泛油的作用。例如采取通风、吸潮来降低库内温、湿度和药材本身的水分；利用密封来防止药材因受潮受热而发霉泛油；采用晾晒或烘烤的方法以除去药材的水分并杀灭霉菌等，都有良好的效果。除此之外，经常进行翻堆倒垛、松包敞晾等，也能防止药材受热泛油变质。具体养护方法可选择以下几种：

（一）降温、干燥法

　　防止药材走油变质，应采取降温和适当的干燥来降低内含的水分。其具体措施为：

　　1. 含有大量油脂的药材，在贮存或运输过程中，应避免挤压，以防走油。

　　2. 干燥降低内含水分，一般宜在产区晒至安全水分以下，入库后也应注意检查，最好在梅雨季节到来之前晒一次，否则以后仍易走油。但应注意干燥含油性药材不宜用火烤，以防走油，少量可入石灰缸干燥。

　　3. 盛装的容器，最好采用陶瓷的缸、坛或瓮，大量存放或外运时，最好用木箱包装，内衬防潮油纸或装入塑料袋内封严。除带壳的药材外，一切易走油的药材，都忌用铁器存放，以免走油后使铁生锈，污染药材。

　　4. 存放场所应注意阴凉干燥，切勿受潮和日晒。

　　5. 将药材散装在缸内，在缸内四周衬以草纸（或灰纸一类的纸张），把明矾0.5kg分作两包（用布或蒲席包之），如大块明矾可不包，放在药材的中间，后把缸盖严，可以防止走油。

　　6. 用水飞滑石0.5kg，按上法贮存，也可防止走油。

（二）气调养护法

　　对易泛油中药，应多用气调法养护，其中对保管难度大、仓库存量多的品种更适宜。对存量小的品种，可采取小件真空或充氮气（或充二氧化碳）方法，效果很好。

（三）吸潮法

　　在整仓密封室内，一般都采用吸湿器、氯化钠等吸潮。小件（箱、缸）可用生石灰吸潮，如怀牛膝、枸杞子、肉豆蔻、麦冬、天冬以及动物类药材都可采用。吸潮操作时，要防止石灰粉黏附药材。

（四）晾晒法

　　易泛油中药受潮时，除昆虫类外一般都可晾晒。如怀牛膝适合晾干，不宜曝晒。而柏子仁可放在强烈日光下晒2~3天，待凉透后再装包。麦冬晾晒时应选晴天，摊开时要薄而均匀，晒时不宜翻动，否则容易产生泛油。干燥后趁热气未散时装箱，盛装必须结实，然后盖严。枸杞也适宜趁热装箱的方法，装箱时含水量掌握在13%以内，温度不低于24℃时即可装箱。为了防止受潮，可先装入塑料袋内扎紧袋口，然后再装入木箱后糊严。也可采用铁箱包装（可不用塑料袋），箱口不要过大，装实装满后把箱口全部用焊锡封严，保质效果好。

（五）烘烤法

白术、榧子、天冬、白果等受潮后，可采用烘烤干燥。其中，天冬适宜用文火烘烤，以防止外表层破裂。动物类除刺猬皮、狗肾、水獭肝、鹿筋外，都可烘烤。昆虫在烘烤时，翻动要轻，以防止虫体残损。火力不要太旺，否则容易把虫体烘焦。

（六）密封法

适宜整仓密封的有当归、党参、怀牛膝、麦冬、柏子仁、肉豆蔻、胡桃仁、使君子仁、枸杞等。但必须在密封前把药材先熏蒸一次，密封期间室内要有吸潮设备，以防止害虫滋生和湿度增大，这样才能达到药材不受潮、不泛油、不生虫的目的。其中怀牛膝、麦冬、党参、枸杞子等也可采用小件密封办法，但密封的药材水分必须在安全水分以下，密封前也要先将药剂熏蒸，然后装入木箱或缸内密封保藏。易泛油的动物类药材，都可采用小件密封，容器内放适量有特殊气味的大蒜头（必须干的）、花椒、樟脑粉等，以增加防虫的功效。

（七）炒炙法

柏子仁（少量）若有泛油迹象，可投入铁锅内加热略炒，若倒入适量麸皮簸筛分离，冷却后收藏，也能起防治害虫作用。

（八）热蒸法

炙黄精、白果可用笼屉热蒸，对治理黄精发热有酒酸气味效果较好，并能杀虫。白果不宜蒸得过熟，一般以半熟即可，就能达到防虫防霉的目的。

（九）药剂熏蒸法

易泛油中药一般都可用药物熏蒸。少量中药可用氯仿、四氯化碳、二硫化碳、乙醇等易挥发性液体药剂熏蒸；大量中药过去常用氯化苦、环氧乙烷等液体药剂和磷化铝、硫黄等固体药剂熏蒸。但磷化铝、氯化苦、环氧乙烷、硫黄等化学药剂对人体健康有损害，国家颁布的绿色食品已禁止使用，研制无公害的生物熏蒸剂已势在必行。

第二节　中药的散气变味与养护

一、中药散气变味的现象

散失气味是指一些中药含有易挥发的成分（如挥发油等），在常温下因贮存保管不当而造成挥散损失，使中药原有的气味发生改变的现象。具有强烈芳香气味的中药都含有挥发油的成分，而这些成分很多是起治疗作用的重要成分，所以气味是鉴别中药质量的标志之一。

中药的固有气味若逐步淡弱或消失，说明药物的有效成分在减退，从而会降低疗效。对于中药的气味，自古以来都是十分重视的，如每逢取药除观其外形必首闻其味。尤其是目前很多中药的有效成分尚未阐明，那么保持中药原有的气味就更为重要。但在贮存工作中对如何防止中药散失气味有时考虑得较少，而侧重强调通风干燥，使有些中药的气味变得淡薄，这是值得重视的问题。

二、中药散气变味的原因

中药的气味散失一般是指所含挥发油成分的散失。挥发油是植物体内具有芳香气味的油质，它在常温下能挥发，而温度越高挥发越快，贮存时间越久气味散失越多。故气味散失的原因乃是挥发油被氧化、分解或自然挥发的结果。挥发油氧化易生成树脂样物质，氧化物的产生使挥发油含量降，低气味减弱。在气味散失过程中，如果温度增高、湿度增大或药材本身受潮，也都是加快挥发造成气味散失的因素。此外，若中药包装不严，药材露置空气中，挥发性成分也会自然挥发损失。

三、易散气变味的中药

挥发油在植物中分布甚广，尤以伞形科、樟科、木兰科、松科、芸香科、桃金娘科及姜科等植物的中药中挥发油的含量特别丰富。根类中药如木香、当归、藁本、独活、白芷、防风等；根茎类中药如川芎、姜、羌活、苍术等；茎木类中药如降香、檀香、沉香等；皮类中药如厚朴、肉桂等；叶类中药如艾、紫苏叶等；花类中药如玫瑰花、丁香、番红花、金银花、月季花等；果实种子类中药如花椒、茴香、吴茱萸、香橼、枳壳、枳实、青皮、广陈皮、白豆蔻、砂仁、肉豆蔻等；草类中药如薄荷、藿香、荆芥、茵陈、香薷等，都含有较丰富的挥发油。此外，如樟脑、没药、乳香、苏合油、麝香、阿魏、冰片等中药，其香气也易挥散损失。以上中药中的厚朴、细辛、花椒、八角茴香等还会发霉；吴茱萸、肉桂、丁香等也会发霉和泛油；薄荷、荆芥、藿香、佩兰、紫苏、香薷、小茴香等还会发霉和生虫；肉桂、沉香、厚朴等会出现干枯失润。

四、易散气变味中药的检查

引起中药散失气味是由于受潮发热，中药的温湿度升高，使内含的挥发性成分散失，故对于芳香性中药的检查，必须正确掌握干湿度。水分过大易发霉，若一经发霉，香气散尽；若水分过小，会使药材干硬失润。所以要加强水分的检查和测定。

（一）皮木类芳香药的检查

肉桂、沉香、厚朴等都含有丰富的挥发油，也是主要的药用成分。但是挥发油容易从油细胞内析出而挥发，产生失油干枯现象。可利用传统的鉴别方法进行检查，如沉香含油质部分呈棕黑色，有光泽，质地沉重，燃烧有油泡出现，香气浓烈。肉桂、厚朴检验时可用利刀削切两端，其皮的断面靠内壁处可视油质的色泽和含油层在断面上的厚度，一般以紫油及油层满者为质佳，二者气浓者为新货，淡弱者为陈货。

（二）果实类芳香药的检查

丁香、肉桂子、吴茱萸、小茴香及八角茴香等颗粒药材，衡量水分时可用手抓一把捏紧，体质坚实，能发出响声者为干燥品；也可用齿咬辨别软硬度来衡量，质硬顶牙，碎时有声者为干透的，软韧无声者则是不干的。小茴香新货色黄绿，香气浓郁；陈货色泛黄白，气也薄弱，若外表颜色发黑是霉痕的表现。吴茱萸、肉桂子、丁香久存也会泛油，外表显油样，色泽加深。八角茴香干透的其角尖掐之易断或掐痕上显示油质，种子光亮易压碎；若掐之不易断，种子软韧者则是不干的。一般以色显红棕、油分多、气浓者为新货；外表色黯、油质少、气淡者为陈货。花椒有红青之分，采时成熟者多开裂，嫩果常闭口内含椒目（种子），一般果皮易干燥，椒目不易干燥，过潮者要防止发霉。

（三）全草类芳香药的检查

藿香、荆芥、薄荷、佩兰、紫苏、香薷等全草类中药，干燥的茎枝易折断，叶片易碎；不干的茎枝不易折断，叶片软韧。若货包中心手触发热或闻之气味不正，是微生物分解产物散发出来的轻度霉味，温度高而造成的闷蒸现象。这类中药都可用手搓叶、穗，闻香气，看色泽来判断区别新、陈。一般是整体内外色泽一致而新鲜，香气浓者是新货；色泽不鲜，边缘更萎，叶子易落，茎枝发脆以及气味淡弱者多是陈货。细辛的叶片容易干燥，须根不易干透，从而也会影响叶片的返潮，若手抓叶片有弹性，须根易折断者为干燥的；茎叶软韧或表面有白色斑点者则已发霉。

易散失气味中药中的荆芥、藿香、薄荷、佩兰、紫苏、香薷等受潮后还易生虫，开始时在货包表面，然后发展到货包内部，害虫蜷缩在茎叶部位，并吐丝缠绕叶、穗。

五、易散气变味中药的养护

（一）贮法

保管易散失气味的中药，减少和控制它的挥发程度是关键。采取低温低湿是养护的主要措施，应贮放在干燥、阴凉、避光的库房内，温度不宜超过30℃，相对湿度以70%～75%为宜，并不必过多地通风。常规采用如下方法：

1. 中药的包装应力求严密，以防泄气。

2. 存放易挥散走气中药的库房，必须符合阴凉干燥的条件。若仓库条件较差时，可利用地下室、窖洞等作为贮存处所，以防受热。但因地下室湿度较大，还应注意防潮。凡易散失气味的中药，都要避免以露天货垛的形式存放。如沉香、肉桂、厚朴、檀香等最忌风吹或过分干燥，可选凉爽库房采取密封方法比较合适（或尽量少启库门），若按件以小件（箱）密封效果更好。

3. 密闭仓库：在夏季为了防止湿热空气侵入仓库，必须做好门窗的关闭工作，最好在窗上安一窗架，挂上窗帘，较小的库房还可挂棉门帘。工作人员出入库房时，都必须随手关门，以防湿热空气进入库房。

4. 因白色可反射一部分阳光的辐射热量而降低库温，所以夏季存放易散失气味中药的仓库或库房的窗上，可采取糊白纸、喷白漆或者涂以10%骨胶石灰浆等方法。

5. 贮存期限：一般含有易挥发性成分的中药，都不宜贮存过久，否则随着贮存期的增长，其有效成分挥发得也越多，品质越低劣。故在进出货时应首先掌握"先进先出"的原则，但某些后进的质次及易坏品种，也应做到"先出"，并进行经常性检查。

（二）晾晒法

此类中药受潮时，不能在烈日下曝晒，也不可在空气潮湿时通风，只能在干燥的空气中采取摊晾的办法，最好在晴天的上午10时左右到下午1时左右进行，然后收集盖苫，第二天再摊晾，不可敞开过夜，否则易"返潮"，一直摊晾到含水量符合要求为止。

（三）其他方法

易散气变味的全草类中药生虫后，因不宜使用高温灭杀，整理比较困难，损耗很大。预防生虫可用熏蒸养护，有条件的最好采用气调养护、无菌包装、除氧剂封存等现代养护技术来防治。

第三节 中药的变色与养护

一、中药变色的现象

中药的变色是指中药在采收加工、贮存的过程中，由于保管养护不当而引起中药自身应有色泽发生淡弱消退或颜色加深的变异现象。各种中药都具有其固有的色泽，色泽不仅是药材外观的标志，也是中药品质好坏的标志之一。变色的发生往往使不少中药变质失效，不能再供药用。

二、中药变色的原因

现在一般认为，中药变色主要是由于酶及非酶作用所引起的化学反应。

（一）酶作用引起的变色

有些中药所含的化学成分中有生色基团如酚羟基结构等。在酶及空气中氧的作用下发生氧化、聚合等化学变化，形成了大分子的有色化合物，而使药物的颜色加深，所以，含黄酮类、羟基蒽醌类及鞣质类的中药都易发生变色。如花类中药一般都含有花色素，富亲水性，一旦受潮，则激活细胞中的酶，在氧的作用下，色素水解，pH值改变，从而颜色也随之改变。大黄、牡丹皮、白芍等含鞣质较多的中药在长久与空气接触后，或在润切制阶段，会激活酶的活性，在氧的作用下，氧化生成大分子棕色物质或将鞣质氧化成红色。黄芩苷在黄芩酶的水解下，生成葡萄糖醛酸与黄芩素，后者具有三个邻位酚羟基，易氧化成醌类而显绿色。

（二）发热、霉变引起的变色

某些中药在发霉、发热过程中，由于微生物的大量繁殖和对中药有机物质的严重分解，菌体自身及其代谢产物的色素与药物坏死组织的颜色混杂在一起，使药物的原有色泽和整洁度消失，而呈现出黑褐或黄褐等颜色，同时产生不快的哈臭味、酸味或霉酒味。此外，含有鲜艳色素的药材（花类等），若过多受日光照射，这些不稳定色素就容易破坏而褪色，变浅变白。使用紫外线杀菌也应注意变色。而长期与空气接触，并通过药材自身的吸湿，在氧化过程中会产生热量，加强酶的活动，其氧化物会使药材的色泽加深。

（三）非酶引起的变色

由非酶所引起中药变色的因素较多。其中有的是因药材所含蛋白质内的氨基酸与还原糖作用，生成了大分子的棕色化合物所致；也有的是因中药所含的糖或糖酸类物质分解成糖醛或其他类似的化合物，而这些化合物中含有活泼的羟基，能与一些含氮化合物进行缩合、环合等化学反应，形成棕色色素或其他的色素，致使中药变色。

此外，中药在加工干燥的过程中，因火烤或曝晒，温度升高或药材在发霉生虫过程中也会变色，或使用某些杀虫剂也会引起变色，如用硫黄熏蒸后所产生的二氧化硫遇水成亚硫酸，为还原剂，导致药材变色。

另有些矿物类药，如青矾受空气中氧的作用使 Fe^{2+} 变成 Fe^{3+}，而失去原有青绿色泽。某些汞制剂的中成药，如红升丹、三仙丹、轻粉等，光照过久后不仅能逐渐析出水银，颜色也会加深变色。

中药变色通常是和温湿度、空气中氧的作用及日光的照射等因素分不开的。一般温湿度增高，中药的变色速度也加快，因为酶在 50℃ 以下，随温湿度的增加，酶的活性也增大，则其变色加剧，故中药宜置低温、干燥处贮存。某些药材的变色是氧化作用所引起的，在氧充足的情况下，其变色速度加快，故将易氧化变质的中药密封包装，不但能防止某些药味香气走失，也能减少或防止氧化变色的发生。日光照射使某些中药变色，主要是因受日光偏极光的影响，当然这与温度的升高也有一定的联系，故对日晒变色的中药，宜置阴凉、干燥、避光处存放。

非酶引起的变色实际是一种化学变化现象。

三、易变色的中药

中药变色范围很广，严格来说各类药在流通过程中，色泽总是在不断地变化，只是有的不甚明显罢了。而药材一旦遭受发热、生霉、泛油之后，就会产生不同程度的变色，这种现象比较普遍。尤其是一些色泽鲜艳的药，如玫瑰花、月季花、梅花、款冬花、腊梅花、扁豆花、菊花、玳玳花、红花、山茶花、金银花、槐花（米）、莲须、莲子心、橘络、佛手片、通草、麻黄等。其中又以玫瑰花、款冬花、扁豆花、莲须、佛手片等最易变色。

四、易变色中药的检查

对易变色中药，重点要检验色泽、气味、形态和水分。如花类药材的色泽气味，更是鉴别新陈之分的重要标志。一般新货色泽鲜艳，香气浓郁而形态整齐，大小均匀、加工精致也是检验质量优劣的重要内容，因为这些都与保管养护有密切的联系。

中药含水量的大小关系到贮存的安全，采取感官方法对中药不同部位进行水分探测是传统的经验，在当前中药检验实践中仍起重要作用。具体方法如下：

（一） 对质地柔软类中药的检查

金银花、红花、菊花、扁豆花等质地都比较柔软，检验时可用手抓方法衡量所含水分。若感觉花体疏松不结块，触之略有扎手感，捏之并有弹性者是干燥的；握之无弹性者是不干的；捏后不散成团者更潮。反之，若花瓣一触即碎则是过分干燥的现象，也应该防止。

（二） 对质地硬脆类中药的检查

款冬花、莲须、橘络、莲子心、槐花（米）、佛手片、通草等，基本也可采用手抓方法衡量所含水分。如干燥的橘络则易碎断，其气也浓；未干的软韧不伸，其气也弱。莲须手握之扎手，抖动黄色花粉易落者是干燥的；若手感发凉，花粉不易散落者则是不干燥的现象。干燥的莲子心质地坚脆，折之易断；不干的则软韧气弱。佛手片有广手片、川手片之分。广手片张大、片薄、色白、性质柔软，检查水分可用手握方法，若触及时有硬度感觉，放手时伸张迅速而幅度大者为干货；若手握软绵，放之不易伸张者即是回潮的表现。川手片张小、片厚、色黄、质硬，可以从软硬度来判断所含水分的多少。

槐花（米）若握之触手并发出沙沙响声者为干透的；无声者则未全干。通草受潮或遭水渍后，颜色容易泛黄，通草还会结块。

（三） 具花托类中药的检查

玳玳花、玫瑰花、月季花、山茶花、腊梅花、梅花等都带有花托，这个部位一般不易干燥。检验时可用指甲掐痕者是潮软的表现。款冬花一般花瓣易干燥，内芯及花柄不易干燥，可剥开后观察。若内芯丝状物疏松易散则是干燥；剥时花瓣不碎无弹性，内芯丝状物不疏松易散者则是潮软的现象。

（四） 新、陈货的检查

莲子心色绿、气味清香浓郁者为新货，黑褐色者是久存的陈货，发黄者是受潮热的表现。麻黄一般情况是新货色绿身潮；陈货色黄较干燥。若茎枝一折易断并发出响声，折断处有黄色粉末爆出，这是干燥的现象；如折时无声，或不易折断并有韧状纤维牵连，也无粉状物爆出，则是不干燥的现象。

检查上述易变色中药时，还应检验有无虫蛀霉变，如莲须、红花生虫时，多在包装的四角蜷伏；金银花、槐花（米）的害虫常隐藏在花苞内；橘络、莲子心、款冬花等生虫时，都会吐丝缠绕或结串成团。

五、易变色中药的养护

易变色中药应选择干燥、阴凉、避光的库房存放。其中花类药最好能专贮，便于管理和养护。库房的温度最好不超过 30℃，相对湿度控制在 65% ~75% 之间。贮存期不宜过长，要执行"先进先出，易变先出"的原则，加强检查，防止受潮。根据中药的变色原因，在实际工作中可采取以下相应措施来防止中药发生变色。

（一）破坏酶的活性

一般采后的新鲜药材，因含有大量酶，且药材又含较多水分，则变色情况的发生较为严重。故可用破坏酶活性的方法来防止。这在原产地进行采收加工时，可结合运用火烘、曝晒、沸水焯、蒸笼蒸等方法来破坏药材内酶的活性。

（二）密封法

易变色的花类药中，除金银花、红花、槐花（米）外，都可采用密封贮存，以防潮变色。库存量大的可以整库密封；库存量小的可用小件（箱）密封，但含水量要求在安全限度以内，在梅雨季前进行效果好。

（三）气调法

易变色药中除麻黄、通草、槐花（米）、红花等外，都适宜采用气调养护，可保持色泽正常；而对花类药材，更符合采取小件密封（充气或真空）的方法，既灵活又方便，在商品流通中深受欢迎，是中药包装保质改革的方向，特别适用于贮存量少的品种。

（四）晾晒法

适宜晾晒的有莲须、槐花（米）、莲子心、橘络、佛手片、红花、金银花、款冬花等。其中莲子心（色绿）、莲须（色黄）、红花（色红）晾晒时，上面覆盖一层清洁的细孔麻布，既能避免强烈日光照射而褪色又能防止风吹时使药材散失而损失。佛手片不宜晾晒过干，要保持软润状态，过干有损其质量。款冬花晾晒时不宜过多翻动，不宜曝晒，否则易造成苞片碎落而吐出苞内絮状物，使完整的花苞破残，且曝晒后易变色。

（五）吸潮法

花类中的月季花、玫瑰花、玳玳花、梅花、菊花等可用生石灰吸潮，这是用于吸干花类药材受潮水分效果较好的方法，若长期吸潮，花的色、香、味都能保全。

（六）烘烤法

易变色的玳玳花、梅花、山茶花、扁豆花、腊梅花等受潮时，都可用快速烘烤方法进行干燥。烘烤时把花摊薄而均匀，火力不宜太旺，时间不能过长（只要求烘除多余水分），若过分干燥会造成花瓣易残、影响色泽和烘焦等后果。

第七章

中药仓库的管理

中药仓库是贮存中药商品的场所，商品要贮存多、进出快、保管好、省费用、保安全，就要加强技术管理。仓库的技术管理，包括适合的仓库、合理的贮存方法、科学的保管养护手段。搞好技术管理可以提高仓库使用率、降低费用、减少损耗，是保证中药商品贮存质量的基础工作。

第一节 仓库建设和职能管理

中药仓库，从设计、建造到仪器设备购置，都要采用科学、先进的方法，并按照现代化的仓储标准和 GSP 进行建设和管理。

一、中药仓库的类型

（一）按建筑形式分类

1. 平面库 即一层的库房。优点是：便于搬运商品，利用率高，造价低。但有的地面潮湿，对商品的贮存有不良影响。

2. 多层库 占地面积小，增加贮存面积，可以充分利用空间，贮存费用下降；库内干燥、隔潮性能好。因受层间高度限制，搬运劳动消耗较大，速度受一定影响。

3. 立体库 指立体自动化仓库，即以计算机进行管理和以货架为主的立方体仓库的统称，亦称高层自动化仓库。这种仓库的高度，国外已达 10～30m 以上。我国目前设计投产的自动化仓库高达 18m。据计算，仓库从高度 5m 提高到 20m，每立方米的贮存费可下降 37%。

4. 地下库 具有隐蔽、安全的特点，一般用于战备和忌高温贮存的商品。这类库房要采取防潮措施。

5. 货棚 指用于存放商品的棚子，有的无墙。货棚的结构简单，造价低，但隔热防潮力差，使用寿命短，一般用于笨重或轻泡商品的短期存放。

6. 货场 指用于堆放商品的露天场所，又叫露天仓库。它费用低，容量大，但易受自然条件的影响，适合临时存放收购的大量商品或集中到达的商品，但不能做长期贮存。

（二）按商品流通过程职能分类

1. 采购仓库 多设在中药经营、生产比较集中的地点或设在转运集散地，主要集中贮存从生产部门收购的中药，整批或分批发出。

2. 批发仓库 存放调进或收购入库的中药，这类仓库同时也根据要货计划进行商品编配、分类和改装。也有的将批发仓库与批发业务设在一起，这种形式可以方便客户，缩短调拨时间，减少环节。

3. 零售仓库 一般设在企业或零售商店的附近，主要为零售单位储备，供应门市销售。

4. 加工仓库 属于加工性质，具有加工贮存作用，既方便收购，又方便贮存和分发。如中药材饮片加工厂的仓库，其任务是对中药原料和饮片成品的周转贮存。中成药厂对原料和成品的周转贮存，也属于此种性质。

5. 储备仓库 是贮存战备、疫情灾情、急诊等所需药品的仓库，它是国家为解决在特殊情况下急需而设置的，一般储备品种少，数量较多。

6. 中转仓库 一般设在交通运输方便的地点，主要是为运输中转和分运商品，转换运输工具，暂时存放中药商品而设置。

（三）按商品性质分类

1. 普通中药库 是贮存一般中药商品的仓库，在收购、批发、零售、加工、调拨各环节中都可以设置，如中药材仓库、饮片库、成药库等。

2. 特殊中药商品库 这类仓库分为三种。

（1）**细贵药材库** 专门贮存来源不易、经济价值较高的中药材商品。

（2）**剧毒药品库** 单独贮存国家限制使用的剧毒药材或中成药的仓库，管理严格，设施安全。

（3）**危险品仓库** 指专门贮存易燃易爆等危险品的仓库，如火硝、硫黄以及杀灭害虫的化学熏蒸剂等。

二、现代化仓库的含义及其发展趋势

（一）仓库现代化的含义

按 GSP 中规定：仓库应划分待验库（区）、合格品库（区）、发货库（区）、不合格品库（区）、退货库（区）等专用场所，经营中药饮片还应划分零货称取专库（区）。以上各库均应设有明显标志。仓库应有以下设施和要求：

1. 保持药品与地面之间有一定距离的设备。

2. 避光、通风和排水的设备。

3. 检测和调节温、湿度的设备。

4. 防尘、防潮、防霉、防污染以及防虫、防鼠、防鸟等设备。

5. 符合安全用电要求的照明设备。

6. 适宜拆零及拼箱发货的工作场所和包装物料等贮存场所和设备。

《药品经营质量管理规范实施细则》（2000 年国家药品监督管理局第 526 号文）中规定：药品贮存应实行色标管理。其统一标准是：待验药品库（区）、退货药品库（区）为黄色；合格药品库（区）、零货称取库（区）、待发药品库（区）为绿色；不合格药品库（区）为红色。

药品批发和零售企业的仓库应有以下设施和设备：①设置不同温、湿度条件的仓库。其中冷库温度为 2℃ ~ 10℃；阴凉库温度不高于 20℃；常温库温度为 0℃ ~ 30℃；各库房相对湿度应保持在 45% ~ 75% 之间。②设置的药品检验室应有用于仪器分析、化学分析、滴定液标定的专门场所，并有用于易燃易爆、有毒等环境下操作的安全设施和温、湿度调控的设备。

（二）仓库现代化的发展趋势

1. 具备现代化设备和仪器 应具备各种现代化搬运、保管、养护、消防安全以及现代化管理和自动化控制等设备。应具备已经过法定规定检定的检验用的仪器仪表、衡量器等。

2. 商品进出作业机械化、控制自动化 商品入库点数、分类、检测、记录、堆码、发货等实行作业机械化、控制自动化。

3. 温湿度调控自动化 温度湿度应控制在规定的范围内，超出范围进行自动降温、除湿处理等。

4. 管理现代化、规范化 在行政管理、业务管理、人事和企业信息等管理上按 GSP 要求，进行现代化、规范化管理。

5. 现代专业人员 从事药品验收、养护、计量和销售工作的人员必须按国家有关规定设置，人员的专业素质必须符合现代医药管理和养护专业标准。

6. 健全规范的管理制度 仓库管理应有健全、规范的管理制度和各级岗位责任制，以及验收检测标准、范围，检测程序等规范化的管理制度。

三、现代中药仓库的建筑要求

（一）仓库地址的选择

在一般情况下，选择建设仓库的地址应符合下列条件：

1. 地点适中，交通方便，尽可能设在靠近铁路、公路或港口的地方，与中药生产、批发、销售单位较近。

2. 地面广阔平坦，便于存放大批商品（指调拨、中转、批发仓库），并有扩充的余地。

3. 地势应较高，便于排水，不受洪涝威胁，不影响商品吞吐。地面要坚硬，避免地面下沉。

4. 要有水电保证，便于消防和供电。

5. 环境卫生条件较好，远离易燃烧有污染的生产单位和居民集中区，确保安全和免受污染。

（二）仓库的性能要求

1. 普通性仓库　建筑普通性仓库要具备防潮、隔热、通风三种性能。仓库内部便于机械操作，方便堆码和进出作业，利于商品的合理摆布，提高库房单位面积使用率。在此基础上达到坚固、适用、经济的目的。

2. 危险品库　墙壁、地坪、屋顶最好选用耐火材料，内部以耐火墙壁间隔。安装电灯需加防爆灯罩。库门用耐火材料制成。露出屋顶的通风管用细密铁网遮罩。

3. 冷藏库、恒温仓库、低温仓库　墙壁、地坪、屋顶全用水泥、钢筋混凝土建造，墙壁中间砌装隔热材料，库门密封性能好。

（三）仓库建筑的技术要求

为了保证仓库建筑质量，保证贮存商品和业务操作的安全，必须针对具体情况和条件，对仓库结构制定技术标准，规定仓库建筑各主要结构部分的一般要求。

1. 库房基础　它是库房重量的传递者，它把库房的重量和库房的内（外）墙、主柱所承担的全部载荷传递到基地上去。因此，库房的墙壁和主柱下面必须建造基础。分为两种：

（1）**连续基础**　它是指仓库实体墙下面用砖和砖石作材料，采用石灰或水泥砂浆砌筑的连续基础，基础平面两侧通常应伸出墙面以外 50～60mm，起连续和整体稳固的作用。

（2）**支点基础**　即是柱形基础。单层不保温仓库当采用木柱或砖柱构架墙时，可用柱形基础，并在柱形基础之间加装砖砌或钢筋混凝土的地下过梁，然后再将墙筑在过梁上。柱形基础之间的间隔一般为 3～3.5m。库房内支柱不宜过多，以提高库房面积利用率和便于仓库作业。

2. 库房地坪　仓库地坪由基础、垫层和面层构成。垫层可用沙子、砾石、碎石和混凝土等铺筑；面层按所用材料的不同有沥青地坪、沥青混凝土地坪、水泥和水泥混凝土地坪。对仓库地坪的基本要求是：坚固结实、平整、干燥；具有一定的载荷能力，一般应在 5～10 吨/m²；具有耐摩擦和耐冲击能力；具有不透水、不起尘埃、导热系数小、防潮性能好等功能。为防止地坪的沉落和裂缝，地坪应具有一定的强度和刚度，还要作必要的防潮处理和防白蚁处理。

3. 库房墙壁　墙壁是库房的围护结构，同时也起部分支撑作用。其结构状况直接关系着库房的坚固、耐久和稳定性。库房墙壁按其作用不同有三种：承重墙是承受屋顶及某些设备的重量，并起围护作用，一般做成实体墙；骨架墙是砌在梁柱间的墙，只起充填和隔离作用；间隔墙是把大房间分隔成小房间的内墙。对库房墙壁的基本要求是：

（1）尽量使库内不受大气温、湿度和风向变化的影响，即隔热、防潮、保温性能好；

（2）坚固耐久并且有一定承重能力；

（3）表面应光洁、平整，不起尘，不落尘。

4. 库房房顶　库房房顶的作用，是防止雨雪侵袭和日光直接照射。房顶应无渗漏，并有良好的隔热与防寒性能，导热系数小，符合安全防火要求，其坚固、耐久性应与整个建筑相适应。屋顶由承重、覆盖两部分构成。为了隔热、防寒和防尘，则应加装天花板覆盖。通常有平顶、脊顶、拱顶等形式。

5. 库房门、窗 库房门、窗在结构上应具有关闭紧密，坚固耐用，开关轻便，并能防止雨水浸入和适应安全防火的要求。

（1）库门 是商品、人员和运输工具出入的通道。库门关闭可以保证商品安全，保持库内正常的温度和湿度。库门应在库房长边两侧开设，适合商品的吞吐量和技术操作过程。库门的尺寸应根据商品包装体积大小和仓库使用的机械设备而定。

（2）库房窗户 起采光和通风的作用。一般仓库均采用侧窗采光，只有在库房宽度超过 20m、侧窗通光不足时，才用天窗辅助采光。为了便于保持窗户清洁，以采用开关窗或上翻窗为宜。为适应商品养护的要求，最好采用联动开关装置。仓库应尽量减少窗户面积，必备的窗户应安装适宜的窗帘，以防止日光直射商品。

四、现代仓储设备

（一）自动化管理控制设备

1. 仓库管理自动化方面的设备 在仓库行政管理、业务管理和人事管理上引用电脑管理系统等设备。

2. 商品进出作业管理自动化方面的设备 商品进出库作业实现机械化、控制自动化。

3. 仓库温湿度控制与调节自动化方面的设备 温湿度控制与调节采用自动化系统来进行。

（二）搬运及保管类设备

1. 装卸搬运设备 是指用来提升、堆码、搬倒、运输商品货物的机械设备。

（1）装卸堆垛设备 指各种类型起重机、叉车、堆码机、滑车、高凳、跳板、废旧轮胎等。

（2）搬运传送设备 指各种手推车、电瓶车、运货卡车、拖车及各式平面和垂直传送装置等。

2. 保管设备 是指用在保管环节的设施设备。

（1）苫垫用品 有苫布、苫席、油布、塑料布、枕木、石条等，用以对商品进行上盖下垫。

（2）存货用品 指各种类型的货架、货柜等，用以存放商品。

（3）计量设备 是指仓库用来进行商品验收、发放、盘点等采用的度量衡工具。包括用来称量的各种磅秤、天平和用来测量的各种尺子、卡钳、游标卡、千分卡等。

（三）养护检验设备

是指仓库用来进行商品入库验收与在库养护的设施设备。

1. 养护设备 一般常用的是测湿仪、吸潮机、烘干机、温湿度计、空气调节器、红外线装置、风幕装置以及通风、散潮、照明、取暖的设备和气调养护设备。

2. 检验设备

（1）小型企业的药品检验室　应配置万分之一分析天平、酸度仪、电热恒温干燥箱、恒温水浴锅、片剂崩解仪、澄明度检测仪。经营中药材和中药饮片的还应配置水分测定仪、紫外荧光灯和生物显微镜。

（2）中型企业的药品检验室　应在小型企业配置基础上，增加自动旋光仪、紫外分光光度计、生化培养箱、高压灭菌锅、高温炉、超净工作台、高倍显微镜。经营中药材、中药饮片的还应配置生物显微镜。

（3）大型企业的药品检验室　应在中、小型企业配置基础上，增加片剂溶出度测定仪、真空干燥箱、恒温湿培养箱。

（四）消防安全设备

这是保障仓库安全必不可少的设备。主要包括：各种报警器、消防车、电动泵、水枪、各种灭火器、灭火弹、蓄水池、各式消防栓、砂土箱、消防水桶、消防云梯。

（五）安全防护用品

是指保障仓库职工在各项劳动作业中身体安全的用品。如工作服、安全帽、坎肩、围裙、耐酸绝缘的胶鞋、手套、口罩、护目镜、防毒面具。

五、现代自动化中药仓库

从发展的角度而言，中药的贮存也应建立自动化仓库，使中药现代化的发展更加完善。

（一）中药自动化仓库的组成及优点

自动化立体仓库是指采用几层、十几层乃至几十层高的货架贮存单元商品，并且用相应的起重运输设备进行商品入库和出库作业的仓库。它可以实现计算机网络管理，做到无人操纵按计划入库和出库的全自动化控制。这类仓库的优点是：可以提高土地利用率，节省建筑征地费用；能充分利用仓库地面与空间，提高单位面积贮存量；有利于实现仓库作业机械化、自动化，能提高工作效率和劳动效率；引用电脑管理系统，有利于实现仓库规范化管理，有利于 GMP、GSP 的贯彻实施。随着我国医药商业系统加快实现仓库现代化的步伐，高架立体仓库也应得到较快的发展。

（二）自动化中药仓库的类型

1. 仓库管理自动化　在仓库行政管理、业务管理和人事管理上引用电脑管理系统，按 GSP 要求进行现代化、规范化管理。

2. 商品进出作业管理自动化　商品进出库点数、分类、检测、记录、堆码、开票、发货等作业实现机械化、计算机化、控制自动化。

3. 仓库温湿度控制与调节自动化　将中药据中药商品对贮存环境中温湿度的要求，设置在一定的范围内，使中药商品能够安全贮存。若仓库的温湿度超出了这一安全贮存的范围,则温湿度控制与调节自动化系统将进行自动控制和调节。

六、电子计算机在现代化中药仓储中的应用

电子计算机能存储大量的信息和具有快速运算的功能,可以将仓储工作中的各种数据、记录、资料、文件都输入计算机,让其进行处理,再为各部门提供所需的报表、资料等信息。计算机在现代化中药仓储中的应用十分广泛,如在仓库行政、业务、人事以及信息管理上均可应用计算机进行管理。

1. 在行政管理上 对企业各级行政机关、各个职能部门、各种各类岗位责任制度的职责、任务、岗位责任的规范化管理体制的制定及存档备查等,均应进行文档管理和计划管理。

2. 在业务管理上 根据自己企业的业务范围,对与企业有关的行业和部门进行市场分析和信息查询,对业务上有往来的企业和单位建立业务档案;企业内部远期规划的制定和近期工作的安排以及在库检查制度和消防演习制度的制定与执行情况;对企业内部日常管理更是应用计算机来管理和操作,如电脑开票,商品出入库自动点数计数归档,记录商品定位情况,查询商品库存情况等。并进行物资管理、设备管理和销售管理。

3. 在人事管理上 仓库人员的人事档案资料,各级行政机关、各个职能部门的岗位定编情况,以及各种人员进修、培训、学习等情况记录。

4. 在信息管理上 主要包括对信息的收集、存储、传输、加工、查询等功能。它能全面系统地保存大量的信息,并能很快进行查询和综合分析,为组织的决策提供信息支持。

七、人员要求

在 GSP、GAP 实施细则中,对人员有以下要求:

1. 药品批发和零售连锁企业从事药品验收、养护、计量和销售工作的人员,应具有高中(含)以上的文化程度。以上人员应经岗位培训和地市级(含)以上药品监督管理部门考试合格后,取得岗位合格证书方可上岗。

2. 药品批发企业从事质量管理、检验、验收、养护及计量等工作的专职人员数量,不少于企业职工总数的4%(最低不应少于3人),零售连锁企业此类人员不少于职工总数的2%(最低不应少于3人),并保持相对稳定。

3. 药品批发和零售连锁企业从事质量管理、检验的人员,每年应接受省级食品药品监督管理部门组织的继续教育;从事验收、养护、计量等工作的人员,应定期接受企业组织的继续教育。以上人员的继续教育应建立档案。

4. 药品批发和零售连锁企业在质量管理、药品检验、验收、养护、保管等直接接触药品的岗位工作的人员,每年应进行健康检查,患有传染病、皮肤病、外伤性疾病等不得从事直接接触药材的工作,对工作人员的健康情况要建立档案。

八、文档管理

中药仓库的文档管理应采用计算机进行以下几方面的系统管理:

1. 有关检验的记录文档　包括商品名、品种、规格、数量、检验质量报告、药品注册证号、批准文号、有效期、产品批号、说明书、品种规格、包装、常规检验内容和具体按剂型检验的内容，以及检验用的仪器和方法等记录文档存档。

2. 购进商品内容记录　商品名、来源、产地、品级、规格、购进日期、经销企业名称、规格、数量、生产批号、生产日期、生产单位名称、验收入库时的质检情况、进货数量、进出动态、存放地点、存放位置等内容的记录和管理。

3. 商品保管方面　商品进出时电脑开票，应做好保管账和保管卡管理，所采取的保管养护措施记录。

4. 人事管理　仓库人员的人事档案资料，以及人员进修、培训、学习、健康检查等情况记录。

5. 产品质量档案管理　在药品生产单位凡正式产品都应建立产品质量档案，档案管理员负责建立、整理、汇总产品质量档案，按规定编目成册，归档保存。其内容为：产品简介、名称、处方、规格、批准文号、批准日期、工艺流程、原辅料、炮制品、半成品、包装材料、标签等规格标准、检验方法、标准沿革及修改执行资料、工艺变更、检验方法变更等资料存档。

九、仓库消防安全措施

中药仓库的消防工作，是确保仓库安全的首要任务，要贯彻"以防为主，以消为辅"的方针，全员动员，认真对待，防患于未然。

（一）组织措施

仓库除建立专职或兼职消防队伍以外，仓库领导应有专人分管安全消防工作，并根据库区地段划分消防区域，指定地段的消防负责人，实行"分级管理，分区负责"的原则，做到使责任到区到人，分工明确，职责清楚。还要根据商品贮存情况和防火责任区域范围制定具体的灭火规划。内容包括：灭火和抢救商品；与公安消防机关的联系；消防设施的使用；切断大火蔓延的措施等内容和人员部署等。要坚持对全体职工进行安全消防的教育与培训，定期开展安全教育与安全消防知识培训与演习，新职工和转岗人员必须经过安全消防知识培训后才能上岗工作。

（二）业务措施

仓库应把安全消防工作落实到业务领域，以保证控制不安全因素的产生。

1. 贮存易燃、易爆等危险品要分别设专用仓库。性能相抵触的商品要分开贮存。

2. 凡受阳光照射易引起燃烧、爆炸或产生有毒气体的化学危险物品及易燃液体、气体，须存放于指定的阴凉通风库房。

3. 库房商品堆码应按规定保持"五距"（墙距、柱距、顶距、灯距、垛距），尤其要注意保持商品同电源（灯泡、开关、电线）的规定距离。

4. 商品包装容器要完整牢固，防止剧烈震动和撞击倾倒。

5. 库区内不得擅自搭建违章建筑，不得在防火间距内堆放可燃物品，不得阻碍建筑物间的消防通道，安全门、疏散楼梯和走道要保持畅通。

（三）火源和电源管理措施

加强火源、电源管理，严格控制火源、电源和其他一切火患因素，是做好防火工作的先决条件。

严禁火种入库，职工、外来人员和车辆入库，必须查留火种，库区内严禁吸烟，库区、库房发现火柴梗和烟蒂视为火种入库。仓库区与生活区要严格分离开。要严格明火管理，库区如确需动用明火，必须履行用火审批手续，在现场要放置相应的消防器材，责成专人看管，坚持"用火不离人"的规定。用于易燃、易爆物品的开箱、封箱工具，须是铜质材料。汽车不准驶入库房，电瓶车、钗车和易引起火花的手推车进入贮存易燃易爆的化学危险品库房，须有防爆或防火溅出装置。库房顶部要安装感烟报警器，库房须安装报警装置。

在电源管理方面，库区生产、生活用电线必须分开，电线和电器设备必须按照设计规范由正式电工安装、维修，库区内老化、裸露的电线须及时更换。库房内使用的照明灯具，须符合公安消防部门的规定。库房门外应单独安装电源开关箱，保管人员离岗时须锁门、拉闸断电。按照国家有关防雷设计安装规范的规定，设置防雷装置，并在每年雨季前检测，保证安全。

（四）安全灭火措施

仓库一旦发生火灾，即应迅速地采取有效措施将火扑灭。当药品仓库发生火灾时，除应断绝电源、搬移可燃物等外，必须根据药品的特性，采用相应的灭火方法。

1. 冷却法　将燃烧物的温度降低到燃烧点以下，使火熄灭的方法称冷却法。其最普遍的方法是用水灭火。但有些易燃品或遇水燃烧的药品，如用水施救不仅不能灭火，反而会使火势扩大，如松节油等油剂类，不能用水灭火，因它们比水轻，且不溶于水，水的冲击反而使燃烧物向四周飞溅引起更大的灾害；一些忌水、遇水发生剧烈反应的药品，不能用水灭火；贵重药品被水浇泡，质量会大受影响，不宜用水灭火；电器类医疗仪器也不宜用水灭火。

2. 窒息法　将燃烧物与空气隔绝，使燃烧物失去氧的助燃作用而熄灭的方法称窒息法。如用砂土、湿棉被、灭火器喷出的粉末或泡沫覆盖燃烧物，使氧浓度降到 16% 以下即可窒息火苗。

3. 隔离法　火灾发生时，将附近的可燃物搬至安全地带，如一时不能搬走而火力即将延及的可燃物应迅速拆除，形成隔离带，以防火势蔓延、扩大。

（五）常用灭火器的使用常识

灭火器是一种用于扑灭火患初起的轻便灭火器材。各种灭火器都有不同的用途，使用时要根据火灾的具体情况选择使用。

1. 泡沫灭火器　容量有 10kg、100kg、200kg 等，机型有手提式或拖车式。10kg 手提式

（标准型）的筒内盛装着碳酸氢钠和18%发泡剂的混合液以及硫酸铝溶液。使用时，将机身倒转倾斜呈45°，两种溶液混合立即发生化学反应，产生二氧化碳气体泡沫，从喷嘴喷出后覆盖在燃烧物上，隔绝空气而起到灭火作用。

该机产生的泡沫比油类轻，适用于油类及脂肪油等液体的初起之火，不能用于忌水的化学物品的扑救。对于电火灾，应切断电源后才能使用该机灭火。

使用泡沫灭火器时，一手握环一手托住底边，将灭火器颠倒过来轻轻抖动几下，泡沫就会喷射出来。切忌扛在肩上或对人喷射，防止因喷嘴堵塞导致灭火器的底盖弹出伤人。

2. 干冰灭火器 该机内盛液态二氧化碳，在20℃时钢瓶内为20个大气压。灭火时喷射出白色雪花状的干冰，覆盖在燃烧物表面，吸收热量而化为气体。当二氧化碳的浓度占空气的1/3以上时，燃烧物窒息就会停止燃烧。它的特点是具有窒息和冷却双重作用。该机适用于扑灭电器、精密仪器、珍贵药材等忌水物质的火灾。但不适用于金属钠、钾、镁粉、银粉等发生的火灾。

使用时，人要站在上风处，尽量靠近火源，先喷向火焰最近的一边，不要往火焰中喷射，也不要凌乱喷射，更不能喷射到人身上，以免引起冻伤。使用后，要立即关紧灭火器的开关，操作人员也要转移到空气流通处，以免窒息。

3. 干粉灭火器 该机筒内主要盛有碳酸氢钠等盐类粉末物质，还装有二氧化碳作为喷射的动力，适用于油类、可燃气体、电器设备和遇水易燃物质的初起火灾。使用时在离火场七八米的地方把灭火器竖立起来，然后一手紧握喷嘴胶管，一手拉住提环用力向上提拉并向火源接近，这时灭火器会喷射出一股带有白色粉末的气流将火熄灭。在一般情况下，灭火器的粉剂不易变质，可以长期保存。

此外，常用的灭火器还有酸碱灭火器、1121灭火器等。必备的消防器材有消防水桶、砂箱、斧钩等。

第二节 仓库温湿度管理

温湿度变化是影响中药商品质量变化的重要外在因素。各种商品一般都具有在一定温湿度下安全贮存性能，超过一定范围，就会引起某些质量发生变化。仓库温湿度管理，就是根据温湿度变化的规律，控制和调节温湿度到适宜于能安全贮存的范围之内，以防止中药商品质量变化的产生，达到安全贮存的目的。

一、温湿度概念及度量

（一）温度的基本概念

温度是表示空气冷热程度的物理量。大气温度（air temperature）、库房内温度（store-room temperature）和商品体温（goods temperature）是我们进行中药安全贮存经常接触到的三个表示冷热程度的物理量。大气温度决定着库内温度和商品体温，后者随着前者的变化而变化。

1. 大气温度 简称气温，来源于太阳辐射的热能，太阳通过短波辐射把热能传到地球表面，地面接收太阳辐射后，以长波的辐射形式把热能传给近地面的空气，使靠近地面的空气发热，温度升高。反之，地面温度就逐渐冷却。这样地面空气就有了冷热之分。

2. 库房温度 指库房内空气的冷热程度。库内温度的变化通常要比大气温度晚 1～2 小时，同时温度变化幅度也相应减少。这是因为库房受到建筑物（如墙壁、窗户、屋顶）的限制而造成的，限制的程度与库房建筑的结构质量等有关。建筑物的隔热程度好，传入库内的热量就少。库内温度还需要受到贮存商品的影响，例如，商品所含水分的蒸发，要吸收空间热量，使库房温度降低，而吸收水汽就要放出热量，使库房温度升高。

3. 商品体温 表示商品冷热程度的物理量，称为商品体温。商品体温，一般以商品垛温的高低来表示。热传递总是自发地从温度高的一方朝温度低的一方进行。当库温比垛温高时，热空气以对流方式向商品垛传递，使商品垛表面温度升高。商品垛表面又以热传导方式向内部进行传递，直到垛温完全一致时为止。当垛温高于库温时，商品垛表面就把热散发到空气中。进行通风散热或将商品码成通风垛，就是利用了大气温度、库内温度、商品温度之间的差异，进行热平衡。

商品体温的热平衡，常受某些条件限制。由于各种中药商品及包装的导热性不同，同库共存的不同商品垛，其热平衡在时间上存在着差异。有时商品垛局部温度高，热传递尚未达到平衡，但受库外温度日变化的影响，白天温度继续上升，使商品垛温逐日累进增高。在仓库贮存环境中，微生物新陈代谢活动也会释放出热能，并传递给商品。如果包装导热性小，商品吸热大于散热的速度，这些均会造成商品垛内部积热过多，使中药商品朝着变质方向发展。

（二）温度的测量

温度的高低，用温度计来测量。温度计一般有摄氏和华氏温度计两种。

以冰水混合的水银柱高定为冰点，记作"0"；以一个大气压下水沸腾时的水银柱高定为沸点，记作"100"。从冰点到沸腾的水银柱高分为 100 个等分，每一等分即为 1 度，这就是摄氏温标。每一等分刻度读作"1 摄氏度"，写为"1℃"。华氏温度计把冰点记作"32"，沸点记作"212"，从"32"到"212"的水银柱高划为 180 等分，每一等分为 1 度。每一等分读作"1 华氏度"，写作"1F"。

华氏与摄氏温度可按下列公式换算：

$$℃ = (F - 32) \times 5/9 \quad 或 \quad F = ℃ \times 9/5 + 32$$

（三）湿度的基本概念

空气中含有一定量的水蒸气，它来自江河湖海和土壤水分的不断蒸发。空气中的水蒸气含量越多，就越潮湿，反之就越干燥。空气中的干燥和潮湿程度，就叫空气的湿度。空气的湿度通常有以下几个概念：

1. 绝对湿度（absolute humidity） 单位体积内的空气中，实际所含的水蒸气量，称为空气的绝对湿度。用密度单位"g/m^3"表示。如 $1m^3$ 的空气中含有 $10.8g$ 水蒸气，绝对湿度就是 $10.8g/m^3$。某温度下的绝对湿度，也可以用水汽压强单位毫米高水银柱（mmHg）近似地表示。如水汽压强是 $8mmHg$，绝对湿度可近似地表示为 $8g/m^3$。

湿度与温度和水的蒸发强度有直接的关系，一般温度高，蒸发到空气中的水汽就多，绝对湿度就大，反之就小。绝对湿度与温度成正比。

2. 饱和湿度（saturated humidity） 在一定温度下，空气中水蒸气的最大含量，称为饱和湿度。饱和湿度的单位以 g/m^3 表示。在一定的温度下，空气中的水蒸气含量不会无限制地增多。当空气中的水蒸气含量达到最大限度时，空气中的水蒸气量就达到饱和。大气是由干空气和水蒸气组成的混合气体，大气具有一定的压强，就是通常所说的大气压。水蒸气也具有一定的压强，称为水蒸气分压力。大气压等于空气的分压力与水蒸气分压力之和。

饱和湿度不是固定不变的，饱和湿度随温度的上升而增大，温度越高，单位体积中所能容纳的水蒸气含量就越多，水汽压就越大，直到达到饱和，此时饱和水汽压也增大到该温度下的最大值，多余的水蒸气就会出现凝结现象。例如：$20℃$ 时饱和水汽压为 $17.12g/m^3$，$30℃$ 时增大到 $30.04g/m^3$。饱和湿度与温度成正比。

3. 相对湿度（relative humidity） 在一定温度下，空气中实际含有的水汽量与同温度下的空气最大水汽量之比的百分数，称为相对湿度。即一定温度下绝对湿度占饱和湿度的百分比数。

相对湿度＝绝对湿度/饱和湿度×100%

绝对湿度＝饱和温度×相对湿度

相对湿度只表示空气离饱和的程度，不表示空气湿度的绝对大小。例如，温度在 $10℃$、$15℃$ 时，若相对湿度均为 70%，其绝对湿度是不同的，$10℃$ 时绝对湿度是 $6.45g/m^3$，$15℃$ 时为 $8.95g/m^3$。通常所说的相对湿度小，就表示空气距同温度下的饱和湿度远，空气较干燥；相反就表示距离同温度下的饱和湿度近，空气较潮湿。某温度下的相对湿度为 100% 时，水汽达到饱和，水汽压达到同温度下的最大值。

温度与相对湿度的关系是：如果某一时刻的温度不变，绝对湿度的高低决定相对湿度的大小。因为在一定的温度下，空气的饱和湿度是固定不变的，所以，绝对湿度越高，占饱和湿度的百分比也越高，相对湿度必然越大，反之则越小。温度越高，饱和湿度升高越快则相对湿度越小。在仓库的湿度和温度管理工作中，主要用相对湿度来确定库内的干燥程度。一般地说，贮存中的中药商品环境相对湿度应该在 70% 左右，低于 60% 则干燥，高于 80% 则潮湿。

4. 露点（dew point） 某温度下的饱和水汽压随温度的上升而增大，温度上升，饱和水汽就变为不饱和水汽。相反地，如果要将不饱和水汽变为饱和水汽，只要把温度降低到一定程度，不饱和水汽就可以变为饱和水汽，此时多余的水蒸气就会产生凝结形成水珠。使空气中的不饱和水汽变成饱和水汽时的温度，或使空气中水蒸气产生凝结时的温度，称为"露点"。

例如：某库温为 $30℃$，绝对湿度为 $23.0g/m^3$，$30℃$ 时的饱和湿度为 $30.38g/m^3$，则相对湿度是 76%，若绝对湿度不变，库温下降，则库温内相对湿度随温度下降而上升。当温度下降到25℃时，查表可知：空气中最大水汽含量为23.0g/m³（与30℃时的绝对湿度相等），绝对湿度与饱和湿度百分比正好为100%，此时未饱和水汽变为饱和水汽，25℃便是露点。

若在中药贮存过程中遇突然降温，易使商品蒙上一层水凇，俗称"出汗"。

通常用塑料包装或塑料帐罩密封的中药商品，商品水分吸收热量蒸发，蒸发的水汽被限制在密封环境中不得散发，如果贮存环境温度下降到露点温度时，密封体积内的水汽便凝结在塑料薄膜的内壁上。这种情况称为结露，易使商品发霉变质。所以药材商品应干燥贮存。

5. 相对湿度的测量

（1）干湿温度表　常用干湿球温度表来测量相对湿度，查看时，温度表（干表）反映的数值就是温度值。湿度表部分，用约10cm长的纱布，一端包住湿球，另一端浸于盛有蒸馏水的水盂里。由于纱布吸水使温度表保持湿润，称为湿球。在相对湿度不饱和时，水分会蒸发，水蒸发需要热量，由于水盂里的水和浸水纱布吸热而不断蒸发使温度降低，浸水纱布周围空气温度也会降低，因此，湿表的度数就低于干表。空气相对湿度为100%时，干、湿表的水银柱一样高。空气越是干燥，蒸发越快，需要的热量就越多，湿表的温度降低得越多，干湿表的差异越大。相对湿度的测量时，用干球数值减去湿球数值，即为当时的干湿差，通过查阅或换算，即可求出当时空气的相对湿度。

（2）其他各种湿度计　有通风湿度计、毛发湿度计、自记湿度计、DS－87电脑型温湿度巡测仪、WSWC型仓库温湿度微机自动巡测仪、WSC－1型空气温湿度摇测仪等。

二、温湿度的变化规律

（一）大气温度变化规律

1. 昼夜变化　温度的日变化是比较复杂的，在一日之中的中午，入射的太阳辐射达到一天中的最大值，地面吸收的热量也多。但地面吸收热量后，辐射出时要经过一段时间，收与支并未平衡，因此一天中的最高气温并不出现在中午。直到下午15时左右，入射的太阳辐射与射出辐射趋于相等，气温达到一天中的最大值。日落时太阳辐射逐渐减少到最低值，但地表在前一段时间内吸收的太阳能量仍需要通过射出的辐射释放出去，温度逐渐下降，日出前入射的太阳辐射等于零，气温达到一天的最低值。

2. 季节变化　一年四季中，陆地上炎热气温出现在夏至（6月22日）后的一个月，严寒气温出现在冬至（12月22日）后的一个月。春分（3月21日）和秋分（9月23日）后的一个月，是一年中气温最适宜人的时候。气温出现的这种周期性的变化，使我们感到春、夏、秋、冬的四季变化。

四季变化的原因，与地球自转和地球绕日公转有关。地球在自西向东自转的同时，进行绕日公转。地球自转与绕日公转轨道平面是倾斜的，其倾斜角为23.5°。由于地球以23.5°的倾斜度绕日自传和地球绕日公转时处在轨道的不同位置上，使太阳辐射的入射角度发生变化，即形成直射和斜射的季节性变化。太阳直射时，单位面积地面接收入射的太阳能辐射能量大；阳光斜射时，单位面积地面接收的太阳辐射小。在夏至时，入射的太阳辐射能最大；

冬至时，入射的太阳辐射能量最小。但全年最高最低气温所以出现在夏至和冬至后的一个月，是因为夏至时，虽然地面接收入射的太阳能量最大，但地面的加热需要时间，射出辐射同样需要时间，因此出现最高气温滞后的变化。冬至时，虽然地面接收入射的太阳辐射能量最小，但地面前期太阳辐射能量较冬至时要大，需要逐渐地通过射出辐射放出去，因此，也出现最低气温滞后的变化。

（二）大气湿度变化规律

1. 昼夜变化

（1）绝对湿度　绝对湿度的昼夜变化与气温高低、蒸发强度和乱流强弱有关。乱流是气流中的小规模无规则的上升下降作用，日温度变化大，温度高乱流作用强。

绝对湿度的变化与温度变化同步。温度低，蒸发强度小，绝对湿度小；温度高，蒸发强度大，绝对湿度大。但受乱流影响，绝对湿度日变化出现单波型日变化和双波型日变化。

单波型日变化，是指绝对湿度在一天中的最大值和最小值，分别只有一个。最大值出现在 15 时左右，最小值出现在日出前，与温度变化同步。如海岸和暖季潮湿的地方属单波型日变化。双波型日变化，是指绝对湿度在一天中出现两个最大值和两个最小值。最大值分别出现在 8～9 时和 20～21 时，最小值分别出现在日出前和 15 时左右。这是由于一日之中温度变化大，乱流作用随温度上升而增加。温度高时，虽然蒸发旺盛，但水气被乱流带到高空，低空绝对湿度小，15 时左右最小；随着温度下降，乱流作用减弱，水汽下降，低空绝对湿度加大，20～21 时最大，形成双波型变化。例如，暖季大陆上属于双波型日变化。

（2）相对湿度昼夜变化　大气相对湿度与温度的昼夜变化情况正好相反。一日之内，相对湿度最大值出现在日出前，最小值出现在 15 时左右。

相对湿度的这种变化，主要是因为日出前，地面射出辐射能量最小，地面空气温度最低，该温度下的饱和湿度小，则相对湿度最大。如果把日出前的绝对湿度看作不变，但饱和湿度随温度的逐渐降低而达最小值，则绝对湿度与饱和湿度的比值最大，相对湿度最大。15 时左右，入射的太阳辐射与地面射出辐射重趋相等，温度达到一天中的最高值，饱和湿度也为一天中的最大值。此时温度高，水蒸气蒸发旺盛。如果乱流较弱，绝对湿度也加大，但绝对湿度的增加不如饱和湿度增加得快，其比值必然小；如果乱流较强，水汽上升，低空绝对湿度最小，那么一天中的最小值的绝对湿度与同温度下的饱和湿度比值，必然最小。因此 15 时左右相对湿度达到一天中的最小值。

2. 季节变化

（1）绝对湿度　绝对湿度的季节变化，主要受温度的影响。夏季气温高，蒸发旺盛、迅速，绝对湿度大，最大值出现在七、八月份。冬季气温低，蒸发减慢，绝对湿度小，最小值出现在一、二月份。

（2）相对湿度　在我国，深居内陆的西北地区，相对湿度最大值出现在冬季，最小值出现在夏季。但在我国大部分地区，由春至夏，大气相对湿度普遍升高，这与梅雨季节和季风性气候有关。我国东部濒临广阔的太平洋，冬半年（10 月至次年 3 月）大陆上温度低、气压高，而海洋上温度高、气压低。由于海陆间热力差异，冬半年受西伯利亚冷高压和极地

第七章　中药仓库的管理 · 127

冷空气的影响，盛行偏北冬季风。这一时期，空气寒冷、干燥（水汽含量少），大多数中药商品处于安全贮存期内。

夏半年（4~9月）季风发生明显变化，大陆温度高、气压低，海洋温度低、气压高。形成夏季风。夏季风带来印度洋、太平洋湿暖空气，气温高，湿度大，大多数中药商品处于相对不安全贮存期。中药商品受大气相对湿度影响，可从每年的4月延续到9月，这一时期内，商品易受虫、霉危害和发生质量的变化。商品养护工作也由每年的4月至9月相继进入繁忙期。

（三）库内温湿度变化

1. 库内温度变化 一般库内最高温度比库外略低，库内最低温度比库外高。夜间库内温度比库外高，白天库内温度比库外低，同时库内上部比下部温度高，背阴面比向阳面低。靠近门窗处容易受库外温度影响，而库内深处温度较稳定。仓库的建筑结构、坐落方向、商品自然属性不同，库内的温度也有差别。一般地说，仓库为铁皮、木质结构的受外界影响大，石砖结构受外界影响小。

2. 库内湿度变化 库内相对湿度变化，恰与库温变化相反。夜间，库温低，相对湿度大；白天，库温高，相对湿度小，库内向阳面比背阴面及上部比下部相对湿度低。据测定，库内上部相对湿度为65%~80%时（平均值），下部则可达85%，卧底部位空气流通较差及地坪返潮可达100%。影响库内相对湿度变化的原因，一是库房密封性差，门窗不严，通风孔常开，使库外潮气进入库内。二是因库房坐落在地下水位较高的地方，地坪防潮性能差，若夏季地坪返潮或较大降水过程后易从地下往上返水，也可能因新建库房刚交付使用墙壁、地坪返潮结露。三是贮存过程中商品都含有一定水分，特别是新进库的潮湿商品，通过解湿散发水分，影响库内绝对湿度、相对湿度。另外，人的劳动强度、微生物分解活动都会放出湿气，影响库内湿度变化。

综上所述，由于仓库建筑物的存在，使库房单位体积内形成一个小气候，与库外大气温湿度存在着一定差异，若能利用库外库内的温湿度差异，造成有利于商品贮存的库内小气候环境，则是温湿度管理的手段之一。

三、温湿度变化对中药商品水分的影响

（一）商品水分与温湿度的关系

中药商品含水量的多少与商品进入贮存阶段前的干燥程度有关。中药商品进入贮存阶段后，在温湿度影响下，中药商品中含水量会出现一些可逆的变化。根据这些变化，提出了商品的吸湿性、平衡水分、安全水分等一套系统的理论。

（二）中药的吸湿性和吸湿率

药材具有从空气中吸收水分和向空气中散发水分的性能，这种性能叫吸湿性。在一定的温度条件下，它能从空气中吸收水蒸气，而在另一种条件下，则又能向空气中散失水蒸气。

由于温湿度是经常变化的，所以不同时期和不同条件下药材的吸湿性也不断变化。吸湿性主要受空气中的温湿度、空气的流动、药材表面积大小、药材结构性质等影响。由此可见，不同的药材在相同的条件下或相同的药材在不同条件下，它的吸湿性都各不一样。在一定时间和一定的温湿条件下，药材吸收空气中水分的数量叫吸湿量。吸湿量和其本身重量的百分比，叫做吸湿率。计算方法：

$$吸湿率 = \frac{烘干前重量 - 烘干后重量}{烘干前重量} \times 100\%$$

（三）中药水分的平衡与安全

1. 水分的平衡 由于药材具有吸湿性，所产生这种性能的主要原因是在每一瞬间，药材表面及周围都会形成一定密度的水蒸气层，这种水蒸气层具有一定的水气压力，而压力的大小取决于药材的含水量、本身水分子的结合程度及空气中温度的变化。即含水量越大，水分子的结合越不牢固，其表面水分子越活跃，因而药材体表面周围水蒸气的密度和压力也越大，这时会产生散湿现象。相反，药材周围水蒸气的密度和压力小于空气中的水气压力时，则产生吸湿现象。若药材体周围的水气压力与空气中的水气压力相等时（不是静止而是动态平衡），既不吸湿又不散湿，这时药材的含水量便为平衡水分。

2. 水分的安全 中药的安全水分是指在一定条件下，能使其安全贮存、质量不发生其他变异的临界含水量。目前习惯上应用的"安全水分"是指含水量在安全范围的临界限度。任何一种药材都含有一定量的水分，它是组成药材质量的重要成分之一。如果失去或含过多的水分，其质量都会发生变化。当含水量过大时，药材易发生虫蛀、霉烂、潮解、软化、粘连等；当过多地失去水分时，又易产生风化、走味、泛油、干裂、脆化、变形，而且重量也要发生变化，加大药材的损耗。某些中成药（如大蜜丸）水分走失后会皱皮、干硬、反沙。仓库保管反复实践证明，如果在一定的条件下，把药材本身的含水量控制在一定的限度和幅度内，质量就不易发生变异。以北方地区为例，在温度30℃时，把红枣的含水量控制在12%～17%，党参11%～16%，麦冬11%～15%，就不易发生变异。中成药也是如此，如把水分分别控制为蜜丸11%～15%，水丸6%～9%，片剂4.5%～6%时，贮存中也不会有其他变化。

3. 安全水分的测定

（1）取要测定的药材，用烘干法测出含水量。含挥发性成分的中药应除去挥发油重量。

（2）再将测定的药材打碎或切片，取50g左右装入金属丝篮中（最好用不易生锈的金属丝）。

（3）将装有试样药材的金属篮放入不同的化学盐构成的恒湿器中（数量可自定），药材不能和溶液接触。

（4）把恒湿器放入恒温培养箱内后，每日进行观察，定期测试药材的重量（重量的变化即含水量的变化），并做好记录。

（5）当恒湿器中药材发生初霉变化时，应将初霉的药材从恒湿器中拿出，用烘干法再次测定其含水量，此时的含水量即是生霉的水分临界线。

（6）根据日常的贮存经验，测定该药材的安全水分限度。

试验例证：把麦冬放入试验仪器中，温度控制在30℃，得出以下数据（表7-1）。

表7-1　　　　　　　　　　　　麦冬的安全水分

相对恒湿（%）	含水量（%）	时间（天）	霉变
69	13.6	27	–（无霉）
75	17.9	13	+（初霉）
81	20	9	+

试验结果表明，在30℃的恒温下，相对湿度69%、含水量13.6%时，麦冬没有霉变；相对湿度75%、含水量17.9%时，13天开始初霉；相对湿度81%、含水量20%时，9天开始初霉。根据北方地区的情况，把麦冬的安全水分定为11%～15%比较适宜。

（四）中药水分测试方法

目前，测定药材含水量的方法很多，各有特点。利用仪器测定含水量的主要方法有四种，即烘干法、甲苯法、红外线干燥法、电阻法等。

中药含水量在安全水分限度范围内一般可以安全贮存。在实际工作中，"安全水分"对指导养护工作意义较大，如晾晒、烘干等都是利用此来进行重要的贮存养护，以保证药材的质量。

四、温湿度的控制与调节

（一）温度控制和调节

温度与贮存中的中药商品质量变化之间的关系极为密切，温度高中药商品会发生各种质量变化。为了在贮存过程中保持质量的稳定性，必须对库内温度进行调节，使其适应商品性能要求的温度范围。常用的温度控制和调节办法如下：

1. 自然通风降温　通风是根据空气自然流动的规律，使库内库外的空气交换，以达到调节库内空气温度湿度的目的。利用通风调节库内温湿度是最简便易行的方法，但要运行得当，才能收到效果。

通风既可降温，也可散湿。它是利用库外温度低于库内温度，利用不同风速产生的不同风压，使风从窗门的通风口吹入仓内，风自库外携带较库内温度低的空气，使之和室内空气混合，则使库内的气温下降。同时，商品垛与温度下降后的室内空间进行平衡，从而实现通风降温效果。通风效果主要取决于库内外产生的温度差。所以，通风时库内热空气从库房上部排出，库外的冷空气从库房下部进入，形成冷热空气对流循环，从而达到降温的效果。

进行通风降温是要有条件的，必须进行库内外温湿度对比，参考风力风向进行。盲目通风，不仅不会受益，反而使库内温湿度不利于商品贮存，造成不应有的损失。

2. 机械通风降温　是利用机械设备，使库房内外的空气通过循环得以更换的一种降温方法。一般不受大气条件和季节的限制。机械通风主要有两种：一是电风扇通风，有排气式，送风式；二是空气调节器系统，其装置由送风机、空气处理室、风管及出风口等三个部分组成。有的还在进风装置上安装空气滤器，以提高空气的洁净程度和降低空气的温度和湿度。

3. 避光降温　有必要进行遮光降温的仓库，可在库房外天棚或库顶上 30～40cm 处搭凉棚，并在日光曝晒的墙外也搭上凉棚，以减少日光的辐射热，使库内温度下降。

4. 排冷降温　用排风扇将地下室、地窖、防空洞的冷空气引入库内，降低库内温度。

我国有古老的传统降温方法即加冰降温。选择密闭、隔热条件较好的仓库，用冰使室内温度降低。一般将冰块或冰块混合物盛于铁桶或木桶内，放置库内 1.5m 的高处，便于冷空气下沉，容器下安装排水管，将水引出库外。由于此法费用较大，故适用于不耐高温贮存的小批量商品降温。

5. 保温　在严寒地区，一些怕冻的液体中药制剂，应采取保温的方法使液体不受冻，一般温度不低于液体制剂的冰点即可。可在仓库顶棚、门窗添一些保温装置（通常采用夹层窗户，门部悬挂棉门帘），并使门窗严密关闭，仓库四周用夹层墙，内用绝热物充填，这样仓库散热慢，能在一定的时间内保持库内温度不变，受库外气温高低变化的影响小。有暖气条件的地方，可在库内靠墙处安装暖气片，密闭门窗使库内保持适当的温度。它有散热均匀、温度容易调节、清洁卫生、无火灾危险等优点，但应该使药物离散热器有一定距离。

（二）湿度的控制和调节

由于大气湿度有日变化和季节变化，使库内湿度也经常处于变化状态。当空气潮湿，库内相对湿度在 75% 以上时，应采取调节或控制的措施：一是减少湿度的来源，二是不断排除库内已有的湿度。常用的湿度控制和调节办法如下：

1. 吸湿剂降湿法　一般常用的吸湿剂有石灰、木炭、氯化钙等。用吸湿剂降湿在目前是降低库内湿度的一种切实可行的有效方法。下面介绍几种常见的吸湿剂。

（1）生石灰（CaO）　具有取材容易、使用方便、价格低廉、吸湿率高等优点。如果库内相对湿度在 75% 以上，放置生石灰，一般 5～7 天就可达到较高的吸湿效果，8～9 天以后，生石灰就基本全部化成粉末。使用生石灰时应注意，生石灰属碱性氧化物，有一定的腐蚀性，不能直接与商品接触。生石灰应盛于陶盆、瓦钵、木箱、竹篓中。装时注意摊匀，并将生石灰块打碎（切勿打成粉末），一般以容器的二分之一为宜。也可以直接摊放在地面上（但要隔离商品和易燃物）或用容器放在垛底、垛边、沿墙四周及靠近入库门处。若使用于内包装吸湿时，要把生石灰与商品隔开，最好在两者间垫纸张、纸板等物质。生石灰吸湿过程中要放出一定的热量，大量发热接触易燃物时会导致火灾，应特别注意。生石灰吸湿后变成熟石灰，吸收空气中的二氧化碳，生成碳酸钙时会放出水分，增加库内的湿度，应及时撤换。

为了合理使用吸湿剂，便于库内湿度的控制，可参考下列公式计算吸湿剂用量。

$$吸湿剂用量 = \frac{库房容积（原有相对湿度 - 最终相对湿度）× 同温度下饱和湿度}{吸湿剂的吸水量/kg}$$

库房容积是指库内的长×宽×高。原有相对湿度指当时库内相对湿度。最终相对湿度指库内降湿后要达到的相对湿度。饱和湿度指当时库内温度下的空气饱和湿度。

例：某一贮存红花的库房，长 25m，宽 10m，高 5m。库内当时温度为 30℃，相对湿度为 80%，现计划将库内相对湿度降为 70%，问需用生石灰多少千克？（生石灰每千克吸湿率为 30%）

30℃时的饱和湿度为 30.4g/m³，代入公式计算得生石灰用量为 12.7kg。

（2）氯化钙（CaCl）　是一种白色多孔、具有较强吸潮能力的强电解质盐类。氯化钙分无水氯化钙和工业含水氯化钙两种。含水氯化钙吸湿率为 60% ~ 100%，无水氯化钙吸湿率为 100% ~ 200%，这种含水氯化钙比较经济。氯化钙吸水后，便融化为液体，但可以再生。简便的方法是：将溶液放在铁锅里用火煮，并随时搅拌，当水分蒸发到表面呈糊状后，即可倒入其他容器内，冷却后继续使用。使用时，应不与商品直接接触，只作库内空间吸湿用，可放在竹筛或装在麻袋里（由于其具有腐蚀性，不能用金属盛装），下放容器盛装吸湿后的液体，以利再生。

（3）硅胶（H_2SiO_3）　又名矽胶。它是由胶冻状硅酸中除去大量水分，而得到的白色稍透明颗粒状固体，故称硅胶。分原色硅胶和变色硅胶两种。原色硅胶为无色透明或乳白色粒状固体。变色硅胶是经氯化钴或溴化铜等处理的有色硅胶，有绿色、深蓝色、黑褐色或赭黄几种。变色硅胶随着吸湿逐渐改变颜色，可指示吸湿程度。如深蓝色的硅胶逐渐变为浅蓝色，最后变为粉红色或无色。硅胶具有良好、持久的吸湿能力，理化性质比较稳定，吸湿后仍为固体，不潮解、不融化、不污染商品，也没有腐蚀性，经烘干后仍可继续使用。每千克硅胶能吸水 0.4 ~ 0.5kg。硅胶虽吸湿性好，但由于价格高，目前仅用于细贵怕潮的商品，一般连续使用 1 ~ 2 年。

2. 机械去湿法　是利用机械设备除去仓库环境中的水汽，以降低相对湿度的一种除湿方法。它适用于各种潮湿仓库的吸湿降潮，特别是地下仓库、半地下仓库、洞库等。

（1）空气去湿机　空气去湿机具有体积小、重量轻、降湿快、省劳力等特点。

工作原理：室内潮湿空气经过滤器到蒸发器，由于蒸发器的表面低于露点温度，致使空气中的水分凝结成水滴，流入接水盆，经水管排出，使空气中的含水量降低。被冷却的干燥空气，经加热后再由离心机送入室内，室内空气相对湿度便不断下降，当达到库内要求的相对湿度时，即可停机。其吸湿能力较强，按不同机型每小时可吸水 6 ~ 28kg。

使用时应避免日光照射，远离暖气等热源，机身四周不得放置阻挡空气流通的障碍物，去湿机应在密闭环境中工作。

（2）电热去湿干燥器　是去湿和热风干燥的结合体。有电热、鼓风组成的热风干燥系统，也有压缩、冷凝器和蒸发器组成的冷冻去湿系统。可用于库内去湿、物质的干燥。

（3）垛底通风驱潮机　是用于驱散货垛底部湿气，迫使垛底空气流通，解决垛底潮湿的一种简易风机。

3. 自然通风降湿　利用自然风力通风降湿的关键是选择通风时机。自然通风降湿，要根据几种典型气候下的温湿度变化情况，做出具体分析。盲目通风，会适得其反。因此，进行自然通风降湿的可行性分析就十分重要。

（1）梅雨季节的自然通风降温　梅雨季节是我国南方和长江中下游地区的一种特殊气候。气候特点是：降水多属连续性，雨日长，温度高，风力弱，天阴不晴或云量多，日照时间短。

由于梅雨期内连续降雨使空气湿度猛增，库外绝对湿度大于库内。库房降湿工作要在梅雨期前做好准备。梅雨期前先通风散湿，使库内保持一定的干燥度，受潮湿影响较大的商品应密闭贮存。梅雨期内，紧闭门窗，因正常进出库作业时，要及时关闭，不能长时间开启，严防潮气入内。在梅雨期内，库内空气潮湿，宜用机械去湿或吸湿剂辅助去湿。梅雨季节后，天气晴朗。当库外绝对湿度有所下降后，在库外温度比库内高的条件下，通风降湿可行性存在三种情况：①库外绝对湿度略大于库内，不能盲目通风。②库内外绝对湿度相等，可以通风。③库外绝对湿度小于库内，可以通风。

（2）夏季的通风降温 夏季一般库内温度低于库外，湿度高于库外；白天库外温度高于库内，湿度小于库内，夜间则相反。在这种情况下，一般都可通风。在实际工作中，有时会遇到库内外的温度与湿度不易判断的情况，需要进行简单的计算后才能确定。计算时，考虑通风后库内空气被库外空气所替代，所以必须把库外绝对湿度换算成库内同温度下的相对湿度，再与库内相对湿度进行对比，若换算结果比库内的相对湿度低则可通风，若比库内相对湿度高就不可通风。计算公式如下：

库外绝对湿度换算成

$$\text{库内同温度下的相对湿度} = \frac{\text{库外温度下空气饱和湿度} \times \text{库外相对湿度}}{\text{库内温度下空气饱和湿度}} \times 100\%$$

$$= \frac{\text{通风后库内绝对湿度}}{\text{库内温度下空气饱和湿度}} \times 100\%$$

例1：库房内温度为21℃，相对湿度为75%，库外温度17℃，相对湿度78%，是否可以通风？经查表不同温度下空气中饱和湿度是：21℃时为18.3g/m³；17℃时为14.5g/m³。

代入公式计算：

$$\text{相对湿度} = \frac{14.5 \times 78\%}{18.3} \times 100\% = 61\%$$

61% < 75%，经计算通风后的相对湿度61%比原库内的75%小，表示通风后可以降低原库内的相对湿度，达到干燥的目的。同时可看出，库外虽然相对湿度大，但库外绝对湿度小于库内绝对湿度（14.5 × 78% < 18.3 × 75%），所以可以通风。

例2：库内温度为21℃，相对湿度76%，库外温度23℃，相对湿度72%，是否可以通风？经查表不同温度下空气中水蒸气的饱和量是：21℃时为18.3g/m³；23℃时为20.6g/m³。

代入公式计算：

$$\text{相对湿度} = \frac{20.6 \times 72\%}{18.3} \times 100\% = 81\%$$

76% < 81%，库内相对湿度小于换算后的相对湿度，表示库外绝对湿度大于库内，不宜通风。

通过以上两例可以说明，遇到特殊情况不能盲目采取通风措施，必须掌握库内外的温度湿度后，经过计算才能确定，一定要以通风后能降低库内温湿度为前提。这不仅适用于自然通风，机械通风也是一样的。

由此可见，进行温湿度管理，管理得好，事半功倍；管理不好，徒劳无益。要在理论的指导下进行工作，才能使温湿度按照人的意志为中药商品贮存和管理工作服务，这就是温湿度管理的目的。

第三节　中药的贮存管理

一、中药贮存保管的意义

（一）保管养护工作是仓库管理工作中的核心

"保管"一般是指保持商品在贮存期间数量上的准确。"养护"就是指商品在贮存期间，采取必要的保护措施，达到质量上的完好。两者是联系在一起的。从商品进入仓库保管之日起，就包含着养护的内容，养护是针对商品不同的性质而采取的防护措施，所以保管养护是中药仓库管理工作中的核心。

（二）保管养护工作的必要性

中药仓库贮存众多的商品，来源广泛，性能复杂，它们所含的成分各不相同，在外界因素影响下，常会发生各种不同的质量变化现象，产生怕热、怕冻、怕潮、怕干燥等不同的储藏性能。在中药的多种成分中，有的成分是仓库害虫、鼠类、微生物的食料和养料，常会发生虫蛀、鼠耗、霉变等损失；有些鲜活商品，变异速度较快；有的管护商品在一定条件下还会"自燃"。因此，中药仓库的业务不单纯是进进出出，存存放放。必须重视保管养护，才能避免因保养不善而造成的各种损失。

（三）贯彻"以防为主"的原则，精心管理

《中华人民共和国药品管理法》中指出，药品仓库必须制定药品保管制度，采取必要的养护措施，强调变质的或被污染的药物不能药用，以保持药品的质量和纯洁度。由此可见，中药商品养护是一项必要的措施，只有采取"以防为主"的原则，精心管理，才能确保中药商品的贮存安全。

二、中药分类贮存及合理安排

（一）分类贮存的目的

中药的分类贮存是把入库的中药商品按照不同的性质进行分类贮存。由于中药所含的成分各异、成分的性质不同，使其贮存性能有的为怕热、有的怕潮、有的怕光、有的怕风，所以按中药商品的贮存性能分别放置于具有隔热性、防潮性、避光性、通风性、密封性等功能的中药仓库内，以便采取针对性较强的养护措施，达到保证中药质量的目的。

（二）分类贮存的方法

商品分类贮存管理亦称分类保管，是将商品分成若干类进行分类保管养护，每一类都具有基本相同的性质。根据仓库结构和货位位置的不同，结合中药的性质，选择适合的场所，进行分类存放，这样管理起来比较方便，也有利于保管养护。

实行分类保管，首先应规定库存范围，然后确定库存商品种类的分类。

库存范围：中药材库，中药饮片库，中成药库。

商品种类：中药材包括动物类、矿物类、植物类等；中药饮片有切制类、加工类、炮制类等；中成药含丸、散、膏、丹等。在分类保管时，中药材按储藏特性进行分类贮存，中成药按剂型进行分类贮存。而中药商品保管账上则不同，中药材是按药用部位分类，中成药是按功效分类。

中药材按药用部位分类在中药材和中药饮片商品保管账上采用，是把药用部位相同的品种集中在同一账本上，再按不同品种规格等级编号，有利于快速查找、快速记账。

中成药按功效分类在中成药商品保管账上采用，是把功效基本相同的商品按门设科，再划分品种，便于账目条理化，记账、核对有条不紊。

（三）中药材和中药饮片分类保管的依据

1. 具有基本相同特性和质量变化的商品归类保管　对贮存条件有共同的要求和适应性，一般按所含成分不同和相同质量变化进行分类贮存保管。

（1）**易生虫类药材**　这类药材一般都含有淀粉、脂肪及糖类，集中存放便于集中力量防治害虫，做到突出工作重点，效果更佳。

（2）**易霉变的中药材**　集中存放，便于采取通风去潮、去霉措施。

（3）**易泛油中药材**　集中保管，便于控制阴凉、通风、干燥的库存条件达到保养的目的，或采取低温冷藏。

（4）**易潮解的中药材**　集中保管便于创造干燥、通风的保管条件。

（5）**易发生气味散失的中药材**　集中贮存便于采取密封措施，防止气味散失。

（6）**易变色中药材**　如花类或叶类，集中存放便于采取避光措施，以免发生光合反应，而使中药材产生颜色变化。

2. 特殊商品的分类贮存　某些商品资源稀少，价值昂贵，如牛黄等；某些商品细贵，如人参；某些有毒剧性的，均应与一般的商品分开进行特殊性保管。

除以上进行分类贮存外，还有多种不同分类贮存形式，如根据药材来源及药用部位的不同进行分类贮存，如根茎类、花叶类、全草类、果实种子类、矿物类、动物类等等。中药饮片也可根据炮制方法不同进行分类贮存，如切制类、加工类、炮炙类等。

（四）中成药分类保管

主要按不同剂型分类，如丸型、散剂、糖浆剂等。其分类依据是：

1. 相同剂型的外包装一致，体积大小相同，便于安排存放堆码和节省占地面积，提高仓容利用率。

2. 相同剂型的性质、状态和质量变化也相同，对贮存条件有相同要求和相似适应性，同库共存，便于保管养护。

（1）丸剂、片剂、散剂　此类药品易吸潮、发霉变质，应贮存在阴凉、干燥通风处。

（2）糖浆、煎膏、胶剂、膏药　此类药品受热易发酵、变软、粘连，应贮存在阴凉干燥处。

（3）针剂　易受光线的影响而变色，应避光保存。

3. 按相同剂型在库内分区、分货位存放保管，有利于防止错收、错付，方便进出。

三、中药商品定位

中药商品品种多，规格等级复杂，同一库房或货区，往往存放着不同品种或相同品种的不同规格等级的商品，如果没有专用的标记，在收发商品时很可能发生混乱。如果将商品在库内的存放位置统一编号，实行商品定位，则可避免发生混乱。

商品定位是指采用专用的标记来说明商品在货场或库内存放的位置，俗称"存放地点"。商品进库后在库内安家落户，要有一个"位址"，这就是区、排、号或库号、货号、副号。商品存放后要立户编订"副号本"，副号本是保管员根据各种商品存放位置编订的标记的商品定位情况的本子，它与保管卡片及商品保管账的商品存放地点应一致。

（一）区、排、号的划分

在货场与露天货垛常划分区、排、号来进行商品定位。

区：即将商品贮存的位置划定几个区域，按方向规定，则为东、西、南、北区等。按号码划定，则为一、二、三区等。"区"标明了商品区内的总的方位。

排：商品在同一区域内存放基本是按固定的横向或纵向分排排列，通常按自然形成的走向排列划分为若干排，如一排、二排等。

号：将某种商品存放在某一排的具体位置编为号。通常按商品垛处在某一排的位置划分为若干号。

例如，某商品的商品定位是：西区、5 排、3 号，记为"西 – 5 – 3"就可以很方便地找到。

（二）库号、货位号、副号的划分

均是用于库内的商品定位。

库号：所有贮存商品的库房统一编号，从 1 号库到几号库。

货位号：每一库内以衬垫物占地面积为一个货位，按每个货位纵向或横向排列分别编号，编成多个货位号。

副号：将同库同一货位上每堆码或每个相同品种的货垛，分别编号，表明商品在此货位的位置，即副号或称垛号，同一货位的副号应该避免重复。

库号书写在库、门或库的大门外墙醒目处，货位号书写在货位台基的一侧或将货位号标

记悬挂在货位上方，商品副号标记在商品垛上。例如，某商品垛上书写有"5－7－3"的标记，表明该商品定位是在 5 库、7 号货位、3 号垛。

（三）副号本

是保管员专门记录所管商品在库内定位情况的本子。每一副号本只记录一个库的库存情况。同库内的各货位号编在副号本的每一页上，即每一页代表一个货位。使用时，每一新堆码的货垛，在定价定位后，副号本上就应该及时登记定位情况；当某商品经出库已没有库存时，应将某商品在副号本上的货位号或副号擦去。副号本是一本商品定位情况的活地图，利于保管员查找商品。在保管员因公或因病等不在岗时，其他保管员按副号本提供的商品定位情况，能快速找到商品。每本记录一个库内的库存情况，每一页码记录一个货位上的商品品种。

（四）商品定位的作用

1. 实行商品定位，是分类保管的基础工作之一，可以防止商品的不合理摆布，易记、易查找，也可避免错收错付、串收串付等差错事故。

2. 有利于商品先进先出，保证质量和提高仓容利用率。

3. 商品定位可以提示库存情况，把库存与保管员卡片、商品保管账联系起来，有利于帐、卡、货三相符。帐是商品保管账；卡片是保管员挂在货物上的卡片；货是库存货物。

四、加强仓储中药检查

加强仓储中药商品的检查是从商品进库开始的。商品的进库，是指进入仓库贮存时所进行的检验和接收活动，它是商品进入贮存的开始。基本要求是品种、规格、等级符合合同和药用要求，质量完好，包装完整，数量准确。商品进库手续，包括进库验收、入库、检斤拾码、层批标量等程序。

（一）进库验收

进库验收是检查供货单位发来的商品是否符合质量要求，对商品按合同进行质量、数量的检查验收。分清供货单位、运输部门对商品应负的责任。对进口的商品，即使有出口国家检证的，也要会同有关部门进行商检、药检、检疫等方面的检查。

1. 验收方式

（1）车站码头交接　供货单位将商品先运到铁路货场或航运码头的，接到运输部门通知后，应该在车站或码头进行初步交接，接站人员应该核对到货单位、品种、件数。整车或集装箱装运的应该检查铅封有无异状。如果发现件数少，雨淋、水浸、污染而影响商品质量的，应该立即会同运输部门共同检查、做好记录，分清责任并提出索赔。

（2）在生产单位验收　中药生产单位离仓库较近的，为监督产品质量，也可以根据合同到生产单位进行监督性检查，发现违反合同规定的，立即向供方提出，以减少返工、退货造成的经济损失。

2. 验收与检测　中药材由于来源复杂、品种繁多、同名异物和同物异名的现象严重、各地用药习惯不同等，为保证入库中药数量准确，质量完好，防止假冒、伪劣商品入库，必须进行入库检验和验收。应有与经营相适应的仪器设备等，对产品质量进行逐批（批号、批次）验收。

（1）中药材的验收　检查来货与原始凭证的货源单位（调出单位）、货物品名和数量、件数是否相符；包装是否符合规定及有无污染；依照法定质量标准、合同质量条款，检查来货规格等级是否与所签合同要求一致；观察药材的形状、大小、色泽、表面特征、质地、断面特征及气味；检查中药材的含水量、灰分及杂质纯度等。对要求做浸出物和含量测定的药材要送质管部门化验室进行浸出物和含量测定；符合规定的内在质量要求后才能入库；检查包括包装完整性、清洁度，有无水迹、霉变等及其他污染情况；毒、麻、贵细药材验收必须两人以上逐件逐包进行验收。以上验收必须逐项做详细记录，验收率应达100%。

（2）中药饮片的验收　中药饮片要依据法定质量标准、合同质量条款对品名、规格、数量、生产厂名、厂址、合格证、生产批号或生产日期、包装是否符合规定及有无污染进行验收，验收毒性中药材饮片，必须检查生产企业是否持有《毒性中药材的饮片定点生产证》。

（3）中成药的验收　中成药依据法定质量标准、合同质量条款对品名、质量、合格证、批准文号、生产批号、注册商标、标签、包装、规格、数量、生产厂名、厂址、说明书进行验收。

（4）进口中药的验收　进口中药验收应按《进口药品管理办法》的有关规定进行。由国外进口的药品到达之后，应依照合同和随货同行单据，检查药品数量是否相符、有无残损、有无品质证书，并做记录。与口岸药品检验所联系取样，进行法定检验。中国药品生物制品检定所负责对各口岸药品检验所进行技术指导和裁决有争议的检验结论。进口药品凭口岸药检所检验报告书或加盖供货单位红色公章的口岸药检所检验合格报告书验收。进口药品必须使用中文药品名称，必须符合中国药品命名规则的规定，包装和标签必须用中文注明药品名称、主要成分以及注册证号，必须使用中文说明书，办理入库手续。

（5）拒收　对验收不合格的中药，应填写中药拒收报告单，报质量管理部门审核签署意见后通知业务部门。验收人员对下列情况有权拒收或提出拒收意见：①无生产厂名、厂址以及无"注册商标"的药品；②无出厂合格证的假药、劣药；③包装及其标志不符合规定要求的药品；④未经药品监督管理行政部门批准的中药材；⑤无批准文号、生产批号的产品；⑥规定有效期而未注明有效的产品；⑦货单不符、质量异常的药品；⑧未有口岸药检所检验报告书的进口产品。

对验收合格的中药，质量验收人员应在中药入库凭证上签章，仓库收货人员凭签章后的凭证办理药品入库，财会人员凭签章后的凭证付款。

3. 商品入库　经验收合格的中药方可入库：

（1）商品入库四分开　"四分开"是商品入库的基本原则，是做到安全贮存的前提。①品种规格分开：一批中药商品到库时，品种、规格、等级、剂型较多，应分开逐笔入库，防止混乱。②好次分开：中药材的质量，即使同品种同等级的商品，往往也有好次之分，特别是不分等级的品种，质量好次之争尤为明显。做到好次分开，有利于保存质量，便于执行先进先出、易坏先出的原则。③干湿分开：商品进库，对易发生虫霉品种和潮湿商品，应测定含水量，如发现干湿不同或有水浸包装应该分开入库。干湿分开是保持质量稳定、预防虫蛀霉烂的重要措施。④有虫害、霉变与无虫害、霉变分开：进库时已有虫、霉浸染的要杀虫灭菌后，分开存放，以防虫霉蔓延，避免损失。

（2）检斤拾码　指对入库商品包件称斤核对、唱斤写数和按个点数的过程。

（3）层批标量　商品入库后堆码要进行层批标量，以便随时掌握库存情况和进出动态。方法是从底层开始标量，向上逐层加码标量，每层用3个数表示：第一位数是层数，第二位数是每层件数，第三位数是从第一层开始至这一层的累计数。这样做在任何时候都可以直接读出商品垛的总件数。例如，某商品有30件堆码成5层，则层批标量为：1－6－6.2－6－12.3－6－18.4－6－24.5－6－30。

（4）入库凭证　入库凭证是商品入库记账的依据，也是与供方结算的依据，表示实收数量和质量情况。

在做商品入库凭证时，保管员要根据检斤记录计算出进库商品的毛重、皮重、净重、件数，复核无误后，逐项填写入库凭证，并注明商品存放的区、排、号。做好入库凭证后，再填写商品进库的保管卡片。

商品进库保管卡片应该按每个品种的规格、等级分别设立。卡片上的名称、编号与在库商品的规格、存放地点一致，做到一货一卡或一垛一卡。

（二）中药商品的在库检查

中药商品在库贮存期间，由于经常受到外界环境因素的影响，随时都有可能出现各种质量变化现象。因此，除需采取适当的保管、养护措施外，还必须经常地和定期地进行在库检查。中药商品的在库检查，指对库存中药商品的查看和检验。通过检查，及时了解中药商品的质量变化，以便采取相应的防护措施，并验证所采取的养护措施的成效，掌握中药商品质量变化的规律，防患于未然。

1. 检查的时间和方法　中药商品检查的时间和方法，应根据中药商品的性质及其变化规律，结合季节气候、贮存环境和时间长短等因素掌握，大致可分为以下三种：

（1）三三四检查　即每个季度的第一个月检查30%，第二个月检查30%，第三个月检查40%，使库存药品每个季度能全面检查一次。

（2）定期检查　一般规定上、下半年对库存药品逐堆逐垛各进行一次全面检查，特别对受热易变质、吸潮易引湿、遇冷易冻结的药品要加强检查。对有效期药品、麻醉药品、毒性药品等特殊管理的中药商品，要重点进行检查。

（3）突击检查　一般是在汛期、雨季、霉季、高温、严寒或者发现有质量变化苗头的时候，临时组织力量进行全面或局部中药检查。如易生虫中药材的检查，一般由冬至春，日平均气温回升到15℃以上时，应结合春防检查，进行一次普遍检查。当日平均气温在20℃以上时，每10日左右检查一次。当日平均气温在25℃～32℃时，应5～7日检查一次。

2. 检查的内容和要求　主要是进行以下几方面检查。

（1）仓库温湿度检查、卫生检查，这是仓库日常工作。

（2）检查虫害和霉变等各种质量变化是否发生、发生程度，并制定和采取相应的防护措施。

（3）检查各种中药商品贮存环境、存放方法和贮存条件是否合格等。

（三）在库检查的重点及方法

1. 中药材的在库检查

（1）仓间环境检查　主要是检查中药材的生虫情况，检查时要逐个货位、逐个品种进行，首先检视仓间环境和药材垛表面。在药材垛深部缝隙间的蜘蛛网上，常黏着有个体较小的仓虫，药材垛地面四周的粉尘碎屑中常有仓虫匿藏活动，用力敲打垛体下层和背光下角，有时会有蛀粉或仓虫落下。在仓间环境中，一般蛾类成虫在明亮处迁飞，如果某药材垛四周蛾类成虫密集，应重点检查该垛。蛾类幼虫常在药材垛表面吐丝，形成一层丝状薄膜。春、秋两季要注意垛体中上部及垛顶表面的检查，这是由于库温高低差别的缘故。甲虫类仓虫多喜阴暗，常在药材垛下层或背光处匿藏。

（2）拆包开箱检查　在仓间环境仓虫活动检查的基础上，应有选择地进行开箱拆包检查，同时要注意搜集商品出库后的贮存质量情况的反馈信息。如：①根及根茎类药材的检查：根及根茎类药材的主根、分叉、裂隙、擦伤破损处，常有仓虫藏匿或是最先蛀食之处，应采取剖开、折断、打碎、摇晃等方法检查。②果实种子类药材的检查：检查某些果实类药材，应掰开检查。例如，山楂、红枣受虫害后，表面可见蛀洞，蛀洞周围果皮紧缩发黑，掰开后可见幼虫或虫粪（多为蛾类幼虫）。③种子类药材检查：要注意去壳种仁表面的残核状和带壳种子表面的蛀洞。被甲虫类仓虫危害的种子药材表面，常形成不易察见的蛀洞，检查时要击碎，例如槟榔底部疏松部位（珠孔和种脐）易被钻蛀，应敲碎检视。④花类药材的检查：检查花类药材是否生虫，应检查花冠、花心处，被蛀的花类药材，花瓣零落。如金银花、凌霄花生虫后，花冠多有蛀洞；款冬花生虫后，鳞状苞片缝隙处出现棉絮状细丝，使花朵互相粘连在一起，苞片碎落；菊花生虫，多在花心处。一般的方法是将花心掰开或将花冠筒展开，有些品种如红花要摊开检查。⑤动物类药材的检查：动物类药材生虫后的迹象比较明显，应重点检查动物干尸的腹部、尾部、肌肉残留处。⑥藻菌类药材的检查：这类药材品种不多，易生虫品种多为真菌的子实体或菌核。检查时，要看表面有无蛀洞或采取轻轻叩打、击碎来检视。

2. 中药饮片的在库检查

（1）含水量的检查　在库贮存的饮片含水量，一般以 12% ~ 15% 为宜。含水量低于10%，饮片减重，如某些根、茎、皮类饮片的木质纤维收缩不均，产生裂隙，某些糖、盐制品析出结晶。含水量高于15%，最突出的影响是霉变和虫蛀。物理直观检查，主要是眼看和手感的运用。眼看是观察颜色的变化，一般干燥的饮片色泽比受潮的饮片色泽浅，如有明显的色斑、黑点，说明饮片已受潮。手感是将饮片放在手掌上颠簸，如有互相碰撞的沙沙声，说明饮片较干燥。

（2）虫蛀检查　危害中药饮片的仓虫，大多数是鞘翅目、鳞翅目的昆虫，如玉米象、药材甲、大谷盗等。检查净选类型饮片和加工再制类型饮片同中药材。切制类型的饮片和经炮制加工的切制类型饮片生虫，多在片、面、咀、丝之间重叠的空隙处或裂痕处以及碎屑中发生。饮片虫蛀分类检查与中药材虫蛀分类检查的方法基本相同，因此保管养护方法亦相同。

（3）霉变检查　红花、菊花、蒲黄、松花粉、田七粉、沉香粉等，在贮存中易吸潮发热。检查时，可将双手伸进商品垛内和包装内，如手感潮热烫手，说明商品已被微生物浸染，产生热能积蓄。上述商品吸湿后，易结块、板结，多发生在包件底部，常发生霉腐气味。此时应安排倒垛，在倒垛时，将板结、结块部位清除击碎，进行通风晾晒，晾晒后如不影响药用，待自然降温后再行包装入库。

（4）泛油检查　饮片净选类型中的柏子仁、火麻仁、核桃仁、桃仁、杏仁、郁李仁等在加工时去除了非药用部位，失去了种皮、果皮对子仁的保护作用，裸露的子仁在空气中易自动氧化或在霉菌代谢作用下，发生油脂酸败，散发出哈喇味，即为泛油。如玉竹、天冬、牛膝等泛油时，手摸发黏，手按返软，呈现油样物质，常伴有令人不愉快的气味和哈喇味；刺猬皮、蛤蟆油等泛油时，油脂（脂肪）发黄，哈喇味中兼有腥臭气味。

易泛油饮片的保管，应重点解决库内温度过高的问题，温度过高，泛油速度加快。应存放在阴凉通风处，避免日晒，码堆不宜太高或置于大缸中密封保管。

3. 中成药的在库检查　检查的内容包括：库房内的温湿度，药品贮存条件及药品是否按库、区、排、号分类存放，货垛堆码、垛底衬垫、通道、墙距、货距等是否符合规定要求，药品有无倒置侧放现象，外观性状是否正常，包装有无损坏等。还要加强虫蛀、霉变、温湿度及卫生检查。在检查中，对质量不够稳定、出厂较久、小药厂生产的药品，以及包装容易损坏和规定有效期的药品要加强查看和检验。

在检查时要做好详细记录，要求查一个品种记录一个，依次详细记录检查日期、药品存放货位、品名、规格、厂牌、批号、单位、数量、质量情况和处理意见，做到边检查，边整改，发现问题，及时处理。检查完毕，还要对检查情况进行综合整理，写出质量小结，作为分析质量变化的依据和研究药品质量变化规律的资料。同时，还要结合检查工作，不断总结经验，提高在库药品的保管养护工作水平。

中药商品的在库检查，要求做到经常检查与定期检查、抽查与专职检查、重点检查与全面检查结合起来进行。

第八章

中药的包装

中药的包装（packaging）包括中药材包装、中药饮片的包装、中成药的包装（已由制药厂解决）。包装可分为商品包装（原始包装、内包装）和运输包装（加工包装、外包装），前者的目的是为了使生产者得以完整而良好地将商品提交给消费者；而后者则是为了完成贮存和运输。总的来讲，包装的目的是为了保护中药，便于贮存、运输和装卸。包装不仅可以保护中药的完整和清洁，有些包装容器尚能防止微生物、害虫等的侵蚀以及避免外界温湿度和有害气体、阳光的影响。因此，合理的包装在中药的保管和运输过程中起着保质、保量的重要作用。

第一节 中药包装的目的与管理

一、中药包装的目的

实行标准化要求的中药材包装，有利于保证药材质量，有利于贮存、运输和装卸，便于识别与计量；有利于交通运输的机械化、现代化；有利于降低储运费用。各地从事药材生产、经营的企业应遵照国家对药材包装管理的各项法规政策，因药而异，采用必要的包装措施。

1. 保护中药材质量的安全 中药材在流通过程中会受到日光、空气、温度、湿度等自然环境因素和禽畜、虫鼠、霉菌等动物和微生物地侵害，包装后的药材可以有效地与上述外界条件分开，避免破损引起药材变质、污染或发生混杂现象，最大限度地减少外界条件对药材质量的影响。

2. 有利于贮存、运输，减少运输损耗 我国地域辽阔，中药材产地遍布全国各省、自治区，使得中药材运输的路程和时间较长，运输环节也增多。中药材在流通过程中要经过产地的贮存以及批发、销售、运输、装卸等环节，在这些环节中，难免会发生跌落、碰撞、摩擦等现象，完好的包装形式便于堆垛、运输、装卸，减少了运输过程中的损耗。包装的规范化使药材减少了运输损失，对于提高经济效益和社会效益具有积极的意义。

3. 保证数量的完整，便于计数、计量 在药材流通必须经过的各种环节中，要进行产地的仓储堆码、运输装卸，以及供求双方必然要对药材进行必要的计数、计量，限定装量的各种包装形式可以使中药材顺利地通过这些交易和中转环节，方便计数、计量，加速交接、点验。

4. 促进中药材的销售 符合中药材性质特点的包装，不仅可以保证药材的质量，而且起到了促进销售的作用。规范的包装为药材供应方建立了良好的销售形象，增加了采购方对该产地药材质量的信任。中药材的销售在国内与国际市场竞争日趋激烈，良好的包装是无声的广告，可以提高产地中药材供应的信誉度。

5. 增加商品附加值，发挥品牌效应 规格不一、粗糙不洁的原药材，经过产地必要的整理加工后再行包装，大大改观了原药材的外在形态。整理加工作为药材采收后进一步加工的复杂劳动，附加劳动在药材上，提高了销售价格，而使附加劳动和包装成本在销售中得到更多的补偿。随着产地信誉的逐步提升，具有产地标志性的外包装，成为发挥企业效应的一个宣传媒介。

6. 提高中药材使用质量 针对中药材形态特点和所含活性成分的变异特性，采用相适应的包装形式，有利于延缓中药材的质量变异。将中药材经挑选后分等级包装或采用 0.5kg、1kg、5kg 装量的小包装，可以避免大包装的药材在储运过程中发生霉烂变异等变质现象时的相互影响，合理的包装使药材在进一步生产加工或使用时能够按需拆包，方便取用。

二、中药包装的管理

药包材是药品包装用材料、容器的简称。国家对药包材实行产品注册制度。国家食品药品监督管理局和省、自治区、直辖市食品药品监督管理部门按照统一管理、分级负责的原则负责药包材的注册管理工作。药包材产品分为Ⅰ、Ⅱ、Ⅲ三类。Ⅰ类药包材指直接接触药品且直接使用的药品包装用材料、容器。Ⅱ类药包材指直接接触药品，但便于清洗，在实际使用过程中，经清洗后需要并可以消毒灭菌的药品包装用材料、容器。Ⅲ类药包材指Ⅰ、Ⅱ类以外其他可能直接影响药品质量的药品包装用材料、容器。上述药包材须按法定标准生产，不符合法定标准的药包材不得生产、销售和使用。国家标准或行业标准由国家食品药品监督管理局组织制订和修订。未制定国家标准、行业标准的药包材，由申请产品注册企业制订企业标准。生产Ⅰ类药包材，须经国家食品药品监督管理局批准注册，并发给《药包材注册证书》。生产Ⅱ、Ⅲ类药包材，须经所在省、自治区、直辖市药品监督管理部门批准注册，并发给《药包材注册证书》。

直接接触药品的包装材料和容器是药品不可分割的一部分，它伴随药品生产、流通及使用的全过程。尤其是药品制剂，一些剂型本身就是依附包装而存在的（如胶囊剂、气雾剂、水针剂等）。由于药品包装材料、容器组成配方、所选择原辅料及生产工艺不同，有的组分可能被所接触的药品溶出，或与药品互相作用，或被药品长期浸泡腐蚀脱片而直接影响药品质量。而且，有些对药品质量及人体的影响具有隐患性（即通过对药品质量及人体的常规检验不能及时发现问题）。例如安瓿、输液瓶（袋），如果不是针对不同药品采用不同配方和生产工艺，常常会有组分被溶出及玻璃脱片现象，一般在常规药检时不能发现。如天然橡胶塞中溶出的异性蛋白对人体可能是致热源，溶出的吡啶类化合物是致癌、致畸、致突变的肯定因素，而细微的玻璃脱片可堵塞血管形成血栓或肺肉芽肿隐患等等。另一方面，由于药品的种类多且有效活性基团复杂，所以对与其直接接触的包装材料和容器的要求相对于其他产品来说要高。

我国现有药包材企业约 1000 多家，生产药用玻璃、金属、药用明胶制品、橡胶、塑料（容器、片材、膜）及其复合片（膜）等五大类 60 多个品种直接接触药品的包装材料和容器，年产值约 150 亿元。但是，目前我国药品包装整体水平与发达国家有一定差距，包括包装质量、包材质量以及包装对医药经济的贡献率低于发达国家水平。发达国家一般品种包装占药品价值的比例为 15% ~ 25%，有的品种在 30% 以上。而在我国仅占 8% ~ 9% 左右。

国际上，制药工业发达的国家药品管理当局对药品包装及药包材监管普遍重视、监管力度大。而我国对药包材的监管，在《药品管理法》2001 年修改前，由于监管力度不够，因此质量不高、不符合标准的药包材产品常见。但在《药品管理法》修改后，结合我国国情，为提高直接接触药品的包装材料、容器质量，确保药品安全有效，促进医药经济健康发展，对药包材产品及其使用加强了监督管理力度，并采取有效措施，药品监督管理部门从符合药用要求、保障人体健康和安全的角度组织制定、审批和颁布了药包材标准。标准包括产品质量、检验检测方法和质量保证体系三个方面的内容。在审批新药时一并审批该新药的包装材料，同时审查该包装材料与药品的安全相容性资料。

不符合标准的药包材由药品监督管理部门监督停止使用。未经审查批准的药包材不得使用，如果采购了不合格的直接接触药品的包装材料和容器，药品监督管理部门责令其停止使用。如果使用未经批准的直接接触药品的药包材包装药品，按照《药品管理法》第四十九条（四）的规定，该药品将按劣药论处。中药材的发运，由于我国传统习俗，往往不进行包装，没有标明品名、产地、日期、调出单位等质量保障要素，造成对中药材辨认困难及产生质量问题时无法追究。现明文规定发运中药材必须有包装。在每件包装上，必须注明品名、产地、日期、调出单位，并附有质量合格的标志。对不合格的直接接触药品的包装材料和容器，由药品监督管理部门责令停止使用，以确保中药材在储运过程中的质量。

随着我国制药工业的发展以及进口药包材的增长，尤其自 1992 年原国家医药管理局对国内药包材生产实施许可证制度以来，国内企业要求，按照同等待遇，国家应对进口产品设置准入制度。同时，在实际工作中，也确实发现有的进口产品存在质量不稳的问题。特别是加入 WTO 以后，药包材的进口可能会有较大幅度增长，为把好质量关，以求国内、外企业同等待遇，也需对进口药包材产品设置准入程序。同时，我国药包材生产企业应提高对包装、包材与药品质量之间关系的认识，加强药品包装、包材与药品相互影响的研究，引进国外先进技术提高我国药包材生产技术和质量，保证药品质量和人民用药的安全。

第二节　中药包装的种类和特点

中药经加工干燥以后，要及时包装，以便运输和贮存。包装不好，在运输和贮存过程中容易发生药材散落，污染泥土等，甚至吸水返潮、霉烂变质。包装材料应该是清洁的，同时应有较好的密闭性和遮光性，不易破。包装好的药材应标明药材名称、规格、重量、包件号码、发货单位和收货单位的名称，以利识别。

一、中药包装的分类与器材

常用的包装，分为外包装与内包装。目前在国内销售所使用的外包装多为竹筐、柳条筐、木箱、纸板箱、麻袋、草包、席包等，可以就地取材，包装简便且价廉。但在使用这些容器包装时必须注意其坚固性，不使产品受到损伤，绝不可因简化包装而草率从事，使药材遭受损失。对长途运输的中药包装，应特别注意选用坚固的容器；对销往国外的中药，一般采用外贸包装的要求，更要坚固而美观。选择容器应考虑到中药的性质。柔软脆弱药材容易挤伤、压坏，故不宜选择容量过大的容器，应选用较硬而结实的容器，如木箱、柳条筐等；比较耐压的药材可以使用麻包、蒲包等。选择包装时尚应考虑到搬运、堆码的方便，这样可以保证运输和贮存中的安全。

对内包装如玻璃瓶、纸盒、纸袋、塑料袋等的选择，应注意容器不得与内盛的中药发生物理或化学的变化，即不应因此而使中药的浓度、性质或纯度发生改变。容易吸湿的药材应使用密闭容器，必要时再用封口材料辅助包装。怕光的中药应选用棕色玻璃瓶，以防止紫外线的透入。有些包装材料容易吸湿发霉、生虫，如麻袋、草包、蒲包、竹篓等，必须经常检查并加以消毒杀虫，以免使药材受到影响。

此外，药材内包装和外包装的容器外面，应注有适当的标志。例如：药材名称、规格、净重、毛重、生产者名称、生产年月日以及搬运和贮存的注意事项等，以便正确地保管和运输。

二、包装器材种类的选择与要求

（一）中药材的包装

中药材包装的种类很多，在选用时应注意包装材料的性能，《药品管理法》明确规定是质轻而坚固，可以受重压而不致裂碎，清洁，无不良气味，干燥，同时取材容易，价格低廉。

中药材使用的包装，按其性质可分为硬性包装皮、半硬性包装皮和软性包装皮。为了防潮，里层尚可衬垫锌铁皮、马口铁皮及防潮纸。为了牢固，包皮外用麻绳、草绳、铁丝、铁皮、塑料条等捆扎，在捆扎时为避免损及软性包装皮，尚可在四周加垫竹片或木板条。兹将各种外包装的形成和性能分述如下：

1. 硬性包装　硬性包装多由木材、金属、玻璃或陶瓷等材料制成。此类包装材料质地密实，坚硬耐压，可以抗阻外界湿气等的侵蚀，适于包装容易吸湿、挥散、娇嫩质脆、易遭虫霉或贵重药材等。金属、陶瓷材料目前多用于固定性贮存；玻璃瓶多用以盛装各类成药；而木箱、纸箱既便于运输，又能用于贮存，所以使用较广泛。

（1）木箱　制造木箱的材料，主要采用松柏科的木材，加工成各种厚薄干燥的木板，亦可用复合板，然后钉成长方形的箱子。木板不应腐朽，亦不得有影响强度的节子及裂纹等，无特殊臭气。木板必须干燥，一般要求水分含量为15%～18%，最少不应低于12%，最高不超过20%。因为水分过低会影响木箱的强度，过高则使箱内药材吸湿而霉烂变质。

药材装入箱内应紧密，以免搬运中因箱只翻动而受到撞击摩擦，遭到损坏。为了加强防湿效果，箱内尚可衬垫沥青纸、油纸、蜡纸等防潮纸。箱子较重而又需远途运输时，可在箱外捆扎铁皮。木箱易于搬运，并便于在仓库中堆码，整齐而稳固，保护性能最好。但由于包装费用较高，不宜普遍采用，主要用于花类、种子类及根茎类中的一些怕压、怕潮、怕霉蛀和贵重药材。

（2）席片木条箱　为了节约木材而又可获得木箱的优点，可以采用木条箱框，内衬席片的形式，不仅成本低，而且重量亦轻。

2. 半硬性包装

（1）纸箱　可以代替木箱使用，一般用黄版纸（马粪纸）加工制成，通常分纸板箱和瓦楞纸箱两种，抗压力尚坚强，唯纸板的韧性不足，耐压及抗撞击的能力均较差，特别遇水或潮湿等，更易变软而碎裂。但成本较木箱低，体积小，重量轻搬运便利，可以收回再用，使用日渐广泛。适用于质轻、怕压而量少的药材。

（2）竹筐或柳条筐　我国南部地区都采用竹片、竹篾，而北部地区则多用柳条、荆条、杨条等编制成各种大小、形状的筐篓。有的成箱形，有的成圆桶形，大小不定，装量可从10kg至100kg。实际应用时，可根据药材的性质、运输的距离选用适宜的种类。对于质地坚韧耐压的药材，筐篓可稍大些；药材柔软脆弱的可用小的，因为太大不仅搬运不便，而且易于造成压伤，同时筐篓的损耗亦大。此类筐篓可以编织致密，不留孔洞；亦可编得稀疏，留有孔洞。为了加强防护能力，内部可衬以蒲包或防潮纸等，外用麻绳加以捆扎。

筐篓虽有一定的弹性，能耐适当的压力，但终究不够坚硬，受到重压会变形，使内容物造成压伤。同时在运输和堆垛中，不够稳妥，有倒塌的危险。但由于轻便、成本低廉，可以就地取材，因此在药材包装中应用亦很多。

3. 软性包装　软包装一般用麻袋、布袋、纸袋或塑料袋，亦可用蒲包、草包。机械性防护能力很差，外界湿气极易侵入，亦易遭受虫蛀霉烂；但是包装费用节省，可以就地取材，加上重量轻、体积小，便于搬运，因此，目前应用此类包装所占比重很大。

（1）麻袋或布袋　用麻线或棉线织成的袋子，最适于包装种子类及根茎类药材。麻袋较大，可盛装50～100kg。布袋因质地较薄，多盛装20～30kg。根类药材使用此类包装，若内衬牛皮纸或防潮纸1～2层，外用麻绳捆扎，则其保护效能更好。为了搬运便利，麻袋四角在缝装时最好做成耳朵状，便于抓提。

（2）蒲包或草包　蒲包是用蒲草编成的，而草包则用稻草编成，较适用于草类、木类等药材，装好后包外可用麻绳或草绳捆扎。此种包装最简便，费用也最低廉，但是防护能力也最差。因为蒲包、草包空隙很大，不能阻拦外界湿气的侵入，而本身亦易吸潮，故容易生虫、霉烂；并且质地松脆而无韧性，包装松散而易破裂，不但增加运输和保管上的困难，亦易影响药材质量，造成很大的损失。使用此类包装必须特别注意。

（3）纸袋或塑料袋　选用质地致密而牢固的牛皮纸时，可将2～5层纸缝在一起，这样更为牢固，有时尚可加衬一层防潮纸。其防护效果较麻袋、蒲包等为好，因为牛皮纸的透湿性较小，使用得当，用于少量药材的包装是适合的。聚氯乙烯薄膜制成的塑料袋，因为透湿性很小，用于少量贵重药材、有挥发性药材以及最易霉蛀药材的包装是适宜的。由于其耐磨性较差，外面尚可套一层牛皮纸袋。

（二）中成药的包装

为了保持中药的效能，防止气味散失，避免受潮发霉，在适合于运输、贮存、携带及美观的要求下，按照品种的特性，采用下列不同类型的包装：

1. 蜡皮 中药丸剂应用蜡皮封固的目的，是保护丸药固有的气味与软硬度，并可防止潮湿及霉菌、昆虫、氧气的侵入，使成药能经久贮存而不会变质失效。用蜡皮封固的丸药，主要是含贵重药物较多的蜜丸，怕潮湿，易虫蛀，通常用蜡皮可贮存三四年或更长的时间。

蜡皮原料为白色不含杂质的蜂蜡与固体石蜡或白蜂蜡、石蜡、黄蜡的混合物。配合比例要适当，太软则蜡无法作好，太硬则贮存时容易脆裂。较适合的成分比为蜂蜡30%~40%，石蜡60%~70%。新制成的蜡皮，色白、质柔软，富于韧性，但如放置时间过久，则色转黄，而且蜡皮很薄，封口及封脐处最易裂痕，于是空气中的水分即可由此侵入，致使丸药发霉。蜡皮丸药在包装和运输时应衬垫柔软之物，并要轻轻取放，以免蜡皮裂缝。贮存温度以10℃以下为宜，不可近垫，以免蜡皮软化变形。多用于包装贵重药物的蜜丸如人参鹿茸丸、乌鸡白凤丸、安宫牛黄丸等。

2. 上蜡纸匣原料 较厚的白纸、干酪素、氨水和石蜡。纸匣规格为圆柱形，共分三号：1号匣高3.5cm，直径3cm，装10.5~12g丸用；2号匣高3.3cm，直径2.75cm，装6~9g丸用；3号匣高2.7cm，直径2.2cm，装1.5~3g丸用。制法是按纸匣规格尺寸将厚纸裁好，用干酪素和浓氨水配好刷在纸上（起快干的作用），然后制成圆筒状纸盒。在匣内面沾蜡，并用小刷子将匣底匣盖的圆缝处以蜡抹严。

包装时用蜡纸将蜜丸包裹装入匣内，再用白纸印就的长条形仿单（说明标签）封好，然后在蜡锅里沾蜡，随即拿出，置凉水中浸之，当即取出，待水珠晾干即得。

上蜡纸匣能够防避湿气，短期贮存可保持蜜丸质量和药效，同时便于运输保管，颠动时不破不碎。但密封性不能持久，不可长期贮存。适用于细料较少的蜜丸，如羚翘解毒丸、牛黄上清丸等，有些糊丸亦可用，如五粒四春丹等，应用较广。封口仿单内容包括：品名、功能、主治、主要药物组成、用法用量、禁忌、厂牌、出厂日期、批号等。

3. 蜡纸和蜡纸盒 取方形蜡纸，将丸药包裹严密，每50丸再装入大蜡纸盒内，每盒再放入仿单20~25张，将盖盖严，治蜡封口，外贴标签。蜡纸规格一般为四种：药重1.5g用6cm×6cm，重3g用7cm×7cm，重6g用8cm×8cm，重9g用9cm×9cm包装。

上述蜜丸的三类传统包装形式以蜡皮包装防护效果较好，它能保持药物滋润柔软，防止蜜丸干硬、皱皮、发霉和生虫。近年来由于蜂蜡供应不足，经研究采用新型蜡皮代替，即在石蜡、蜂蜡中熔进一定比例的纯净的蜡和低分子聚乙烯。制成的蜡皮经测定其抗弯性能、热稳定性和抗破碎等方面都达到国家标准；而且来源充足，成本低廉。

用高密度聚乙烯薄膜，具有质地柔韧、可塑性强、无毒、耐腐蚀和耐高温的特性，采用它包装蜜丸保护效果亦很好，制作简便，成本较低，不但较蜡纸好，而且也不亚于上蜡纸匣，故目前塑料薄膜包装较多，但因易透气、透湿，不耐久藏。

4. 纸袋 用较坚韧不易破裂的纸为宜，大小可按药量需要。纸袋正面印：品名、内服药或外用药、厂牌、每袋内装数量、出厂日期、批号。背面印：主要药物组成、功能、主治、用法用量、禁忌。水丸、糊丸、无细料或细料较少的散剂、膏药等均可用此袋装。丸药装入前，先检查纸袋有无破裂，装妥后应将袋口封严。

5. 纸盒　按用途不同可分为大型纸盒和小圆盒两种。纸盒是用白板纸制成的，已装好蜡皮。蜡纸盒的蜜丸或袋装的水丸、糊丸均可用此包装，一般以每盒能容 50～100 袋或10～50 丸为宜。圆盒用来盛装外用药膏，纸及金属制均可，目前市售品以铁盒者较多；医院药房调配品多用纸盒，盒内应沾蜡，以免药膏渗出。

6. 塑料袋　由于我国塑料工业的发展，近年来在中成药的包装方面采用塑料薄膜袋的日渐增加。用作药物包装的薄膜必须具备气密性好、防潮、无味、无毒、耐热、耐寒、操作容易等特点。目前应用聚乙烯及无毒聚氯乙烯薄膜较多，至于聚苯乙烯、聚丙烯、聚酯等薄膜应用尚不普遍。

根据药物需要选用适宜厚度的塑料薄膜，制成大小不同形状的袋，并可将标签内容直接印在薄膜上。采用高频加热熔合法封口极为方便；亦可用电烙铁封口。固体中药制剂几乎都可采用此包装，如蜜丸、糊丸、水丸、散剂、片剂、冲剂、膏剂等。

塑料包装存在一定缺点，主要是空气和水分可以透入袋中，再加上熔封不好，有破裂、穿孔现象出现，就可导致内装药物发生理化性质的改变，亦会发霉、生虫，影响质量，特别在夏季较热和湿度较大时更为严重。因此塑料薄膜包装的中成药，必须贮于凉爽干燥处，且时间不宜太长。

7. 玻璃管　平底圆柱状玻璃管，其直径和长短可按需要选择，适用于细料的散剂，颗粒较小的丸剂、片剂等包装，如六神丸、七厘散、人丹、牛黄解毒片等。装药前，玻璃管应充分干燥，装妥即用洁净软木塞或塑料塞将管口封严；亦可沾蜡封口。管外贴上标签，再装入纸盒。

8. 玻璃瓶　最常用的包装，可分为广口瓶及小口瓶。液体制剂主要用小口瓶，如酊剂、露剂、药酒等；膏滋则多用棕色广口瓶装；丸剂、片剂则用无色或棕色大口瓶装。瓶盖可用金属制或塑料制；瓶塞以软木塞最好；亦可采用橡皮衬垫形成。根据情况瓶塞及瓶盖均可沾蜡密封。在防护外界空气及水分影响方面，此种形式包装是比较好的。瓶外粘贴标签，再装入纸箱或木箱。

（三）产地药材包装

产地药材包装的目的是保护药材，便于运输，使它完整良好，安全地销售给药材经营者。包装一般比较简陋，多就地取材。常采用的包装有木、草、竹、纺织材料、塑料等制品。在选择包装时应考虑到药材的种类、性质以及是否方便运输、堆放和改装，绝不可草率从事，致使药材遭受损失。如是出口或长途运输的，则应按药材经营部门的要求进行包装。

1. 木制品包装　一般根据药材经营者要求的规格，用木板装订成木箱或木桶。这种包装牢固耐压，适用面广，常用于不耐压的药材包装。但是它的严密性能较差，易破损，重复使用率低，为了克服以上缺点，应根据药材的特性，装订严密，内衬防潮纸或塑料薄膜，外部加钉铁皮等。

2. 竹制品包装 以竹为原料制成的包装种类很多，主要有竹筐、竹篓、竹箱、篾席、篾包等。它们造价低，透气性好，适用于一般对防潮防压要求不太严的药材包装。但是它的牢固性较差，易损坏。

3. 藤制品包装 北方多用藤、荆条、柳条编制成筐或篓。它们成本低，轻便，透气性好，但是牢固性和耐压性都较差，而且严密性差，易损坏。一般适用于体积较大、不易漏出的药材包装，并且限于短途运输或内销。

4. 草制品包装 多用稻草、蒲草、席草、芦苇等材料编制成席包。这类包装材料来源广，成本低，轻便，但是质地软，牢固性和耐压性都差。一般只适用于耐压的干果、种子、地下茎类药材的包装，并限于内销及短途运输。

5. 纺织材料包装 如麻袋、布袋、化学纤维纺织袋等。这类包装最轻便，而且比较严密，韧性好，可以多次使用，但是负重有限。一般适宜种子、果实、花、叶和部分根及地下茎类药材包装。

6. 纸箱包装 目前多用瓦楞纸板制成。其牢固性、耐压性稍次于木箱，但较木箱轻便、严密、成本低，因而适用面广，适用于多种药材的包装。

7. 塑料包装 药材采用塑料包装，近年发展很快，因其轻便、严密、防潮、牢固性好，适用范围十分广泛。硬塑料箱的耐用性也很好。

8. 捆扎 树皮、全草及体长的根类药材如川牛膝、黄芪等，产地多用绳索、篾条、藤、铁丝等，将其整齐地捆扎成件，一般不加外包装，是药材中最简陋的包装。

第九章
中药的检查和要求

中药的检查，一般是用少量的药材粗粉、切片、浸出液或经初步提取分离后进行定性定量分析。随着新方法、新技术的不断出现，已成为确定中药和中成药质量不可缺少的重要内容。

第一节　中药材检查的目的和意义

检查的目的是使药材保质保量，临床用药安全有效。在中药的养护过程中，有两个环节必须要进行检查：一是药材入库的验收，以便发现有异状、杂质等不合格的情况，及时加工处理；二是在贮存保管中经常进行质量检查，如果发现药材有变质、虫霉等现象，可随时采取措施予以处理。

药材入库验收是做好药材保管工作的第一关，是防止劣质药材或不合格药材进入供应网中的安全措施。因为仓库收进的大批药材，来自全国各地，品种规格极为繁杂，加之各产区的采集加工方法不同，包装形式不同，质量极不一致。同时这些药材往往是经过了一定时间的运输，受到各种自然气候和搬运震动的影响，质量就难免不起变化。因此，在入库前必须进行详细地验收，并根据质量加以分类，把在运输途中发生的虫霉变质以及包装破损等现象及时检查出来，采取防治或处理措施使其不致蔓延扩大。

药材入库贮存以后，在保管过程中必须经常循环地或定期地对容易变质药材进行重点的检查，如果发现问题，应及时补救。药材的检验方法很多，一般可分为两类：即传统鉴定法和理化鉴定法。前者主要是借助于感觉器官如视觉、触觉、味觉、嗅觉和听觉来分别鉴定；而后者则必须采用各种仪器和化学试剂来进行品质鉴定。

第二节　中药材检查的一般要求

药材在出入库及贮存时，可根据下述几方面进行检查：

1. 药材出入库时应检查箱（或捆、包、袋、筐等）外标志或标签的记载是否相符或完整，如品名、规格、数量、采集地或加工厂、生产日期、毛重、净重、出入库日期、批号等。

2. 外包装有无松散、破漏、油渍、水渍、潮湿、虫蛀等现象；内层防潮衬纸及内包装有无破碎、渗漏等。

3. 药材的含水量是否符合规定标准。

4. 药材上有无霉斑、虫蛀、鼠咬、破碎、潮湿以及发散霉味或异臭等现象。

5. 药材的堆垛是否符合药材的性质和包装，堆垛是否稳固，药材有否受压损坏等。

6. 药材贮存中是否有异常的变化，如发热生霉、生虫、受潮和外观有否改变等。

7. 季节气候的变化及库内温、湿度的变动情况如何，是否对药材的含水量有影响，库房的密闭干燥程度是否合适等。

对于上述几方面，在检查中如果发现异常现象，即应及时进行防治，以保障药材在保管期中的安全。

第三节　中药材质量的传统鉴定法

传统的方法是利用自己的感觉器官去检查药材的外观、大小、色泽、气味、水分、破碎和杂质等。具体分述如下：

1. 外观　用肉眼或放大镜来观察药材的外表形态、特征、大小、长短、厚薄和质地、色泽等。如：根、根茎类药材观察其内外表面的颜色，有无裂纹及纵横皱纹，有无支根、不定根或茎的残留，有无剥皮，折断面的颜色和形状（如粉状、纤维状、平坦等），质地坚强或柔软等，区分根茎、鳞茎或块茎。

皮类药材观察内外表面的特征与色泽，木栓组织情况，皮孔形状，折断面形状如平坦、颗粒状、纤维状、裂片状等，皮的形状为板片状、弯曲状、筒状、卷筒状、双筒状等。

叶类药材观察叶片的形状、大小、叶缘、叶尖、脉序，叶柄的长短、粗细、表面及折断面的特征。因叶常皱缩破碎不易鉴别，有时可浸泡湿润，平展后辨识之。

花类药材观察其干燥品形状、颜色，花的直径。必要时可在温水中浸软，检查其构造。

果实类药材观察其形状、大小、颜色、果皮坚硬度，基部有无果柄、花萼，表皮有无腺体、毛茸等，切开检查果实数目和果实中种子数目等。

各类药材均应注意有无虫蛀痕迹及霉烂情况。

2. 气味　每种药材都具有一定的气味，用舌尝之则有辛、甘、酸、苦、咸等味道；嗅之则有特殊的臭气或芳香气，特别是含挥发油的药材。

药材不应有异臭或霉味，如有可疑时，应将药材置于容器中，注入热水完全浸透之，将盖盖好，几分钟后，检查其臭气，如有霉味，用此法很易鉴别。

3. 含水量　对于药材的含水量均应规定有一安全水分的限度，以便长期贮存而不致变质，这个指标通常可根据经验大致加以判断。如皮类药材弯曲时能折断则表示干燥；花类用手指很容易搓碎，推之不成团，放之即松散，否则即表示水分较大；叶类和茎类握紧挤压即破碎和折断；根类弯之则可折断。对于种子和果实类药材用牙咬、手捏、眼看、耳听等方法亦可测知种子是干燥或是潮湿。凡干燥的种子有光泽、颜色较鲜明，牙咬时较坚硬，咬碎时发出响声；用手压捏感到很硬，搅动时可听到清脆的沙沙声；种子从高处落下则声音响亮而急促；将手插进种子堆时感到种子光滑，容易插进。如果种子色泽深暗，牙咬发软，手插进种子堆中较困难，并感觉有热气或潮气；紧捏一把种子不易散开，甚至成团、黏手、手掌着色，均表示种子的含水量较高。

仓库、药房或收购站有时会收购到新鲜而潮湿的药材，在加工干燥时可参考下列表 9 - 1 中的平均数值进行。

表 9 - 1　　　　　　　　药材在空气干燥时的产量和含水量

类别	每 100 份新鲜采集的药材的干燥产量（%）	干燥药材允许的水分（%）
根、根茎类	≥20	11 ~ 15
叶类	20 ~ 25	12 ~ 14
花类	20 ~ 25	11 ~ 14
果实类	20 ~ 25	10 ~ 20
皮类	40 ~ 45	14 ~ 15
全草类	20 ~ 25	10 ~ 14

但这些数值应随着地区及气候条件而有所改变，以不损药材的品质而便于保管为主要依据，同时有些特殊的品种还应分别予以规定，凡《中国药典》规定有水分指标者即应按标准进行干燥。

4. 破碎　干燥的药材在包装和运输时，有部分会遭到压断和磨碎。因此，一般在药材中可以允许存在少量的破碎或散落，但是应尽量避免或减少破碎的程度，以免影响药材的外观。

5. 杂质　对药材中含有的杂质应加严格限制，以便尽量减少在采集时所带进的有机杂质（如枯枝败叶、残余果柄、果皮、鳞皮、昆虫排泄物、害虫或幼虫尸体等）、无机杂质（如土块、小石块、沙粒等）。《中国药典》中规定有"除杂质"的要求。杂质越少，药材越洁净，质量越高。

第四节　中药材质量的理化检测法

理化检测法是采用仪器、器械和化学试剂来鉴别药材质量的一种有效的方法。理化检测的结果较之感官鉴定客观而准确，并能用具体的数值来表示药材的外形、组织、成分、杂质等，不仅可以定性而且也可定量地将药材的质量评价出来。虽然不如传统鉴定法简便迅速，但是由于精确而科学，故在《中国药典》中列为法定的检验方法，并对各种药材有一定的标准。

在《药典》中除规定药材的"组织"和"粉末"应用显微镜和化学方法进行鉴别外，尚列有检查一项，包括药材的水分、灰分、酸不溶性灰分、异性有机物、浸出物含量和挥发油测定等，并规定有具体的指标。药材及其制剂的质量分析是药检工作中的一项重要内容，其目的是应用法定药品标准所规定的分析方法和指标对药材及其制剂的纯度和品质做出评价，以判断其是否符合药用要求。具体的分析方法如下：

一、样品采样法（sampling of crude drugs）

在仓库中分析药材多半是整批的、大宗的，是不能逐包逐件进行检查的，必须先采取样品，然后在实验室里分析。因此，取样是否正确，是决定受验药材品质好坏的重要关键，亦即采取的样品必须与全部药材的组成一致，具有代表性。为此，在采样前必须检查药材性质的均匀一致及其包装的完整性，清洁程度以及有无水迹、霉变或其他物质污染等异常情况。样品按其性质可有分样、原始样品、平均样品和小样四种。即从一批药材或其中的一部分以同样方法用取样器或手每次取出来的少量药材称为分样。而将所有分样混在一起则总称为原始样品。把原始样品均匀混合，并用各种分样法分出一部分供检验品质用的药材称为平均样品。再由平均样品中分出一小部分，作为检验药材质量各项指标者称为定量试样，简称小样。

二、杂质检查法（impurity test）

（一）药材中混存的杂质

1. 来源与规定相同，但其性状或部位与规定不符。
2. 来源与规定不同的类似药材。
3. 无机物质，如砂石、泥块、尘土等。
4. 混在药材中的虫类及其肢体、分泌物等。

（二）检查方法

1. 取规定量的样品摊开，用肉眼或放大镜（5～10倍）观察，将杂质拣出，如其中有可以筛分的杂质，则通过适当的筛，将杂质分出。
2. 将各类杂质分别称重，计算其在样品中的百分数。

（三）检查时的注意点

1. 药材中混存的杂质，如与正品相似难以从外观鉴别时，可取适量，进行显微的、化学的或物理的鉴别试验，证明其为杂质后，计入杂质重量中。
2. 个体大的药材，必要时可剖开检查有无虫蛀、霉变或变质情况。
3. 杂质检查所用的样品量，一般按药材取样法称取。

三、灰分测定法（determination of ash）

药材中的灰分的来源，包括药材经灰化后的不挥发性无机盐以及药材中附着或掺杂的不挥发性无机盐类。同一品种的同一药用部分，其固有的灰分量应该近似，故规定药材的灰分限量，可控制药材的品质及洁净程度。灰分测定一般包括总灰分及酸不溶性灰分，有时还需测酸溶性灰分。总灰分系指药材完全灰化后的不挥发性无机盐。酸不溶性灰分系指总灰分中不溶于酸（稀盐酸）的灰分。酸不溶性灰分的限量对保证容易附带泥沙药材的品质特别重要。

（一）总灰分（total ash）测定

供测定用的样品需粉碎，使能通过 2 号筛，混合均匀后，取样品 2～3g，置炽灼、恒重的坩埚中，称定重量（准确至 0.01g），缓缓炽热至完全炭化时（注意避免燃烧），逐渐升高温度至 500℃～600℃，使完全灰化并至恒重。根据残渣重量，可计算出供试品中含总灰分的百分数。

如样品不易灰化，可将坩埚放冷，加热水或 10% 硝酸铵溶液 2ml，使残渣湿润，然后置水浴锅上蒸干，再将残渣照前法炽灼至其完全灰化。

（二）酸不溶性灰分（acid - insoluble ash）测定

取总灰分测定中所得的灰分，在坩埚中加入稀盐酸约 10ml，用表面皿覆盖后置水浴上加热 10 分钟，表面皿用热水 5ml 冲洗，洗液并入坩埚中，用无灰滤纸滤过，坩埚中的残渣用水洗于滤纸上，并洗涤至洗液不显氯化物反应为止。滤渣连同滤纸移至同一坩埚中，干燥、炽灼至恒重。根据残渣重量，可计算出供试品中含酸不溶性灰分的百分数。

四、水分测定法（determination of water）

药材中水分含量的多少，直接关系到药材在贮存过程中是否能保持品质的稳定，水分含量超过一定限度，药材易出现霉变、虫蛀等，且能使有效成分分解。规定药材的水分限度，可保证药材所含水分不因超过限度而发霉变质。水分测定的方法有烘干法、甲苯法和减压干燥法三种。供测试的药材样品，一般需先破碎成直径不超过 3mm 的颗粒或薄片，直径和长度在 3mm 以下的花类、种子和果实类药材，可不破碎，采用减压干燥法时样品需先通过 2 号筛。

（一）烘干法（drying in oven method）

该法适用于不含挥发性成分的药材中水分的测定。取样品 2～5g，平铺至恒重的扁形称量瓶中，精密称定，在 100℃～105℃ 下干燥 5 小时，将瓶盖好，移置干燥器中冷却 30 分钟，称定重量，再于上述温度下干燥 1 小时，冷却称重，至连续两次称重的差异不超过 5mg 为止，根据减失的重量，可计算出样品中含有水分的百分数。

（二）甲苯法（toluene distillation method）

该法适用于含有挥发性成分的药材中水分的测定。用化学纯甲苯直接测定，必要时甲苯中可先加入少量的蒸馏水，充分振摇后放置，将水层分离弃去，甲苯经蒸馏后使用。测定时，取样品适量（约相当于含水量 1～4ml），精密称定，置 500ml 的短颈圆底烧瓶中，加甲苯约 200ml，连接水分测定管及直形冷凝管，自冷凝管顶端加入甲苯至充满水分测定管的狭细部分。将烧瓶置油浴上或电热套中缓缓加热，待瓶内的甲苯开始沸腾时，调节温度，使每秒钟馏出 2 滴。待水分完全馏出，即测定管刻度部分的水量不再增加时，将冷凝管内部先用甲苯冲洗，次用饱蘸甲苯的长刷或其他适宜方法，将管壁上附着的甲苯推下，继续蒸馏5分钟，放冷至室温。如有水黏附在水分测定管的管壁上，可用蘸甲苯的铜丝推下。放置，使水分与甲苯完全分离，检读水量，即可计算出样品中含有水分的百分数。

（三）减压干燥法（drying under reduced pressure method）

本法用于含有挥发性成分的贵重药材中水分的测定。取直径约12cm的培养皿，加入新鲜五氧化二磷干燥剂适量，使铺成0.5~1cm的厚度，放入直径30cm的减压干燥器中，取供试品2~4g，混合均匀。分取0.5~1g，置已在供试品同样条件下干燥并称重的称量瓶中，精密称定，打开瓶盖，放入上述减压干燥器中，减压至2.67kPa（20mmHg）以下持续30分钟，室温放置24小时。在减压干燥器出口接新鲜无水氧化钙干燥管，打开活塞，待内外压一致，打开干燥器，盖上瓶盖，取出称量瓶迅速精密称定重量，计算供试品中含有水分的百分数。

五、浸出物测定法（determination of extractives）

浸出物的含量测定，主要用于那些有效成分尚不清楚或尚无确切的定量测定方法的药材的品质判定。根据药材的已知成分的溶解性质，选择适当的溶剂进行浸提后，测出浸出物的百分含量。通常包括水溶性浸出物、醇溶性浸出物和醚溶性浸出物的测定。供测定的药材样品需粉碎，使能通过2号筛，并混合均匀。

（一）水溶性浸出物测定（determination of water – soluble extractives）

1. 冷浸法　取样品4g，称定重量（准确至0.01g），置250~300ml的锥形瓶中，精密加入蒸馏水100ml，密塞冷浸，前6小时内时时振摇，再静置18小时，用干燥滤器迅速滤过，精密量取滤液20ml，置已恒重的蒸发皿中，在水浴上蒸干后，在105℃下干燥3小时，移置干燥器中冷却30分钟，迅速称定重量，即可计算出样品中含有水溶性浸出物的百分数。

2. 热浸法　取样品约4g，称定重量（准确至0.01g），置100~250ml的锥形瓶中，精密加入蒸馏水50~100ml，密塞，称定重量（准确至0.01g），静置1小时后，连接回流冷凝管，加热至沸腾，并保持微沸1小时，放冷后，取下锥形瓶，密塞，称定重量，用蒸馏水补足减失的重量，摇匀，用干燥滤器滤过，初滤液弃去，精密量取续滤液25ml，置已干燥至恒重的蒸发皿中，在水浴上蒸干后，在105℃下干燥3小时，移置干燥器中冷却30分钟，迅速称定重量，即可计算出样品中含有水溶性浸出物的百分数。

（二）醇溶性浸出物测定（determination of ethanol – soluble extractives）

选用适当浓度的乙醇代替蒸馏水为溶剂，按水溶性浸出物测定法测定（均需在水浴上加热）。

（三）醚溶性浸出物测定（determination of aether – soluble extractives）

取样品2~4g，称定重量（准确至0.01g），置已称定重量的蒸馏瓶的脂肪抽出器中，以乙醚作溶剂，水浴加热 4 ~ 6 小时，放冷，以少量乙醚冲洗回流器，洗液接入蒸馏瓶中，低温回收乙醚，残渣于 105℃ 干燥 3 小时，移至干燥器中，冷却 30 分钟，迅速称定重量，即可计算出样品中含有醚溶性浸出物的百分数。如样品中含有挥发性成分，提取的残渣应置于干燥器中干燥 24 小时后称定。

六、挥发油测定法（determination of volatile oil）

挥发油是中药材的一类有效成分，其含量的高低对判定含有该类成分的药材的品质有重要意义。挥发油含量测定通常是利用其能与水同时蒸馏出来的性质，在特定的挥发油测定器中进行测定。供测定用的样品一般需粉碎使能通过 2 ~ 3 号筛，并混合均匀。根据待测定挥发油的相对密度的不同，有两种测定方法。

（一）甲测定法

本法适用于测定相对密度在 1.0 以下的挥发油。取供试品适量（约相当于含挥发油 0.5 ~ 1.0ml），称定重量（准确至 0.01g），置烧瓶中，加水 300 ~ 500ml（或适量）与玻璃珠数粒，振摇混合后连接挥发油测定器与回流冷凝管。自冷凝管上端加入水使充满挥发油测定器的刻度部分，并溢流入烧瓶时为止，置电热套中或用其他适宜方法缓缓加热至沸，并保持微沸约 5 小时，至测定器中油量不再增加后，停止加热。放置片刻，开启测定器下端的活塞，将水缓缓放出，至油层上端到达刻度 0 线上方 5mm 处为止。放置 1 小时以上，再放水使油层下降至其上端恰与刻度 0 线平齐，即可读取挥发油量，并计算成样品中含有挥发油的百分数。

（二）乙测定法

本法适用于测定相对密度在 1.0 以上的挥发油。取水约 300ml 与玻璃珠置烧瓶中，连接挥发油测定器。自测定器上端加入水使充满刻度部分并溢流入烧瓶时为止，再用移液管加入二甲苯 1ml，然后连接回流冷凝管。将烧瓶内容物加热至沸腾，并继续蒸馏，其速度以保持冷凝管中部呈冷却状态为宜，30 分钟后停止加热，放置 15 分钟以上，读取二甲苯的容积，然后照甲测定法自"取供试品适量"起，依法测定。最后自油层量中减去二甲苯量，即得挥发油量，再计算成本品中含有挥发油的百分数。

七、其他

在进行中药材及其制剂的质量分析中，除进行上述各项分析检测时，还应注意重金属（铅、汞、镉等）、砷及农药残留量（有机磷、有机氯等）的测定，以及对真菌和真菌毒素等病原微生物的检查，这在中药材的对外贸易中尤为重要，各项分析测定可参考《中国药典》的有关规定与方法进行。

第十章

常用中药材的贮存养护

我国的中药材资源种类和蕴藏量极为丰富。历时 10 年（1982～1992 年）的全国中药资源普查证实，我国现有中药资源 12807 种（其中药用植物 11146 种，药用动物 1581 种，药用矿物 80 种）；且据中国中医研究院完成的《电脑检索全国中草药数据库》的最新统计数为 13268 种。如此繁多的中药材品种，其来源复杂，有取自植物的根及根茎、茎藤、木、皮、叶、花、果实及种子的；也有来源于动物的全体、皮毛、骨骼、脏器的；还有来自矿物及其他代谢、病理产物与加工制品的。它们性质各异，化学成分互不相同，分别含有淀粉、蛋白质、脂肪及糖类等营养和药用成分，这些成分是霉菌、害虫生长的重要物质，也是其发育繁殖不可缺少的营养条件。因此，中药材常常易被霉虫所危害，这给中药的贮存保管带来了莫大的困难。

虽然在本书的第四～六章中综合归纳了中药易虫蛀霉变的共性，揭示了其主要的变质规律，提出了带有普遍性的有效防治措施，但是面对成千上万种不同药材，毕竟不能千篇一律，简单对待，而必须在符合共同性保管要求的基础上，根据各种药材的不同物理性质和某些化学成分含量的差异或不同，研究制定出各具特色的保管技术与方法。为此，本章特对医疗保健用量和库贮量较多的百种大宗常用中药材的贮存养护分别加以专门介绍。

第一节　根及根茎类中药材

根及根茎类中药材系指根和各类植物的地下茎的统称。其中根类药材是指植物地下根的主要部分，如人参、当归、牛膝等；而根茎类药材是各种药用植物地下茎的总称，通常包括有根状茎、鳞茎、球茎及块茎等。由于根茎类药材的外形与根类药材很相似，故商品学上将两者统称为根类药材。但从根茎类的植物学特性及内部构造来讲，地下茎的性质、构造与根的性质、构造是不相同的。可是从贮存的角度上看，这两类药材并无明显的特性差异，因而归类在一起介绍。

一、大黄　Radix et Rhizoma Rhei

【来源】　本品为蓼科植物掌叶大黄 *Rheum palmatum* L. 唐古特大黄 *Rheum tanguticum* Maxim. ex Balf. 或药用大黄 *Rheum officinale* Baill. 的干燥根或根茎。掌叶大黄亦称葵叶大黄、北大黄、天水大黄，主产于甘肃、青海、四川、陕西等省。唐古特大黄亦称鸡爪大黄、北大黄，主产于青海、甘肃、西藏等省区。药用大黄亦称马蹄大黄、南大黄，主产于四川、湖北、河南、陕西、贵州、云南等省，产量甚少，在商品药材中少见。

【贮存方法】　用竹筐、竹篓盛装，置干燥处贮存，同时应避光，因为大黄中的鞣质与光线接触过久，易氧化为红棕色或棕黑色，这种氧化变化有时与酶的影响有关。干燥的大黄水分不宜超过 10%，以利贮存。

切制成饮片不宜多晒或久晒，以免变色。凡生大黄片可贮于石灰缸内，制大黄片可置坛内密封存放，防受潮湿。

【养护技术】　本品在采收后已刮去外表粗皮，有油性，气清香，若贮存不当极易生虫、变色。故应贮存于干燥处，严防受潮，否则中心发黑，也易虫蛀，且不应用汗手拿取，否则外面变成黑色，皆有损质量。一般到了夏季为防虫可用熏蒸法。

从清明到寒露，每月至少检查 2 次。在堆码垛、倒垛和翻晒时，应轻搬轻放，切忌重摔，以免破碎损失。如发现轻微受潮、霉变或生虫，可在阳光下摊晒或文火炕烘，用刷子将霉刷去；然后再用熏蒸法，但熏蒸时间不宜太长，以免大黄褪色走油，影响品质。有条件可采用气调养护法防治。

【质量要求】　各种大黄均以身干、质坚实、外表黄色或红棕色、断面显锦纹、呈星点状花纹（不发黑、不糠心）、无霉虫蛀蚀、稍有油性、气清香、味苦而不涩者为佳。个大体轻、形长、内心干而疏松者为次。

《中国药典》（2005 年版）规定：干燥失重不得过 15.0%；总灰分不得过 10.0%；酸不溶性灰分不得过 0.8%。含量测定（高效液相色谱法测定），本品按干燥品计算，含芦荟大黄素（$C_{15}H_{10}O_5$）、大黄酸（$C_{15}H_8O_6$）、大黄素（$C_{15}H_{10}O_5$）、大黄酚（$C_{15}H_{10}O_4$）和大黄素甲醚（$C_{16}H_{12}O_5$）的总量不得少于 1.50%。

二、牛膝　Radix Achyranthis Bidentatae

【来源】　本品为苋科植物牛膝 Achyranthes bidentata Bl. 或川牛膝 Cyathula officinalis Kuan 的干燥根。商品有怀牛膝和川牛膝两种。前者主产于河南、河北、山西等地；后者主产于四川、云南、贵州等地。内销全国与出口。

【贮存方法】　怀牛膝多装木箱，每箱净重 50kg，内衬防潮纸，固封，置阴凉干燥处，夏季最好冷藏，以防生虫。川牛膝一般装竹篓，亦有用麻袋或席包装。川牛膝因易泛油，应密封后置干燥处，防吸潮和霉变。

少量牛膝或其饮片，可贮于石灰缸中，也可采用砻糠围屯或黄沙埋藏的方法，分层隔放，严密盖好，阴雨天不要开箱，可久贮不致变质；若在存放牛膝的箱内，放进几根干洁的木炭，也可起防潮的作用。

【养护技术】　牛膝因含较多的黏液质，体糯质柔，很易吸潮，一旦受潮，色泽发红至变黑，更易霉蛀，通常在采收后用熏蒸法并晒干（川牛膝不熏，多烘干），装箱后即行钉封，外糊皮纸，干后再涂桐油，置阴凉干燥处保存，一般可防变质。若在贮存的过程中发现牛膝回潮，可再行复晒，为保证色泽无损，少量最好采用石灰缸防潮存放，亦可用干燥谷壳或沙子埋藏养护。具体措施有以下三法：①草纸养护法：将干燥的草纸（吸潮纸）铺于木箱底部和四壁，再把晒干后冷却的怀牛膝理顺，按一层草纸、一层怀牛膝（横竖交替堆放）

码入箱中，依次将箱装满，再铺一层草纸，盖严密封即可。②沙土养护法：在贮存怀牛膝的箱底放一层干沙，干沙上面放一层吸潮纸或麻袋片，然后其上摆放一层牛膝，依次将箱装满，盖严密封即可。③谷壳养护法：先将谷壳洗净晒干，然后在容器底层铺上 5 ~ 6cm 厚的谷壳，谷壳上存放 30cm 厚的怀牛膝，怀牛膝上面铺一层纸，再将谷壳按 5 ~ 6cm 厚铺于纸上，把怀牛膝按不同的存放方式摊在谷壳上面，这样依次直到容器装满，最上面覆盖一层约 5cm 厚的谷壳，加盖密封，存放在干燥通风处保管。此法可以防止怀牛膝走油、受潮、生虫。

【质量要求】 怀牛膝以身干、皮细、肉肥、质坚、色鲜、粗长、黄白色与肉红色、味甘、无霉虫蛀者为佳。《中国药典》（2005 年版）规定：牛膝总灰分不得过 9.0%；酸不溶性灰分不得过 1.0%；水分不得过 15%；醇溶性浸出物（热浸法）不得少于 6.5%。

川牛膝以身干、体肥柔韧、外皮瓦灰、油润、无虫害蛀蚀者为佳。《中国药典》（2005 年版）规定：川牛膝总灰分不得过 8.0%；酸不溶性灰分不得过 1.5%；水分不得过 16%；醇溶性浸出物（冷浸法）不得少于 65.0%。

三、白芍 Radix Paeoniae Alba

【来源】 本品为毛茛科植物芍药 *Paeonia lactiflora* Pall. 的干燥根。主产于浙江东阳、安徽亳州、四川中江、贵州、山东等地，多为栽培。

【贮存方法】 一般用细篾篓、竹篓、条筐或麻袋包装，一等杭芍多用木箱装，内衬防潮纸、棕片或笋壳，每件约 1000kg，浙江产品每件重 75kg。本品具粉性且又刮去外层栓皮，故易虫蛀，须置阴凉干燥处贮存。切制成的饮片可置瓮内，盖严存放。

【养护技术】 白芍在贮存过程中应注意检查，防受潮湿和虫蛀。如含水量过高，应通风摊晾，使水分发散。在梅雨季节，容易生霉、发热、变色及虫蛀，应经常检查翻晒。翻晒时，宜置于温和阳光下，忌烈日，以免变色发红。如发红或虫蛀，可先喷雾水气在表皮上，以药物烟熏 2 ~ 4 小时，再在弱阳光下晒干。这样不但可杀死害虫，又可使其色白。倘发现轻微霉点（两头最易生长青霉），应及时摊晒刷霉，或干揩后阴干之。切忌水洗，否则侵入内部则颜色变黑。白芍不宜久藏（日久则易虫蛀和变色），需掌握"先进先出"的原则，注意药物的入库日期。干燥的新货第一年不易生虫，但陈货抗虫性即差。为了安全度夏，每年在立夏前后熏蒸一次，可以防虫。

【质量要求】 以身干、粗长、皮黄红色或黄白色、内灰白色、质坚实、平直而圆、头尾均匀而整洁、粉性大、无虫霉蛀者为佳。

《中国药典》（2005 年版）规定：含量测定（高效液相色谱法测定），本品含芍药苷（$C_{23}H_{28}O_{11}$）不得少于 1.6%。重金属及有害元素检查（铅、镉、砷、汞、铜测定法测定）：铅不得过百万分之五；镉不得过千万分之三；砷不得过百万分之二；汞不得过千万分之二；铜不得过百万分之二十。

四、板蓝根 Radix Isatidis

【来源】 本品为十字花科植物菘蓝 *Isatis indigotica* Fort. 的干燥根。主产于河北、北京、河南、江苏、甘肃、陕西等地。

【贮存方法】 板蓝根以成捆堆垛，或用麻袋或纸箱盛装，贮于通风干燥处。

【养护技术】 板蓝根在贮存保管期间易发生霉变，且多易感染灰绿曲霉。霉变的部位常在叶柄残茎和密集的疣状突起处，或主根及枝折断处，已经霉变后，其局部色泽加深，质地变软。此外，板蓝根也易虫蛀，害虫常隐藏在韧皮部和木质部蛀蚀，检查时应将根用力摇动观察有无蛀粉。

板蓝根若有轻微霉菌发生，可采用温水淘洗（快洗），于日光下及时曝晒至干。如害虫危害，也可熏蒸杀灭。有条件时，用气调贮存法养护或置密闭库内贮存。

【质量要求】 本品以粗大、体实、无霉虫蛀者为佳。

《中国药典》（2005年版）规定：水分含量不得过15.0%；热浸法测定，45%乙醇浸出物含量不得少于25.0%。

五、葛根　Radix Puerariae Lobatae

【来源】 本品为豆科植物野葛 *Pueraria lobata*（Willd.）Ohwi 的干燥块根。习称野葛。生于山坡、路边草丛中及较阴湿的地方。除新疆、西藏外，全国大部分地区均有分布。甘葛藤主产于华南及西南地区，多为栽培。

【贮存方法】 葛根含多量淀粉、黄酮类物质，如大豆黄苷、大豆黄素、葛根素、葛根黄素等。在贮存中易吸潮生霉，葛根生霉后能引起总黄酮含量显著下降。如中科院药物所曾测过不长霉的葛根，黄酮总含量可达12%，长霉后下降到4.73%，甚至更低。故防止葛根吸潮生霉是保证质量的重要措施。霉菌的发生，是葛根受潮吸水过多的缘故，若能将其含水量控制在10%以下，贮存于相对湿度70%左右的环境中，即能安全贮存。

【养护技术】 葛根在贮存中，害虫危害常有发生。害虫蛀蚀多从两端切断面开始，继而逐渐蛀入其中，并在其内发育繁殖。被害较轻时，外表面尚不能观察到虫迹，但用力敲振即能见到虫蛀粉；危害严重时，不仅蛀成众多小孔，同时也能破坏形成层的绵毛样纤维（完整的根）。

【质量要求】 以质坚实、粉性足、色洁白、纤维少、无霉虫蛀者为佳。按品种论，一般以粉葛质优。

《中国药典》（2005年版）规定：水分测定不得过14.0%；总灰分野葛不得过7.0%。含量测定（高效液相色谱法测定），本品含葛根素（$C_{21}H_{20}O_9$），野葛不得少于2.4%。

六、甘草　Radix et Rhizoma Glycyrrhizae

【来源】 本品为豆科植物甘草 *Glycyrrhiza uralensis* Fisch.、胀果甘草 *Glycyrrhiza inflata* Bat. 或光果甘草 *Glycyrrhiza glabra* L. 的干燥根及根茎。主产于华北、东北、西北等地区。

【贮存方法】 甘草等级规格较多，包装亦因之而异，但一般多用草绳打捆或芦席、麻袋捆扎，置干燥、阴凉库内贮存。

【养护技术】 甘草含有大量的淀粉（约30%）和甘草甜素（6%～14%）。保管中较易生虫和受潮霉变，生虫后危害蔓延十分迅速，必须拣出或立即火烘，然后用麻袋装好，置干燥通风处。如有条件应用气调法或冷冻杀虫最佳。

害虫一般在甘草内部蛀蚀，由外表很难察觉，一旦外面呈现小孔，其内部则已蛀蚀得十分厉害。在经验上常用以下方法检查：①查看甘草的两头，如发现有小的白点，即表明内部已生虫；②取两根甘草对敲，若一敲即断，可证明内部已生虫。一般粉甘草较带皮甘草易虫蛀，故应特别注意，经常检查。

甘草的含水量控制在 10% 左右，贮存环境相对湿度在 75% 以下，一般均能安全贮存；若相对湿度升高至 85% 以上，库温在 25℃ 左右时，2 周内即开始霉变，可见控制甘草贮存的湿度和温度极为重要。故凡贮存原件货在梅雨季前应放烈日下曝晒 1~2 天，后用麻袋封包堆放，其四周最好再用麻袋围封，以防害虫侵入和湿气影响，从而达到防止霉蛀的目的。

切制的甘草饮片，待晒干放冷后，可装入木箱内或坛内。蜜炙甘草宜置坛内存放，但时间不宜太长，以防变质。

【质量要求】 外皮均以呈紫褐色、略带光泽、条粗大、坚实、质重、皮细而紧、断面呈黄白色、粉性大、有菊花心、身干不霉蛀者为佳。

《中国药典》（2005 年版）规定：水分测定不得过 12.0%；总灰分不得过 7.0%；酸不溶性灰分不得过 2.0%。含量测定（高效液相色谱法测定），本品含甘草酸（$C_{42}H_{62}O_{16}$）不得少于 2.0%；含甘草苷（$C_{21}H_{22}O_9$）不得少于 1.0%。有机氯农药残留量：六六六（总 BHC）不得过千万分之二；滴滴涕（总 DDT）不得过千万分之二；五氯硝基苯（PCNB）不得过千万分之一。重金属及有害元素检查（铅、镉、砷、汞、铜测定法测定）：铅不得过百万分之五；镉不得过千万分之三；砷不得过百万分之二；汞不得过千万分之二；铜不得过百万分之二十。

七、黄芪 Radix Astragali

【来源】 本品为豆科植物蒙古黄芪 *Astragalus membranaceus*（Fisch.）Bge. var. *mongholicus*（Bge.）Hsiao 或膜荚黄芪 *Astragalus membranaceus*（Fisch.）Bge. 的干燥根。主产于内蒙、山西、吉林、东北、华北等地。

【贮存方法】 黄芪可按照等级不同分别打捆，有竹篓、芦席包及木箱装。打捆时先将黄芪扎成小把或理顺用麻绳捆紧，然后再用苇席包裹，其大小规格一般为长 120cm、宽 90cm 及高 50cm 的长方形捆，并加四道腰绳。每捆重量约 50kg。黄芪粉性大、有甜味，夏季最易生虫，受潮后亦易霉烂、变色（发黑），故应贮存于干燥、通风处。

切制成的饮片，须待晒干后贮于坛内或石灰缸内，将口封闭，置干燥通风处，并应注意检查，一旦发现霉蛀即行复查。

【养护技术】 本品含糖类、黏液质，具粉性和甜味，保管不当易于霉蛀，必须保持干燥，严防潮湿。在冬、春两季一般放置于干燥的仓库内即可，但到了夏、秋季霉蛀即易发生，所以在梅雨季节之前就应取件打开包装，日晒，以减少水分，再入熏房药熏，熏 1 天后放置其内闷 3~6 天，再取出置于库内密封，可保安全度夏，不致霉蛀。如数量较少时也可采用沙埋藏法保存。黄芪含水量 11%~12%，在相对湿度 75% 条件下可以安全度夏，但含水量超过 15% 时，必须采取措施，加以摊晒。

预防生虫，每逢5月，用药熏一次及摊晒；立秋前后可再熏晒一次。夏季应经常检查、熏晒。上档货最好贮存于冷藏库中，以防虫霉。

【质量要求】 以身干，条粗长，质坚而绵软不易折断，断面黄色，有菊花心，粉性足，味甜，无黑心、空心及无霉、虫蛀者为佳。

《中国药典》（2005年版）规定：总灰分不得过5.0%；酸不溶性灰分不得过1.0%；水溶性浸出物（冷浸法测定）不得少于17.0%。含量测定（高效液相色谱法测定），本品含黄芪甲苷（$C_{44}H_{68}O_{14}$）不得少于0.040%。有机氯农药残留量：六六六（总BHC）不得过千万分之二；滴滴涕（总DDT）不得过千万分之二；五氯硝基苯（PCNB）不得过千万分之一。重金属及有害元素检查（铅、镉、砷、汞、铜测定法测定）：铅不得过百万分之五；镉不得过千万分之三；砷不得过百万分之二；汞不得过千万分之二；铜不得过百万分之二十。

八、人参 Radix et Rhizoma Ginseng

【来源】 本品为五加科植物人参 *Panax ginseng* C. A. Mey. 的干燥根。主产于吉林、辽宁、黑龙江等省。多为栽培，野生较少。

【贮存方法】 人参为名贵药材，一般用较精制的容器包装并密封，置干燥处贮存。为了达到安全贮存的目的，下面推荐两种简便方法：①将木箱洗刷干净，晒干或烘干，在箱的内底部放些石灰块，其上交叉垫些竹荚子，竹荚子上铺几层草纸，草纸四角放4瓶60°的白酒，瓶盖敞开，再将人参放在草纸上，然后将木箱盖严密封，利用酒精的慢慢挥发来驱虫灭菌，利用石灰块吸潮杀虫。②在木箱内底部横放或直放2~3根多孔的竹筒，筒内放置医用脱脂棉，每50kg人参用75%以上的酒精500ml，慢慢地倒入筒内，将脱脂棉浸湿，以酒精不外溢为标准，竹筒的两头用塞子（瓶塞、木塞均可）堵住，竹筒上垫一层草纸，再将晒干的人参按头尾不同的装箱方式，整齐地摆在箱内，然后盖上箱盖钉严密封，将缝隙处用胶水糊上纸条封闭，放置阴凉干燥处可安全度过虫霉期。

【养护技术】 人参类药物由于含有较多的糖类、黏液质和挥发油等，在贮存期间极易出现受潮、泛油、发霉、变色、虫蛀等变质现象。人参返潮是贮存过程中常发生的现象之一，主要是蔗糖受潮的缘故。返潮的结果是发黏、变色和变味，以致影响人参的质量，所以，最主要是保持干燥，尤其在气温高、湿度大的夏季。对拆零散装待用的参类药物，按常法多贮于石灰缸中保存。该法虽干燥效果较好，但因石灰为强碱性干燥剂，贮存时间长易导致参类药物色泽改变，失去香气，使其外观和内在质量均受到影响。据试验，采用白糖埋藏新开河参、高丽参、普通红参、西洋参等效果特佳。经对样品分别贮存18~24个月后观察，均未见泛油、霉变、虫蛀现象，且气味甘香浓厚，色泽也无明显改变。此法简便易行，贮存保质效果可靠。具体方法是：选用可密封的玻璃、搪瓷陶器洗净、干燥，将干燥、无结块的白砂糖铺于容器底部约2~3cm厚，上面平列人参类药物一层，用白糖覆盖使超过参面约1~2cm，糖面又置参类药物一层，再覆以白砂糖。如此一层层排列，最后用白砂糖铺面，加盖密封，置阴凉处。使用时可按需要量取用，然后加盖密封即可。白砂糖埋藏法贮存小批量人参药物，能确保此类药物固有的色泽和气味，确为较理想的、简便有效的方法。除运用于药房外，也适用于家庭贮备少量人参。

为预防虫蛀，春季将参通风晾干后可装于密封箱中，每箱约25kg；至6月份可在箱内放置10~15g四氯化碳等熏蒸剂密封，可以安全度夏。但在夏季最好贮存于冷藏库中，能防虫防霉，并保持色泽不变，但必须注意容器的严密，避免潮气侵入。少量贮存时，可在严密的箱中添加硅胶或炒米花，防潮效果亦很好，简便而洁净。

【质量要求】 以支大、体厚、芦长、年久质坚重、皮细、纹细密、带圆芦、体丰满、浆水足、色嫩黄而带白、无破伤、无霉虫蛀者为佳，其中以野生生晒参质量最优。

《中国药典》（2005年版）规定：水分测定，不得过12.0%；总灰分不得过5.0%；酸不溶性灰分不得过1.0%。含量测定（高效液相色谱法测定），本品含人参皂苷 Rg_1（$C_{42}H_{72}O_{14}$）和人参皂苷 Re（$C_{48}H_{82}O_{18}$）的总量不得少于0.30%；人参皂苷 Rb_1（$C_{54}H_{92}O_{23}$）不得少于0.20%。

九、三七 Radix et Rhizoma Notoginseng

【来源】 本品为五加科植物三七 *Panax notoginseng*（Burk.）F. H. Chen 的干燥根。主产于云南、广西等省区。四川、江西、湖北等省也有栽培。三七内销全国并出口。

【贮存方法】 三七的包装方法多样，有用双层桑皮纸包好，外扎麻绳，每封0.5~2.5kg，然后再装箱；云南是用纸盒装，每盒2.5~5kg，再装木箱；广西是用布袋包装，贮于木箱内。如果是出口商品则应内衬防潮纸或用铁皮密封箱严密包装。在容器内放置适量樟脑用纸包好贮存于阴凉干燥处。

【养护技术】 三七的干燥品若能贮存于干燥、通风处，每年夏季前后曝晒1~2次，则较易保管，一般可存10年而不坏。但在受潮后容易发霉，亦可生虫，故在夏季最好贮于石灰密封箱或坛中，切忌受潮。若发现潮霉可以曝晒；防治虫害一般用熏蒸法即可。

根据经验，将干燥三七密封箱内，每箱装20kg，内放木炭0.5kg，白矾1.5kg，另加石灰1.5~2kg，同时置于箱内可安全度夏3年以上。少量药材防治虫害可直接喷洒酒精或50°~60°的白酒，然后将木箱密封，亦很有效。

【质量要求】 以身干、个大、肥实、头大尾尖、体重皮细、断面灰绿或黄绿、有放射状纹理、无裂隙、无霉虫蛀者为佳。

《中国药典》（2005年版）规定：水分测定，不得过14.0%；总灰分不得过6.0%；酸不溶性灰分不得过3.0%；热浸法测定，甲醇浸出物含量不得少于16.0%。含量测定（高效液相色谱法测定），本品含人参皂苷 Rg_1（$C_{42}H_{72}O_{14}$）、人参皂苷 Rb_1（$C_{54}H_{92}O_{23}$）和三七皂苷 R_1（$C_{47}H_{80}O_{18}$）三者的总量不得少于5.0%。

十、白芷 Radix Angelica Dahuricae

【来源】 本品为伞形科植物白芷 *Angelica dahurica*（Fisch. ex Hoffm.）Benth. et Hook. f. 或杭白芷 *Angelica dahurica*（Fisch. ex Hoffm.）Benth. et Hook. f. var. *formosana*（Boiss.）Shan et Yuan 的干燥根。主产于东北地区及山东、河北、江苏、四川、浙江等省。药材因产地和栽培不同分为杭白芷、川白芷、香白芷和祁白芷、禹白芷等。

【贮存方法】 包装不一，国内销用竹篓、条筐、麻袋、苇席包装，出口品则用木箱装或用竹篓套以单丝麻袋，每件重50kg或100kg。本品属芳香粉性药材，极易发生虫蛀，需严禁潮湿，特别是在夏季受潮后最易虫蛀，而且受热亦会走油，应贮存于干燥、凉爽处，入库验收时严格掌握水分。

传统经验贮存是将库房地面垫高，铺席一层，席上铺放干燥的麦壳或稻壳，白芷摆放于上，再盖麦、稻壳一层，如此交替摆放，最后用麦、稻壳覆盖，密闭库房。少量时将白芷立放于大缸内，一层药材一层沙子，然后缸口加盖贮存。

切制成的饮片晒干后，可置瓮内闷紧存放。

【养护技术】　白芷含较多挥发油和淀粉，在贮存中，极易吸潮霉变，霉变常发生在顶部的茎痕和支根折断处，且多为灰绿曲霉，若有此变化时，可通过日光曝晒，散发水分，杀灭霉菌。白芷也易发生虫蛀，有的从被损处或根头部蛀入，严重时根的形成层和木质部都会受到破坏，并被蛀空成粉，若发现此危害时，应及时用药物烟熏杀灭。

由于本品易霉蛀，必须经常检查，因为白芷一旦生虫，很快即被蛀成空洞，不堪药用；且在外部发现有虫眼时，其内部即已蛀蚀甚烈，故不可大意。一经发现异状，应立即处理，不宜拖延。鉴此，每当梅雨季前可采用熏蒸措施，将霉、虫危害消灭在发生之前。有条件时，熏蒸后及时采用气调养护法贮存，即可安全度夏，少发生变异。

【质量要求】　以身干、根条肥大、皮灰白或黄白色、体坚实、粉性足、香气浓厚、无虫蛀者为佳。

《中国药典》（2005年版）规定：水分测定，不得过14.0%；总灰分不得过6.0%；酸不溶性灰分不得过1.5%；热浸法测定，稀乙醇浸出物含量不得少于15.0%。含量测定（高效液相色谱法测定），本品含欧前胡素（$C_{16}H_{14}O_4$）不得少于0.080%。

十一、当归　Radix Angelicae Sinensis

【来源】　本品为伞形科植物当归 *Angelica sinensis*（Oliv.）Diels 的干燥根。主产于甘肃、云南、四川等省区。

【贮存方法】　由于产地不同，分为竹篓和木箱两种包装。在硬竹篓中加衬草纸或皮纸，每件重20～30kg，外用皮纸固封，不使漏气走油。木箱装者重约50～75kg，同样内衬皮纸，外用皮纸固封。竹篓和木箱均可再套以麻袋，以资防护。本品因含大量的蔗糖（约40%）和挥发油（0.2%～0.4%），易吸收空气中的水分，故最怕潮湿，一旦遇潮即色泽变黑泛油，导致霉蛀败坏，因此应贮存于阴凉干燥处。

当归饮片可贮于瓮内，或用纸包好置石灰缸内，将瓮口或缸口密封，待用时取出一些（约3天用量），剩余部分仍封严存放，可避免虫蛀、泛油。

【养护技术】　当归因含挥发油、糖类，极易走油和吸收水分，夏季若受潮后，即发霉、生虫并变黑色。温度稍高亦易走油。因此必须保持干燥、凉爽。阴雨天气不宜开箱，以免湿气侵入。在贮存的过程中，每逢夏、秋季节可用药物烟熏一次，然后继续置阴凉干燥处，密封保存，以防受潮虫蛀。根据本品的性质，一般不宜贮存过久。

【质量要求】　以身干、肥大、支根粗壮、质坚、表皮黄棕色、断面黄白色、气味浓厚、无虫霉蛀者为佳。

《中国药典》（2005 年版）规定：水分测定，不得过 12.0%；总灰分不得过 7.0%；酸不溶性灰分不得过 2.0%；热浸法测定，70% 乙醇浸出物含量不得少于 45.0%。含量测定（高效液相色谱法测定），本品含阿魏酸（$C_{10}H_{10}O_4$）总量不得少于 0.050%。

十二、羌活　Rhizoma et Radix Notopterygii

【来源】　本品为伞形科植物羌活 *Notopterygium incisum* Ting ex H. T. Chang 或宽叶羌活 *Notopterygium forbesii* Boiss. 的干燥根茎和根。羌活主产于青海、甘肃、四川等省，陕西亦产。宽叶羌活主产于四川、青海等省，湖北、陕西、内蒙古等省区亦产。

【贮存方法】　竹篓或木箱盛装，放置阴凉干燥处贮存。有条件时宜放冷库保存。由于干燥的根茎及根质地硬脆易碎，故在库内堆垛时不可重叠堆积过高，以防压碎。

切制的饮片容易生虫和散失芳香，需入瓮内盖严，置阴凉干燥处保存。

【养护技术】　羌活含较多的挥发油，具特异的香气，易生虫和散失油分，在干燥时不宜曝晒，为了防治虫蛀必要时可用药熏，平时宜置阴凉干燥处保存，防受潮和受热。一般在春末药熏一次，再经阳光略晒，稍晾后装箱密封。在 8~9 月间再熏晒一次，虫蛀即可防止。同时在贮存养护中应避免日光照射，以防芳香气味散发。

【质量要求】　均以条粗、外皮棕褐色、断面朱砂点多、香气浓郁、无霉、无虫蛀者为佳。

《中国药典》（2005 年版）规定：热浸法测定，乙醇浸出物含量不得少于 15.0%。含量测定（挥发油测定法测定），本品含挥发油不得少于 2.8%（ml/g）。

十三、前胡　Radix Peucedani

【来源】　本品为伞形科植物白花前胡 *Peucedanum praeruptorum* Dunn. 的干燥根。主产于浙江、安徽、湖南、四川、湖北、江西、山东、陕西、江苏、福建、广西等省区。

【贮存方法】　用竹篓、木箱或麻袋包装，每件重约 50kg 或 100kg，放置阴凉干燥处贮存。

【养护技术】　一般商品药材前胡含水量约为 14%~15%，若贮存于相对湿度 75%、温度 30℃~35℃环境下，可以安全保管，不会生霉，但是含水量有所降低，经过 1 个月减至 11%~12% 时可维持水分的平衡。如果相对湿度增高至 80%、85% 及 95% 时，则分别在第 20 天、第 7 天及第 2 天出现霉斑，主要为毛霉菌和青霉菌。如果药材进库时，水分过高或在保管中受潮、生霉，可以在阳光下曝晒，将霉扫掉后，凉透再包装搬入库房内干燥处保存。

本品夏季易生虫，若发现虫害可用药物熏杀；轻微者用烈日曝晒亦有效。为了预防虫蛀，在雨季前用气调法密闭防治或用药物熏蒸一次，夏季中必要时亦可再熏一次。

【质量要求】　以身干、条长粗大、质柔软而坚实、外皮灰黑或灰黄色、断面黄白色、气味清香、无霉虫蛀者为佳。

《中国药典》（2005 年版）规定：水分测定，不得过 12.0%；总灰分不得过 8.0%；酸不溶性灰分不得过 2.0%；冷浸法测定，稀乙醇浸出物含量不得少于 20.0%。含量测定（高效液相色谱法测定），本品含白花前胡甲素（$C_{21}H_{22}O_7$）总量不得少于 0.90%。

十四、川芎 **Rhizoma Chuanxiong**

【来源】   本品为伞形科植物川芎 *Ligusticum chuanxiong* Hort. 的干燥根茎。主产于四川省，我国西南及北方大部分省区亦产，多为栽培。

【贮存方法】   用竹筐、竹篓或麻袋等包装。在仓库堆垛不可过高，垛与垛之间宜保持 1m 左右距离，以免重压或散热不良而引起走油变色。

川芎因含挥发油，夏季易走油，并且容易虫蛀，故应贮存于干燥、凉爽处。

切制成的饮片，晾干后宜置瓮内，密封贮存。

【养护技术】   川芎在贮存中易被虫蛀。对虫蛀者可用气调法或熏蒸杀灭。饮片被霉害时，可采用适量的白酒喷闷，具体方法是：取川芎饮片铺开约 7~10cm 厚，喷少量白酒于上，及时翻拌使匀，入坛或缸内加盖严封，伏闷 2~4 小时，取出，晒晾（蒸发白酒中的水分）至干，霉即消失，再盛装适当容器内封存。

川芎含水量约为 11%，在此情况下，一般不易霉蛀；如水分在 18% 以上时，即会发生霉蛀。若有受潮现象，可以用文火烘焙，或在阳光下曝晒（不易过久）。

川芎含有挥发油（约 1%），具有特殊而强烈的香味。在常温下均可缓慢挥发，如环境温度较高（35℃以上）挥发即快。川芎挥发油一旦散失或降低，会使其芳香气味减退，严重时引起药材失去油润，质地干枯，乃至不堪入药。故在贮存养护过程中，必须保持环境干燥，即能防霉、防蛀、防香气散失。

【质量要求】   以个肥大、断面色黄白、质坚实、油性大、香气浓郁、无霉虫蛀者为佳。

《中国药典》（2005 年版）规定：总灰分不得过 6.0%；酸不溶性灰分不得过 2.0%；热浸法测定，乙醇浸出物含量不得少于 12.0%。

十五、防风 **Radix Saposhnikoviae**

【来源】   本品为伞形科植物防风 *Saposhnikovia divaricata*（Turcz.）Schischk. 的干燥根。主产于黑龙江、吉林及内蒙古东部和辽宁、河北、河南、陕西等地。

【贮存方法】   本品质柔肉厚，滋润有油分，易遭虫蛀，需置干燥处贮存，严防受潮，忌日光照晒，严防鼠害。

切制成的饮片可晒干贮于坛内，待冷透后密封，置干燥处保存。在贮存过程中也应注意检查，如发现霉蛀应立即复晒，此时因已切成薄片，一般不宜多晒而宜晾干，因久晒后会变色（由淡黄色变成白色）和减少油润，有损品质。

【养护技术】   本品含挥发油、多糖类成分。在贮存中易虫蛀，有虫害时，不宜采用曝晒，因害虫常隐居其中，不易杀灭。同时，检查时应敞开观察。若一旦生虫时害虫常藏其内部，晒则杀虫效果不大，必须药物烟熏。一般在春末启封熏一次，经阳光稍晒放凉，再行包装，置阴凉干燥处，待 6~7 月间梅雨季节前再熏一次，即可防止生虫。

【质量要求】   以条粗壮，断面皮部色深棕、木部浅黄色，无虫霉蛀者为佳。

《中国药典》（2005 年版）规定：水分测定，不得过 10.0%；总灰分不得过 6.5%；酸不溶性灰分不得过 1.5%；热浸法测定，乙醇浸出物含量不得少于 13.0%。含量测定（高效液相色谱法测定），本品含升麻素苷（$C_{22}H_{27}O_{11}$）和 5 - O - 甲基维斯阿米醇苷（$C_{22}H_{28}O_{10}$）的总量不得少于 0.24%。

十六、柴胡　**Radix Bupleuri**

【来源】　本品为伞形科植物柴胡 *Bupleurum chinense* DC. 或狭叶柴胡 *Bupleurum scorzonerifolium* Willd. 的干燥根。按性状不同，分别习称北柴胡和南柴胡。北柴胡主产于河北、河南、辽宁、湖北、陕西等省；南柴胡主产于湖北、四川、安徽、黑龙江、吉林等省。

【贮存方法】　因产地不同，包装规格也不一致。多用席、麻袋、竹篓、竹筐等包装，外用绳捆扎紧实，每件重量有 40kg、65kg、80kg 不等。竹叶柴胡茎质脆、易折断，最好顺向理齐，扎成小把，再捆成大包，以避免茎枝折断。出口货可用木箱包装。本品在夏季受潮后最易发霉（多为青霉菌），而且生虫，甚至变色，应贮存于干燥、通风处。

【养护技术】　柴胡在含水量 14% 左右、相对湿度 75% 的条件下是可以安全保管的，但相对湿度达 80% 以上时，2 周即出现霉丝，若达 90% 以上，3~4 天即开始发霉，1 周后严重霉坏，颜色发暗。春末夏初，天气渐暖，应加强预防工作，每半月检查一次；夏季及秋初，虫霉蔓延期应每周检查一次。如发现受潮或发霉可放在日光下曝晒之，摊晾后再行包装堆垛。轻微生虫亦可用烈日曝晒或用药物杀灭之；为预防虫蛀，可以在夏季熏蒸一次。

【质量要求】　以身干、条粗、分枝少、匀整、外表淡棕色、断面黄白色、无残茎及须根者为佳。竹叶柴胡以身干、叶绿柔软、无虫霉蛀者为佳。

《中国药典》（2005 年版）规定：总灰分不得过 8.0%；热浸法测定，乙醇浸出物含量不得少于 11.0%。

十七、北沙参　**Radix Glehniae**

【来源】　本品为伞形科植物珊瑚菜 *Glehnia littoralis* Fr. Schmidt ex Miq. 的干燥根。主产于山东、河北、辽宁、江苏等省。行销全国，并有出口。

【贮存方法】　本品粉质、色白、味甘、易虫蛀，需置干燥通风处保存。大量贮存时，在梅雨季前选烈日，待晒场晒热后，将北沙参倒在场上摊平于烈日下曝晒（这样可以缩短日晒的时间，有益品质），至下午干透，可收于木箱或竹篓内，放晾 3~4 小时后将竹篓或木箱摇动装紧，直至装满成件，盖严，最好外加麻袋包封，置干燥通风处贮存。

切制成小段时，晒干后可入坛内密封或入石灰缸内贮存。

【养护技术】　北沙参由于含较多淀粉，易吸潮，易霉变。受潮发霉后即变色（红色），可整把放在阳光下晒；晒时阳光不可太烈，以免变色，或用温水洗刷去霉再晒干或烘干。霉变严重者不能药用。

北沙参霉变后，如处理不及时，伴之而来的即是虫蛀，害虫危害首蛀根的韧皮部，然后再逐渐蛀木质部乃至蛀空，不堪药用。虫害发生时，以熏蒸杀灭。为预防蛀蚀，在梅雨季节前，先熏蒸，然后密封，也能避蛀。

本品因枝条细长，质脆易折断，不论熏晒、整理、倒垛，应轻取轻放，以免碎断、损耗过大。

【质量要求】 以枝条细长、圆柱形、均匀、质坚实、白色或黄白色、味微甘、无霉虫蛀者为佳。山东莱阳产的为地道药材，称为"莱阳沙参"，质较优。

十八、丹参 Radix et Rhizoma Salviae Miltiorrhizae

【来源】 本品为唇形科植物丹参 *Salvia miltiorrhiza* Bge. 的干燥根。主产于安徽、河北、江苏、陕西、山东、山西、四川等省。全国大部分地区有野生或栽培。

【贮存方法】 丹参为长圆柱形，多用竹篓、麻包袋或箱盛装，置干燥处贮存。

【养护技术】 本品在贮存期中，易吸潮生霉，霉菌多在支根折断处发生。根茎顶端的残留茎基处，则是害虫首蛀的部位，害虫常从此蛀入，直至根部的韧皮部和形成层，严重时木质部和射线处会全部被害。丹参已霉蛀时，应及时晾晒或炕烘，但曝晒不宜过久，以免降低色泽。出现虫蛀时可用气调法或熏蒸法杀虫。

【质量要求】 均以条粗壮、色紫红、无霉蛀者为佳。四川省栽培的丹参质量较好。现多认为根中结晶性呋喃菲醌衍生物的色素类如丹参酮类成分含量高者为质优。

《中国药典》（2005 年版）规定：水分测定，不得过 13.0%；总灰分不得过 10.0%；酸不溶性灰分不得过 3.0%；热浸法测定，水溶性浸出物含量不得少于 35.0%，乙醇浸出物含量不得少于 15.0%。含量测定（高效液相色谱法测定），本品含丹参酮 II_A（$C_{19}H_{18}O_3$）不得少于 0.20%；含丹参酮 B（$C_{36}H_{30}O_{16}$）总量不得少于 3.0%。重金属及有害元素检查（铅、镉、砷、汞、铜测定法测定）：铅不得过百万分之五；镉不得过千万分之三；砷不得过百万分之二；汞不得过千万分之二；铜不得过百万分之二十。

十九、玄参 Radix Scrophulariae

【来源】 本品为玄参科植物玄参 *Scrophularia ningpoensis* Hemsl. 的干燥根。主产于浙江、安徽、湖北、山东等省。

【贮存方法】 本品呈类圆锥形。常采用竹筐、竹篓或箱包装，并置阴凉干燥处贮存。若为大量贮存时，还可采用砻糠围屯法或用青灰拌均的方法来贮存。

切制成的饮片晒干后，可入坛内或石灰缸内密封。

【养护技术】 玄参体糯味甜，易生虫发霉，且易吸潮。霉变多发生于皮部破损处或两端的断面，严重时，蔓延至全根，根的表面和内部色泽也会加深。玄参蛀蚀的部位常先从表面的横裂纹和皮孔处蛀入，有的也在根的两端开始，危害严重时，蛀成许多乌黑色粉末，放射状的浅棕色点状维管束也会遭受破坏，并产生微酸气或酒精样气。故发现上述变异时，必须注意防受潮生虫。若吸湿返潮身软时，应行复晒。发现虫蛀的药材最好拣出隔离，并入熏房熏之，以防虫蛀蔓延。含水分在 20% 以上的"潮参"，在冬季易冻糠心，在梅雨季节时严重者可被蛀空，故过湿或受潮均应日晒或烘焙至干。也可采用气调法或熏蒸法杀虫。

【质量要求】 以根肥大、皮细、质坚实、无芦头、断面色润黑、无霉虫蛀者为佳。一般以浙玄参质优。

《中国药典》（2005 年版）规定：水分测定，不得过 12.0%；总灰分不得过 5.0%；酸不溶性灰分不得过 1.0%；热浸法测定，水溶性浸出物含量不得少于 60.0%。含量测定（高效液相色谱法测定），本品含哈巴俄苷（$C_{24}H_{30}O_{11}$）不得少于 0.050%。

二十、地黄 **Radix Rehmanniae**

【来源】 本品为玄参科植物地黄 *Rehmannia glutinosa* Libosch. 的新鲜或干燥块根。主产于河南、浙江、江苏、陕西等省。

【贮存方法】 鲜地黄因含水甚多，最容易腐烂。一般采用竹筐、蒲包或荆条筐包装，便于运输，注意轻放，不能挤压，勿使日晒干死。鲜地黄易腐烂，不宜久藏，可埋于潮湿的沙土中，一般在购进后先行检查，除净已腐烂的部分和头部的叶，将好的地黄稍晾，以减少外表的水分，再用潮湿的沙土埋好，一层沙土，隔放一层生地，至 5~6 层后再以沙土覆盖，一般底层和上层的沙土要求铺厚一些，堆放处也应阴凉干燥，随用随取，可防止冻坏或腐烂。鲜地黄亦可贮存于地窖中，下面先铺一层细土，然后每放一层地黄，铺撒一层沙土，最后表面再用沙土盖严，如此亦可保存相当长的时间。但应注意地窖的通风及空气的干湿程度，以免药材干枯或霉变。

干地黄多用篓装或麻袋装，或用双层麻袋装。熟地黄最好用木箱装。每件轻者约 50kg，重者达 100~150kg。置干燥通风处，谨防潮湿，避免霉蛀。

制得的饮片可入瓮内闷紧。生、熟地黄炭可置木箱内密封，置干燥处。蒸熟地黄极易生霉，须经常检查翻晒，严防受潮。

【养护技术】 本品质柔软，显油润，具黏性，味甜，贮存不当极易霉蛀，除应保持干燥外，因其霉蛀多从两头破折处开始，故存放时应选择个体完整无损者，破皮或折断的应拿出先用，不宜久贮。据经验贮存年久，内色乌亮，质量尤佳。

干地黄若贮存于干燥、通风处，可久藏不坏，较易保管，习惯上以越陈越好。最好埋于干沙中，可长期贮存而不生虫。但亦应防潮，否则吸湿后亦可发霉、生虫，特别是表皮易遭虫蛀。

熟地黄因含水量高，约在 22%~23% 之间，若贮存于相对湿度 75% 条件下，将会散失水分，因此在稍潮的环境下不致发霉，但相对湿度超过 90% 以上，则迅速霉烂。可贮存在木箱或缸、坛中，盖严，既防失水干燥，又防湿气侵入。

生地黄的表面是害虫首先危害的部位，故易观察，一旦发现有虫痕，即曝晒或用药物熏蒸，然后再用气调养护的充氮降氧法密闭贮存。如果生霉可用水洗净，在阳光下晒干即得。

【质量要求】 鲜地黄以肥大，外表黄褐色，断面肉质、淡黄色、呈菊花心，无须根及残茎者为好。干地黄以质重柔软、肥大、皮灰白或灰褐色、断面油润乌黑、有菊花心、无虫蛀者为佳。熟地黄以肥大、色黑如漆、质柔软、味甜、无霉蛀者为佳。

《中国药典》（2005 年版）规定：水分测定，不得过 15.0%；总灰分不得过 6.0%；酸不溶性灰分不得过 2.0%；冷浸法测定，水溶性浸出物含量不得少于 65.0%。含量测定（高效液相色谱法测定），本品含梓醇（$C_{19}H_{18}O_3$）不得少于 0.20%。

二十一、巴戟天　Radix Morindae Officinalis

【来源】　本品为茜草科植物巴戟天 *Morinda officinalis* How 的干燥根。主产于广东、广西、福建等省区，销全国并出口。

【贮存方法】　多以麻袋、木箱、草席、蒲席、篾篓包装。本品受潮易发霉和生虫，最好装在木箱中贮存于干燥、通风、凉爽处，并防重压。

【养护技术】　巴戟天含水量在 15% 以下不会生霉，但置于 80% 相对湿度条件下，2 周后即出现霉斑，因此应避免潮气的侵入。如遇发霉，切忌用水洗，宜在阳光下晒后，用毛刷刷霉。夏季应经常检查和摊晒。防治虫蛀，可用药物熏蒸。

【质量要求】　均以条大、肥壮、肉厚色紫、木心细、无虫霉蛀者为佳。一般以粤产的质量较优。

《中国药典》（2005 年版）规定：水分测定，不得过 15.0%；总灰分不得过 6.0%；酸不溶性灰分不得过 0.8%；冷浸法测定，水溶性浸出物含量不得少于 50.0%。

二十二、桔梗　Radix Platycodonis

【来源】　本品为桔梗科植物桔梗 *Platycodon grandiflorum*（Jacq.）A. DC. 的干燥根。分布于东北、华北，全国大部分地区均产销。主产于安徽、辽宁、吉林、内蒙古、湖北、河南、江苏、浙江等地。

【贮存方法】　一般以竹篓、芦席包装，本品因易虫蛀，需贮于干燥通风处。由于采挖季节的不同其贮存方法也不一样。春货于 4~6 月间采挖，质松味较甜，易虫蛀，故在当年最好药熏一次，熏后再晒干，置干燥处密封；若不晒干，贮存不久会变色；若不密封防潮，待梅雨季节来临，因其含有糖分（菊糖）很易吸湿还潮，发软生虫，最后导致霉烂变质。秋货于 8~10 月间采收，质坚味苦，不易虫蛀，且继之冬季来临更有利贮存，故在当年只需晒干，可以不熏，但到次年梅雨季之前也宜药熏后晒干贮存。

切制成的饮片，晒干后可装于木箱或瓮内，盖严，置于干燥通风处，防虫蛀。

【养护技术】　本品含有皂苷、菊糖、桔梗糖等，在贮存中易发生虫害蛀蚀。蛀蚀部位常为顶端的根茎，尤半月形的茎痕处，或支根折断处，严重时根的形成层和木质部均会受到危害，使根蛀空，不可药用。由于桔梗含有较多糖质，也易吸潮，当其含水量增至 12% 以上时，在 24℃~36℃ 温度的环境中，最易发生灰绿色霉菌，若此现象发生过久，会致使其原色减退或加深，使质量下降。

在梅雨季前后注意检查，定时用药物熏蒸，有条件时可采用气调养护法贮存。

【质量要求】　以条肥大、色白、体实、味苦、无虫蛀者为佳。一般认为安徽产品质优。

《中国药典》（2005 年版）规定：含量测定，本品含总皂苷不得少于 6.0%。

二十三、党参　Radix Codonopsis

【来源】　本品为桔梗科植物党参 *Codonopsis pilosula*（Franch.）Nannf.、素花党参

Codonopsis pilosula Nannf. var. *modesta*（Nannf.）L. T. Shen. 或川党参 *Codonopsis tangshen* Oliv. 的干燥根。主产于山西、陕西、甘肃、四川等省。

【贮存方法】　本品含大量糖质，味甜质柔润，夏季易吸湿、生霉、走油、虫蛀。根头上疣状突起的茎痕及芽或支根折断处尤易发生霉蛀。因此必须贮存于干燥、凉爽、通风处。

切制的饮片在晒干后可入瓮内或石灰缸内闷紧封闭贮存。

【养护技术】　党参因贮存前水分不干，贮存期久或保管不善而生虫长霉，则可在烈日下曝晒 1～2 小时（因时间过长，易泛糖变色），以杀死虫卵、霉菌和保证药物干燥为度。然后，迅速筛去虫卵，擦去霉，趁热用塑料袋分成 1～2kg 装的小袋密封（能达到满意的效果），放入容器内，盖严备用。如量大可将党参投入外套麻袋的大塑料袋中，然后将大塑料袋口密封。

党参的含水量一般在 15% 左右，夏季在相对湿度 75% 以下贮存是安全的。但是由于极易吸收湿气，故在相对湿度达 80% 以上时，水分迅速增加，身潮软，5～6 天后即可生霉。因此密封、防潮和保持干燥是很重要的。为了安全保管起见，木箱内衬垫防潮纸，或箱内外用毛头纸糊好，然后装好盖严，固封，可免潮气侵入。竹篓装者经药物熏蒸制后，可埋于干燥沙子内，以防霉蛀。

【质量要求】　以根条肥壮、皮松肉紧、有"狮子盘头芦"及横纹、质油润、味香甜、嚼之无渣而无虫霉蛀者为佳。

《中国药典》（2005 年版）规定：热浸法测定，45% 乙醇浸出物含量不得少于 55.0%。

二十四、木香　Radix Aucklandiae

【来源】　本品为菊科植物木香 *Aucklandia lappa* Decne. 的干燥根。原产印度，我国已有 60 年的引种栽培历史，主产于云南（称"云木香"）、广西、广东（称"广木香"）等省区，西藏、四川亦产，多为栽培。

【贮存方法】　多采用麻袋或竹篓包装，有条件时用木箱，并在其内衬一层防潮纸，加盖密闭，置阴凉干燥处贮存。

【养护技术】　本品含挥发油，具浓烈的香气，在贮存中应严防受潮。贮存温度不宜过高，以免霉蛀和走失香气。木香一般不易虫害，但吸潮过高，则易发霉；水分增加到 18%，贮存环境相对湿度 80% 以上时，2 周后出现霉斑；如在相对湿度 95% 的环境条件下，4 天即长出霉点。当然还需为之提供相应的温度。故保持木香干燥，控调贮存环境湿度即能防霉蛀于未然。发现有虫蛀应及时采用药物熏蒸杀灭，有条件可采用气调法。

【质量要求】　以质坚实、香气浓郁、油气足、无枯朽、无霉蛀者为佳。

《中国药典》（2005 年版）规定：总灰分不得过 4.0%；热浸法测定，乙醇浸出物含量不得少于 5.0%。含量测定（高效液相色谱法测定），本品含木香烃内酯（$C_{15}H_{20}O_2$）不得少于 0.60%。

二十五、白术　Rhizoma Atractylodis Macrocephalae

【来源】　本品为菊科植物白术 *Atractylodes macrocephala* Koidz. 的干燥根茎。主产于浙江、安徽、湖北、湖南、江西等省，多为栽培。

【贮存方法】 本品多用麻袋和竹篓包装或方竹篓外套单丝麻袋包装。用麻袋和竹篓包装，每件重50～75kg；用方竹篓包装，外套单丝麻袋，每件净重100kg。最好内衬防潮纸等。由于白术容易生虫、发霉和走油，故应贮存于干燥、阴凉之处，防潮、防热和防风。

切制的饮片必须晒干、放冷，装入坛内闷紧，梅雨季节宜入石灰缸存放。

【养护技术】 白术因含挥发油，具芳香气，需防虫蛀，若贮存过久也会泛油、变黑，故不宜多年久存。为了防止霉蛀必须保持干燥。梅雨季节尤应注意检查，如已受潮应立即复晒，当发现虫蛀时可入熏房熏蒸，但生晒术不应在熏房中放置过久，否则其味发酸，影响质量。若生霉可平铺摊晒，趁热擦去霉迹，放凉，重新包装。

防虫也可用药物烟熏；如含水过高，可先在日光下曝晒，使水分蒸发，然后再进行熏蒸，如此既可使其不霉烂，又能使药物透入以灭虫。有条件最好用气调法防治或药剂熏蒸。立秋前后是最易生虫时期，应特别注意检查。

白术含水量过高（18%以上），除冬季外，任何季节都会生霉腐烂，特别是在南方地区。如已发霉，可将白术平铺摊晒，趁热擦去霉迹，重新包装；亦可先用水洗净，烘干或晒干，冷后收装，最好再熏蒸一次。

【质量要求】 以个大、外黄褐色、内黄白或灰白色、体重、质坚实、无空心、不油、无霉虫蛀、无杂质、形如"如意头"者为佳。

《中国药典》（2005年版）规定：总灰分不得过5.0%；酸不溶性灰分不得过1.0%。

二十六、苍术　Rhizoma Atractylodis

【来源】 本品为菊科植物茅苍术 *Atractylodes lancea*（Thunb.）DC. 或北苍术 *Atractylodes chinensis*（DC.）Koidz. 的干燥根茎。茅苍术主产于江苏、湖北、河南等省，浙江、安徽、江西等省亦产；北苍术主产于华北、西北地区。

【贮存方法】 用木箱、席包、筐、竹篓、麻袋等包装，外用绳捆紧。每件重量50kg、70kg、100kg不等。

苍术根茎含挥发油，油中主要成分为苍术醇及苍术酮。因此，必须贮存于干燥、凉爽处，并避光、防潮，以免"走油"变质或挥发。

切制的饮片，晒干放冷后，宜置瓮内贮存。

【养护技术】 由于根茎含有较多淀粉，茅苍术含淀粉约15%，关苍术（北苍术）含淀粉约22.2%～27.53%，夏季易生虫、发霉，保管比较困难，故必须注意防潮。当苍术的含水量在15%左右，保存在相对湿度75%左右的环境下，不致霉蛀；但在相对湿度80%、90%及95%以上时，则分别在第10天、第6天及第2天发现霉斑。若能将含水量保持在11%以下，相对湿度在80%以下，可以安全保管。故宜用密闭气调法养护。

本品受潮后多在外皮先生霉，可用水立刻洗净、晒干。梅雨季前可进行摊晾，以防霉蛀。若发现生虫，可用充氮降氧法防治。

【质量要求】 以形如连珠状、质坚实、无须毛、外皮黑棕色、横断面黄白色、朱砂点（油室）多、有油性、切片放置后生白霜（苍术醇的白色针状结晶）、有特异芳香、无霉虫蛀者为佳。

《中国药典》（2005 年版）规定：总灰分不得过 7.0%。

另外，苍术有"吐脂"的现象，断面（尤其是饮片）露置空气中稍久会析出白色毛状结晶，中药称之为"霜"。这是质量好的标志，应与霉区别开来，决不能把"霜"看作是生霉。因为"霜"是白色毛状结晶，有光泽，具特异的浓郁香气，而霉除不具有这些特征外，还有霉败的气味，只要仔细观察即可识别。

二十七、泽泻 Rhizoma Alismatis

【来源】 本品为泽泻科植物泽泻 *Alisma orientalis*（Sam.）Juzep. 的干燥块茎。主产于福建、江西、四川等省。全国各省区均有分布或栽培。

【贮存方法】 一般用竹篓、麻袋包装。本品易吸湿，应放置干燥处贮存。贮存条件不善时，易吸湿霉蛀，尤以突起的芽痕或被损处更易发生霉蛀或虫害。害虫严重时，将其海绵样的薄壁组织和散生的维管束蛀食一空，使泽泻变形，不堪入药。

泽泻切片后应及时晒干，放入坛内，同时放入一些牡丹皮（这样不仅能防止泽泻生虫，也可防止牡丹皮变色），将坛口盖严，置干燥处。

盐泽泻一般不易生虫，可置坛内存放。

【养护技术】 泽泻因含有蛋白质（约 7%）、淀粉（约 23%）、挥发油和树脂等，保管不善，极易虫蛀和生霉。故在产地加工时就应晒干或烘干，尽量降低内含的水分，使其干透。贮存时在每年 3～4 月和 7～8 月间最易虫蛀，应仔细检查，一旦发现受潮湿就应立即日晒或药熏，否则贮存不久就会生虫、发霉。泽泻以新鲜货品质最佳，又因难以保管，易于霉蛀，故不宜久存，发货时尤应掌握"先进先出"的原则。大量的原药除采用气调防虫外，也可利用干沙封埋的方法来防止霉蛀。

泽泻含水量如保持在 15% 以下，贮存于相对湿度 75% 左右的环境中，不易发生变异。因此，在贮存期中，保持干燥十分重要。

【质量要求】 以个大、坚实、色黄白、光滑、粉性足、无虫霉蛀者为佳。

《中国药典》（2005 年版）规定：总灰分不得过 5.0%；酸不溶性灰分不得过 0.5%。

二十八、半夏 Rhizoma Pinelliae

【来源】 本品为天南星科植物半夏 *Pinellia ternata*（Thunb.）Breit. 的干燥块茎。主产于湖北、河南、安徽、四川、广西、江苏、山东等地。

【贮存方法】 一般用竹篓、麻袋包装，放于干燥处贮存。

炮炙品：清半夏内加有白矾，姜半夏内加有生姜、白矾，法半夏内加有白矾、甘草、石灰水等，这些辅料除适用医疗需要外，也有利于成品的贮存，一般不易生虫，较生半夏容易保存，可置木箱或坛内，防潮即可。

【养护技术】 新采收的干燥半夏，通常不易变质。但受潮后则易发生变质，且会变成粉红色、灰色乃至黑色，并能发霉、虫蛀。如有轻度变异可行气调养护或药物烟熏救治，严重变质则不能药用。

在贮存过程中，要定期抽样检查，如含水量超过安全指标范围，应及时烘晒。半夏含水量在13%左右，贮存于相对湿度80%以下的环境条件中，能安全贮存，反之，高于上述湿度即易霉变，故应保持干燥。发现生霉或生虫，可采用温水掏洗后立即捞出，晾至半干，然后烘干或用硫黄熏后晾晒干。晒时为了保持色白美观，应选择通风良好的场所，平铺薄薄一层，不宜太厚，并注意经常翻动，否则颜色会发黄，甚至黏结发黑，收集后应摊放散热，若堆积也易变色。

【质量要求】 以个大、圆形、身干、皮净、色白、质坚实、饱满、粉性足、无虫霉蛀者为佳。

二十九、百部 **Radix Stemonae**

【来源】 本品为百部科植物直立百部 *Stemona sessilifolia*（Miq.）Miq.、蔓生百部 *Stemona japonica*（Bl.）Miq. 或对叶百部 *Stemona tuberosa* Lour. 的干燥块根。主产于安徽、湖北、浙江、江苏、广西、云南、广东、四川等省区。

【贮存方法】 本品可用芦席、麻袋、竹笼箩包装，贮于干燥、通风处。

【养护技术】 由于百部含有较多淀粉及苷类，极易吸湿，当夏季受潮后，容易发霉变色，在相对湿度85%时，7天左右即易霉变，而且水分可显著增到21.5%。为预防霉变，减少水分含量，在夏季可行日光曝晒，晒后及时包装，并压紧，存放于干燥处。

若含水量能在16%左右，而相对湿度保持在75%，则百部不会霉变；同时质量佳者，皮层致密，吸收水分较慢。有的药材含水量可达18%以上，如能控制相对湿度，亦可安全保管。但夏季应经常检查，发现受潮生霉，可进行摊晒，并擦去霉丝、霉点；也可熏蒸杀霉。

百部质轻脆，易折断，堆垛搬运应避免重摔和挤压。

【质量要求】 以身干、条粗、肥润、灰白色、无杂质、无霉蛀者为佳。

《中国药典》（2005年版）规定：热浸法测定本品，水溶性浸出物含量不得少于50.0%。

三十、川贝母 **Bulbus Fritillariae Cirrhosae**

【来源】 本品为百合科植物川贝母 *Fritillaria cirrhosa* D. Don、暗紫贝母 *Fritillaria unibracteata* Hsiao et K. C. Hsia、甘肃贝母 *Fritillaria przewalskii* Maxim. 或梭砂贝母 *Fritillaria delavayi* Franch. 的干燥鳞茎。按其药材性状的不同分别习称"松贝"、"青贝"、"炉贝"。川贝母主产于四川、西藏、云南。暗紫贝母主产于四川、青海等省。甘肃贝母主产于甘肃、青海、西藏等省区。梭砂贝母主产于云南、四川、西藏、青海等省区。

【贮存方法】 川贝母较为名贵，其包装分木箱和麻袋两种，亦有用麻布袋或白布袋包好再装木箱。贝母粉性大，在夏季受潮后，容易发霉和生虫，且易变色，必须贮于通风、干燥处。由于贝母体质实而不坚，怕压、怕摔，因此堆码、倒垛时应轻搬轻放。炮炙品最好放于石灰缸内贮存。

【养护技术】 川贝母因富含淀粉，易吸潮、虫蛀、霉变，应经常抽样检查。如受潮发霉，可以曝晒；阳光强烈时，上面宜覆盖一层纸；若用火烘，可能变色。霉斑较重时，可先用豆渣擦去其霉，再用水洗净，晒干，并用药熏一次。若已生虫，最好用气调法及熏蒸法，既可杀虫，又能保色。为了预防虫蛀，可在 4 ~ 5 月间，用药物熏蒸一次。

贝母含水量一般在 15% 左右，外界温度、湿度稍高，在短时间即可潮软发霉。夏季相对湿度在 80% 以上，经 1 周即可出现霉变。一般若在梅雨季前药熏一次，平时注意检查翻晒，可防霉蛀的发生。入库验收时应注意含水量的大小，若用手摸之有冷凉的感觉则为有潮；同时还要检查内部是否干燥，有时经烈日曝晒的产品会有外燥而内潮的现象。必要时，应晒干用药物熏一次，以防霉蛀。

【质量要求】　川贝母均以粒小、均匀身干、颗粒整齐不碎、体重、粉性足、色洁白、无虫霉蛀、无黄水锈者为佳。

《中国药典》（2005 年版）规定：水分测定，不得过 15.0%；总灰分不得过 5.0%；酸不溶性灰分不得过 0.5%；热浸法测定，稀乙醇浸出物含量不得少于 65.0%。

三十一、玉竹　Rhizoma Polygonati Odorati

【来源】　本品为百合科植物玉竹 *Polygonatum odoratum*（Mill.）Druce 的干燥根茎。主产于湖南、河南、江苏、浙江、广东、辽宁、湖南、安徽等地。

【贮存方法】　玉竹多用蒲包、席包或麻袋包装，置干燥通风处，防受潮和霉蛀。切制的饮片宜贮于缸或瓮内，并在其上、下衬以草纸闷紧，盖严。

【养护技术】　本品因含黏液质，性柔软，肉质，味甜，易吸湿还潮而生霉。在贮存中常需检查含水量，在梅雨季节每 7 ~ 10 天抽检一次，若发现回软水分过多时，应及时晒晾散发。

玉竹也易被虫蛀，尤在隆起的环节处常常是害虫首先危害的部位，检查时须认真观察环节或折断处。由于本品易霉、易蛀，在春末夏初应采用药物熏蒸 1 ~ 2 次，以预防霉虫。

【质量要求】　以条长、肥壮、色黄白、无霉虫蛀者为佳。

《中国药典》（2005 年版）规定：含量测定（分光光度法），本品按干燥品计算，含玉竹多糖以葡萄糖（$C_6H_{12}O_6$）计不得少于 6.0%。

三十二、天冬　Radix Asparagi

【来源】　本品为百合科植物天冬 *Asparagus cochinchinensis*（Lour.）Merr. 的干燥块根。主产于贵州、四川、湖南、浙江等地。

【贮存方法】　一般置于衬有防潮油纸的木箱内密闭盛装。本品含大量的黏液质，体糯味甘，极易吸潮，使身变软黏结成块，泛油生霉，且易附着尘土，故应置阴凉干燥处贮存保管。

切段后宜置坛内或石灰缸内密闭贮存，但因久贮易泛油、变色，故贮备量不宜过大。

【养护技术】　天冬含天门冬酰胺（即天冬素）、葡萄糖、黏液质等，极易吸潮，受潮后表面变软或发黏，若不及时处理全根会稀软，且互相黏结。在气温 20℃ ~ 35℃ 的贮存条件下，约 1 周时间内，即能发生霉变。夏季更应经常检查，如有此现象发生，应及时晒晾或烘烤，使水分散发，保持干燥。如霉菌严重时，可用水洗去霉，微晾干后，用药物烟熏。

在贮存中，本品除易霉变外，也易虫蛀，害虫常由两端开始蛀食，然后逐渐蛀其内，严重时不仅能破坏根中心的黄白色中柱，同时也能使其色泽加深，降低半透明度。有虫害发生时，可用药剂熏杀。

【质量要求】 以肥大、色黄白、半透明者为佳。

《中国药典》（2005 年版）规定：水分测定，不得过 16.0%；总灰分不得过 5.0%；酸不溶性灰分不得过 1.0%；热浸法测定，稀乙醇浸出物含量不得少于 80.0%。

三十三、麦冬 Radix Ophiopogonis

【来源】 本品为百合科植物麦冬 *Ophiopogon japonicus*（Thunb.）Ker – Gawl. 的干燥块根。主产于四川、浙江，此外，贵州、云南、广西、安徽、湖北等省区也有生产。

【贮存方法】 用木箱盛装，箱内衬防潮纸，盛满麦冬，压紧，密封。麦冬在夏季受潮后极易发热、软化、走油和生霉，并且颜色变红黄，装箱前必须检验麦冬的水分程度，如潮湿，装箱后不久即变黄变黑。一般可用手抓一把用力捏紧，然后轻轻将手松开，如果麦冬黏成一团即表示潮湿，如松手后麦冬散开，即为干燥。麦冬含水量在 14% 以下，在相对湿度 75% 条件下可以安全保管。

【养护技术】 本品含麦冬皂苷及多量的葡萄糖、果糖、蔗糖等，因此，在贮存环境条件不善时，极易吸潮、发热、发霉，久则表面发黏，质地变软，颜色加深，断面呈黄棕色或棕黄色，形成"走油"，出现油哈气味或霉酸味。如已吸湿、发热、走油，应迅速开箱摊开，使潮气、热气发散，然后移入干燥、阴凉库房中。如发现生霉，可先用清水洗净，再用药物熏蒸，晒干后贮存。轻微生霉最好不用水洗，因易变成油色；若已变油色则用太阳晒，以防加深，晒时最好有风。

夏季必须勤检查、勤翻晒；一般可在阳光下晒一整天，并应在下午 3 时左右收起，趁热装箱，压紧、密封；同时把木箱倒置 2 小时，使热气透入箱底，再放正，然后贮存则不易走油。大量散装可选择一个密闭库房，地板上先垫草席，周围用席圈好，上面用簟席稻草盖严；如果库房严密，冬季可贮存 3 个月左右；而夏季雨量多、潮气大时，只能贮存 1 个月左右。因此这种散装堆存仅是临时措施，不宜久藏。少量散装最好贮存于石灰缸内，但勿使麦冬与石灰直接接触。

【质量要求】 以身干、外皮黄白色、肉淡白色、肥大有光泽、似梭形、质细柔、半透明、两头修净、具油性糖质、有香气、味甘、嚼之发黏及无须根、杂质和霉蛀者为佳。

《中国药典》（2005 年版）规定：水分测定，不得过 18.0%；总灰分不得过 5.0%；酸不溶性灰分不得过 0.8%；冷浸法测定，水溶性浸出物含量不得少于 60.0%。

三十四、山药 Rhizoma Dioscoreae

【来源】 为薯蓣科植物薯蓣 *Dioscorea opposita* Thunb. 的干燥根茎。主产于河南省，湖南、广东、广西等省区亦有栽培。

【贮存方法】 山药大量时多采用竹篓、木箱包装，箱内衬以白纸，药盛其中，上覆牛皮纸，再加盖固封。若再涂上桐油，封口处更为严密。少量或其饮片贮于坛或石灰缸内，盖严，置干燥处贮存。一般贮存量大时，在梅雨季前，宜以日光曝晒一次，再装箱严封。有的在装箱时同时拌入少量刮丹皮于内共贮，能起防止害虫的作用。

【养护技术】 山药因含有较丰富的黏液质、淀粉和蛋白质等，可给害虫和霉菌的生长提供良好的条件，若贮存不当，最易发霉、生虫、变色，也易断碎，因此在贮存中防其霉蛀，保持色泽洁白和条形的完整十分重要。

一般贮存大量的原药时，梅雨季前须趁晴朗之日开箱适当曝晒（上档货在晒时，上面应盖白纸，以免日晒过度颜色变黄、条起裂痕），晒后稍晾装箱，置干燥通风处，其四周再用麻袋围好，也有的在装箱时同时拌入少量的牡丹皮（一般用刮丹皮的料子即可），能起防止山药生虫的作用。梅雨季后应做检查，最好复晒一次。若经检查发现虫蛀时，应行复晒或微火烘烤，再与大茴香同放，可免生虫。如见生霉，可取出日晒或微火烘后，再用毛刷将霉刷去，但此操作太麻烦；也可利用温水冲洗干净，随即捞出（注意：冲洗时间不宜过长，以免有损质量），晾至外表近干时，以药物熏之，再晒干装箱。

此外，由于山药含有丰富的淀粉，是鼠类喜食的食料，故应严防鼠害。

【质量要求】 毛山药以粗大坚实、色白、粉性足、身干、无虫霉蛀者为佳。光山药以洁白、光滑、身干、质坚实、条顺肥壮、粉性足、无霉蛀者为佳。

三十五、高良姜 Rhizoma Alpiniae Officinarum

【来源】 本品为姜科植物高良姜 *Alpinia officinarum* Hance 的干燥根茎。主产于广东、广西等省区，我国台湾亦产。

【贮存方法】 本品含有挥发油 0.5% ~1.5%，油中主要成分为桉油精、桂皮酸甲酯等。其性质不甚稳定，极易受温度影响而挥发，因此，应置阴凉低温处贮存。

【养护技术】 高良姜忌潮湿，否则易生霉、变色。在含水量 13%、相对湿度 70% ~75% 条件下，可保持原有色泽不会发霉。若相对湿度超过 80%，3 周后开始生霉（青霉），色泽变暗。含水量 15%，在相对湿度 70% ~75% 条件下，亦不致发霉；但相对湿度高至 90% 以上，则 3 天后即开始生霉，1 周后即全部霉坏。

如已受潮可以在阳光下曝晒，或用水将霉洗净，然后曝晒；但不宜经常曝晒，以免挥发油散失，表面干缩，色泽暗淡，影响质量。梅雨季节应每半月检查一次。

【质量要求】 以红棕色、粗壮、坚实、分枝少、气芳香、味辛辣、无霉蛀者为佳。

《中国药典》（2005 年版）规定：水分测定，不得过 16.0%；总灰分不得过 4.0%；酸不溶性灰分不得过 1.0%。含量测定（气相色谱法测定），本品含桉油精（$C_{10}H_{18}O$）不得少于 0.15%。

三十六、天麻 Rhizoma Gastrodiae

【来源】 本品为兰科植物天麻 *Gastrodia elata* Bl. 的干燥块茎。主产于四川、云南、贵州、陕西、安徽、河南、湖北等地。

【贮存方法】 本品用麻袋、篾包或木箱包装。天麻因内含较多的黏液质易吸潮、发生霉蛀，故须置干燥通风处贮存。切制的饮片宜置瓮内密封，防受潮。

【养护技术】 天麻含水量在11%～14%之间，贮存于相对湿度75%环境中可以安全保管，但含水量达14%以上或相对湿度超过80%时，则甚易霉烂。因此，必须防潮。受潮后发霉，影响色泽；如已生霉，可用温热水将霉刷洗后，再烘干或晒干。为预防虫蛀，夏季宜用药物烟熏2～3次，已生虫时，摊开曝晒或以药物熏，即能杀灭害虫。

【质量要求】 以个大、肉肥厚、色黄白、质坚实沉重、断面明亮有光泽、鹦哥嘴、无虫霉蛀、无空心、3～5个为0.5kg者最佳。

《中国药典》（2005年版）规定：水分测定，不得过15.0%；总灰分不得过4.5%。含量测定（高效液相色谱法测定），本品含天麻素（$C_{13}H_{18}O7$）不得少于0.20%。

第二节 茎、皮类中药材

茎类中药材多为木本植物的茎（草本植物的茎归全草类药材，如石斛、麻黄等），包括木本植物的茎、枝，如鸡血藤、木通、桑枝、桂枝；带叶茎枝，如忍冬藤、石楠藤、桑寄生；带钩的茎刺，如钩藤；茎生棘刺，如皂角刺；茎的髓部，如通草等等。茎类中药材与根及根茎类中药材一样，在贮存中也易发生霉蛀。应根据药材不同选用不同方法进行贮存养护。

皮类中药材主要是指裸子植物和木本双子叶植物的茎、根、枝的形成层以外的部分，包括韧皮部、皮层及周皮。皮类中药材以茎皮入药为多（如厚朴、肉桂），根皮（如牡丹皮、香加皮）和枝皮（如秦皮、桂枝皮）入药者较少。无论是茎皮、根皮或是枝皮，采收加工、贮存不善时，均易发生"走气"、虫蛀等变异现象。

三十七、川木通 Caulis Clematidis Armandii

【来源】 本品为毛茛科植物小木通 *Clematis armandii* Franch. 或绣球藤 *Clematis montana* Buch. - Ham. 的干燥藤茎。绣球藤主产于四川、陕西、湖北、甘肃、安徽、广西、云南、贵州等地；小木通主产于四川、湖南、贵州、陕西、湖北等省。

【贮存方法】 打捆苇席包装。饮片以木箱或坛罐装。置通风干燥处贮存。

【养护技术】 川木通在贮存中易吸潮、虫蛀，特别是未加工切制的茎常被害虫纵向蛀成小沟，有的横向蛀成小孔。被害严重时，会破坏放射状的同心环层纹或导管，使菊花状的放射形裂隙变形从而失去组织结构特征，降低或失去药效。如有霉蛀发生，除用药物熏蒸杀灭外，也可采用烘烤法救治。本法不仅能帮助水分散发，保持干燥，同时由于温度作用，也能杀死害虫的虫卵、幼虫或成虫。

【质量要求】 以断面色黄白、无虫霉蛀者为佳。

三十八、沉香 Lignum Aquilariae Resinatum

【来源】 本品为瑞香科植物白木香 *Aquilaria sinensis* （Lour.） Gilg 含有树脂的木材。

白木香产于福建、台湾、广东、海南、广西等地。

【贮存方法】 沉香一般用麻包、木箱等包装，包装、贮存应力求严密，以防散气变味。库房应符合阴凉干燥的条件。尽量避免以露天货垛的方式贮存。既要防止受潮生霉，又忌风吹或过分干燥。

【养护技术】 因沉香含有树脂及香气，受潮时不宜在烈日下曝晒，也不要在空气潮湿时通风，只能在干燥的空气中摊晾、去湿。沉香较少虫蛀，如有虫蛀发生，不宜高温灭杀，可用药物熏杀。有条件的最好采用气调养护技术进行防治。

【质量要求】 以色黑、质坚硬、油性足、香气浓而持久、能沉水者为佳。

《中国药典》（2005 年版）规定：热浸法测定，乙醇浸出物含量不得少于 10.0%。

三十九、牡丹皮 Cortex Moutan

【来源】 本品为毛茛科植物牡丹 *Paeonia suffruticosa* Andr. 的干燥根皮。主产于安徽、四川、湖南、陕西等省。各地均有栽培。

【贮存方法】 牡丹皮质硬而脆，易断碎损失，需分等级用木箱或竹篓，内衬防潮纸包装，置阴凉干燥处贮存。

【养护技术】 本品含有牡丹酚、挥发油，具有特殊的芳香气，除注意严密包装外，应保持贮存环境干燥阴凉，以免挥发"走气"。由于牡丹皮含苯甲酸，有防腐作用，气味能避虫蛀，故不易遭受虫害。但需防潮，以免发霉、变色。梅雨季前后可行日晒，保持干燥，即能安全贮存。传统经验证明：牡丹皮若与泽泻同存，可避免其变色，也可防止泽泻生虫。因此亦可同其他药材共贮，起防虫作用。

【质量要求】 以身干、粗壮、均匀、条干圆直、皮细肉厚、无木心、无须根、断面粉白色、粉性足、香气浓、亮银星多（丹皮酚）、无虫霉蛀者为佳。

《中国药典》（2005 年版）规定：水分测定，不得过 13.0%；总灰分不得过 5.0%；酸不溶性灰分不得过 1.0%；热浸法测定，乙醇浸出物含量不得少于 15.0%。含量测定（高效液相色谱法测定），本品含丹皮酚（$C_9H_{10}O_3$）不得少于 1.2%。

四十、厚朴 Cortex Magnoliae Officinalis

【来源】 本品为木兰科植物厚朴 *Magnolia officinalis* Rehd. et Wils. 或凹叶厚朴 *Magnolia officinalis* Rehd. et Wils. var. *biloba* Rehd. et Wils. 的干燥干皮、根皮及枝皮。主产于四川、湖北、浙江、江西等省，安徽、福建、陕西、甘肃、贵州、云南等省也产，多为栽培。

【贮存方法】 以篾包、席包包装，一般扎成小把（重约 0.5kg）再打包，软包装最好用双层，尽量保持严密；小件重约 30～35kg，大件可重 50kg。贮干燥容器内，密闭、置阴凉干燥处，避热。

【养护技术】 本品因含挥发油，必须贮存于干燥、凉爽之处，主要是防热走油和气味散失。如果挥发油散失，即成干皮，无药用价值，因此贮存环境不宜过于燥热或通风。本品应防止过分受潮，最好避光及少接触空气，以免影响药材品质。本品质硬而脆，容易断裂，应避免重压和碰撞。

【质量要求】 以皮厚、肉细、油性足、内表面色紫棕而有发亮结晶物、香气浓者为佳。

《中国药典》（2005年版）规定：含量测定（高效液相色谱法测定），含厚朴酚（$C_{18}H_{18}O_2$）与异构体和厚朴酚（$C_{18}H_{18}O_2$）的总量不得少于2.0%。

四十一、肉桂 Cortex Cinnamomi

【来源】 本品为樟科植物肉桂 *Cinnamomum cassia* Presl 的干燥树皮。在福建、台湾、广东、广西、云南等热带及亚热带地区均有栽培，其中以广西栽培为多，大多为人工纯林。

【贮存方法】 以篾包、席包或木箱包装，一般扎成小把（重约0.5kg）再打包，软包装最好用双层，尽量保持严密；小件重约30~35kg，大件可重50kg。

为保持其油性、香气，也可用瓮保藏，先将瓮洗刷干净，晾晒干燥，置于阴凉处所，将瓮身的一半埋在地下，然后将肉桂用油纸或防潮纸包扎结实，竖放其中，盖紧密封，如此可以长久不变质。上档肉桂可放于铅皮盒或锡罐内，盒内同时放置一小罐蜂蜜；另一方法为用松木锯屑加炼蜜拌匀，铺于箱、坛或缸内，上面码一层肉桂，如此交替堆埋严密，盖好，可以保持其滋润，能防止油质挥散，经久保持质量。亦可贮存于衬有铅皮的密封木箱中，不使香气走失。夏季最好冷藏，贮干燥容器内，密闭、置阴凉干燥处，避热。

【养护技术】 本品因含挥发油，必须贮存于干燥、凉爽之处，主要是防热走油。如果挥发油散失，即成干皮，无药用价值，因此贮存环境不宜过于燥热或通风。本品不易生虫发霉，但亦应防止过分受潮，最好避光及少接触空气，因为肉桂醛易被氧化为肉桂酸，影响品质。本品质硬而脆，容易断裂，应轻搬轻放，避免重压。

【质量要求】 以外表细致、皮厚体重、不破碎、油性大、香气浓、甜味浓而微辛、嚼之渣少者为佳。

《中国药典》（2005年版）规定：水分测定，不得过15.0%；总灰分不得过5.0%。含量测定，（挥发油测定法）本品含挥发油不得少于1.2%（ml/g），（高效液相色谱法测定）本品含桂皮醛（C_9H_8O）不得少于1.5%。

四十二、黄柏 Cortex Phellodendri

【来源】 本品为芸香科植物黄皮树 *Phellodendron chinense* Schneid. 和黄檗 *Phellodendron amurense* Rupr. 的干燥树皮。前者习称"川黄柏"（Cortex Phellodendri Chinensis）；后者习称"关黄柏"（Cortex Phellodendri Amurensis）。川黄柏主产于四川、贵州等省，陕西、湖北、云南、湖南、甘肃、广西等省区亦产；关黄柏主产于吉林、辽宁等地，内蒙古、河北、黑龙江等地亦产。

【贮存方法】 用席、麻袋或竹箩、木箱包装。贮干燥容器内，置通风干燥处，密闭，防霉、防蛀。

【养护技术】 黄柏应注意防潮，受潮后易发热、生霉，若雨淋水湿，颜色变黑，则可影响疗效，应贮存于通风干燥处。黄柏皮质较脆，容易折断，搬运时应避免挤压或重摔。

【质量要求】 均以皮厚、断面色黄者为佳。

《中国药典》（2005 年版）规定：水分测定，不得过 12.0%；总灰分不得过 8.0%；冷浸法测定，稀乙醇浸出物含量不得少于 14.0%。含量测定（高效液相色谱法测定），川黄柏含小檗碱（$C_{20}H_{18}ClNO_4$）以盐酸小檗碱计不得少于 3.0%；关黄柏含盐酸小檗碱（$C_{20}H_{18}ClNO_4 \cdot HCl$）不得少于 0.6%。

四十三、五加皮　Cortex Acanthopanacis

【来源】　本品为五加科植物细柱五加 *Acanthopanax gracilistylus* W. W. Smith 的根皮。细柱五加分布于中南、西南及山西、陕西、江苏、安徽、浙江、江西、福建等地。

【贮存方法】　用席、麻袋或竹箩、木箱包装。贮干燥容器内，置通风干燥处，酒五加皮密闭、防霉、防蛀。

【养护技术】　本品受潮后易发热、生霉，若雨淋水湿，颜色易发黑。应贮存于凉爽干燥处。本品皮质较脆，容易折断，应避免挤压或重摔。

【质量要求】　以身干、粗长、皮厚、气香、断面灰白色者为佳。

第三节　叶、花类中药材

叶类药材是指采用植物的完整单叶或复叶供药用，有些药材虽常带有花枝或嫩枝，但主要还是用叶。

花是种子植物所特有的繁殖器官。花类药材通常包括干燥的花、花序或花的某一部分，如柱头、花粉、花蕾、开放的单花（洋金花、红花）、花序（菊、款冬花）等。花类药材在贮存中常发生褪色、发霉、虫蛀、走气、花冠脱落变形等现象，在贮存时应根据各花类药的特点，选用不同的方法贮存。

四十四、大青叶　Folium Isatidis

【来源】　本品为十字花科植物菘蓝 *Isatis indigotica* Fort. 的干燥叶。主产于河北、陕西、江苏、安徽等省，大多为栽培品。

【贮存方法】　在贮存时，多用竹篓或蒲席包装，以保持叶的完整性。贮于阴凉、通风干燥处。在搬运堆垛时，应避免重压或撞击。若是鲜叶不宜长期堆放，以防止腐烂。

【养护技术】　在贮存养护时，用草席盖好，避免阳光直接照射，以保持叶色青绿；防潮，防热，以免发霉、变色、腐烂。

【质量要求】　以身干、叶大、青绿色、无杂草泥沙者为佳。

《中国药典》（2005 年版）规定：含量测定（薄层色谱法），按干燥品计算含靛玉红（$C_{16}H_{10}N_2O_2$）不得少于 0.080%。

四十五、枇杷叶　Folium Eriobotryae

【来源】　本品为蔷薇科植物枇杷 *Eriobotrya japonica* (Thunb.) Lindl. 的干燥叶。主产

于华东、中南、西南及陕西，特别是广东、江苏产量大，多为栽培品。

【贮存方法】　叶类药材，过于干燥易碎，所以在包装时多采用竹篓或蒲包包装，以保持叶的完整性。贮于阴凉、通风干燥处。在贮存时，应注意搬运堆垛过程中，避免重压或撞击。若是鲜叶，需用竹篓运出。因鲜叶水分含量高，不宜长期堆放，以防止腐烂，所以一般鲜叶不作长期的贮存。

【养护技术】　因枇杷叶内含皂苷、维生素 B_1、葡萄糖、鞣质等成分，为了保持较多的维生素，在贮存养护时，干燥需用较高的温度，以迅速干燥。应避免压碎或受潮，因压碎易损失，受潮易发生霉变，开始出现斑点，逐渐变色，甚至变黑。故应经常保持干燥、通风，防止霉变。

【质量要求】　以叶完整、身干、叶大肥厚、色青绿或红棕、毛密、无黄叶、无霉蛀者为佳。

四十六、紫苏叶　Folium Perillae

【来源】　本品为唇形科植物紫苏 *Perilla frutescens*（L.）Britt. 的干燥叶（或带嫩枝）。主产于江苏、浙江、湖北、河北、河南、四川、广西、广东等省区，多自产自销。

【贮存方法】　用篾席捆扎成包，或用芦席、麻袋包装，每件重 25～30kg，打包时，可将芦席卷成圆筒，每装一层，用比席筒略小的圆形木板放入席筒内，周围踩实，随装随踩，装满后，外用麻绳捆紧。本品受潮后容易发霉变色，甚至腐烂，应贮存于干燥、阴凉之处。

【养护技术】　紫苏叶含挥发油约 0.5%，应置阴凉干燥处，以防受潮发霉、变色和受热时挥发性成分的散失；且不宜久存，若贮存日久其香气逐渐淡薄，影响质量。若发现潮软，可进行摊凉，不宜日晒，因晒后颜色变淡。本品又因质薄而脆，容易破碎，在贮存和运输中应防受重压。

【质量标准】　以身干、叶大、色紫、少破碎、香气浓、无枝梗、无杂质、无霉蛀者为佳。

四十七、艾叶　Folium Artemisiae Argyi

【来源】　本品为菊科植物艾 *Artemisia argyi* Levi. et Vant. 的干燥叶。主产于山东、安徽、湖北、河北等省。

【贮存方法】　用席包、蒲包、麻袋或细软篾篓包装均可，捆扎紧实，置阴凉、干燥处，而且贮存愈久愈好。

【养护技术】　本品因含挥发油，不宜在日光下直接曝晒，同时吸湿后易发霉，甚至腐烂，故应防止受潮，在养护堆垛时，也不宜重压，以防止破碎。

【质量要求】　以身干、叶净、质绵软而韧、正面灰绿色、背面灰白色、茸毛多、无枝梗杂质、香气浓烈者为佳。

四十八、桑叶　Folium Mori

【来源】　本品为桑科植物桑 *Morus alba* L. 的干燥叶。主产于江苏、河南、山东等地。

【贮存方法】 用竹篓或席包装，外加绳捆，每件重 40~50kg，在早晚趁其稍湿润时打包，则不易压碎（因为不能喷水，否则会变色）。因其质脆易碎，在包装、贮存、搬运，堆垛时，不宜重压，应注意轻取轻放，以防止破碎。应贮存于通风、干燥处。

【养护技术】 本品吸湿后易发霉，颜色变黑，重者腐烂，因此不可受潮或雨淋。

【质量要求】 以身干、叶片完整、大而厚、色黄绿或青绿、无霉烂、无黑点、无杂质者为佳。

四十九、淡竹叶 **Herba Lophatheri**

【来源】 本品为禾本科植物淡竹叶 *Lophatherum gracile* Brongn. 的干燥茎叶。主产于长江流域至南部各省。

【贮存方法】 将小把用竹皮或篾条扎成大捆，每件重约 50kg，也可用芦席包装，以草绳捆扎。置阴凉干燥处贮存。

【养护技术】 在贮存养护时，将淡竹叶用草席盖好，避免阳光直接照射，以保持叶色青绿。防潮防热，因本品受潮遇热后可发霉、变色，重者腐烂。曝露阳光下过久或久经风吹，易变白色，影响质量。

【质量要求】 以身干、梗短、叶多、青绿色、无根、无花、无杂草泥沙者为佳。

五十、辛夷 **Flos Magnoliae**

【来源】 本品为木兰科植物望春花 *Magnolia biondii* Pamp. 、玉兰 *Magnolia denudata* Desr. 或武当玉兰 *Magnolia sprengeri* Pamp. 的干燥花蕾。主产于河南、安徽、河北、四川等省。

【贮存方法】 干燥品通常以席包装或以竹篓盛装，并在内衬垫防潮纸，避免吸潮，贮于干燥阴凉处。

【养护技术】 本品内部具油性，外裹苞片 2~3 层，并密布毛绒，不易晒干。若鲜货一晒，有损色泽，故须把晒和堆垛的方法结合起来，方收良效。在贮存时，若内心不干，放置日久，极易发霉变黑，不堪入药。故在收货入库之前，应注意内部花心是否干燥，一般只要干燥，勿受潮湿，在贮存时就不易变质。辛夷在贮存时，害虫危害比较常见，危害部位往往从雄蕊和雌蕊上开始，进而蛀蚀花被或花萼片，严重时能使苞片脱落。

因辛夷含较多的挥发油（2.86%），有条件的可采用冷藏或气调密闭贮存。这样不仅能防止辛香成分（桉油精、胡椒酚甲醚和柑醛，这些是挥发油中的主要成分）挥发，同时更能防止生虫。

【质量要求】 以花蕾完整、内瓣紧密、无枝梗、香气浓郁、无虫霉蛀者为佳。

《中国药典》（2005 年版）规定：挥发油含量测定，含挥发油不得少于 1.0%（ml/g）。木兰脂素测定（高效液相色谱法），按干燥品计算含木兰脂素（$C_{23}H_{28}O_7$）不得少于 0.40%。

五十一、槐花 **Flos Sophorae**

【来源】 本品为豆科植物槐 *Sophora japonica* L. 的干燥花及花蕾。主产于辽宁、河北、河南、山东、安徽、江苏等省。

【贮存方法】 席包或麻袋包装，贮于干燥、阴凉、通风处，以防止发霉生虫及变色。

【养护技术】 因本品极易变色，在采收加工时，打落后，当日晒干，这样色泽鲜艳，才不易变质。在养护时，一定要防止雨淋及着露水，否则色变黑或霉烂。

【质量要求】 以身干，花开放整齐不碎、色黄，未开放的花蕾色黄绿，无梗叶者为佳。

《中国药典》（2005 年版）规定：含量测定，本品于 60℃ 干燥 6 小时含芦丁（$C_{27}H_{30}O_{16}$）不得少于 8.0%。

五十二、金银花　Flos Lonicerae

【来源】 本品为忍冬科植物忍冬 *Lanicera jeponica* Thunb. 的干燥花蕾或初开的花。主产于山东、河南等省。广西、湖南、广东等全国大部分地区均有栽培或野生。

【贮存方法】 本品易霉蛀，但又不能曝晒，否则易变色或散瓣。一般应固封压实，不使透风，置阴凉干燥处贮存，以防受潮变色和走失香味。

【养护技术】 本品易被烟草甲、药材甲害虫危害。害虫常从筒状花冠顶端开裂处蛀蚀雄蕊和雌蕊等部位，有时蛀蚀成粉或粘连成串。由于害虫发育繁殖，分泌排泄物不断增加，吸潮过多，又会引起霉变，严重时霉丝相互交织致使金银花粘连成团。若有霉蛀发生，应及时晾晒，或用药物熏杀。本品干燥后盛于竹篓并压紧，置阴凉干燥库内，以气调养护法贮存。若有潮湿，可用文火缓缓烘焙。安全水分为 10% ~12%，可防霉蛀于未然。

【质量要求】 以花小无开口、颜色黄白、形丰满、质重无杂质、色清香、无虫霉蛀者为佳。

《中国药典》（2005 年版）规定：总灰分不得过 10.0%；酸不溶性灰分不得过 3.0%。含量测定（高效液相色谱法），本品含绿原酸（$C_{16}H_{18}O_9$）不得少于 1.5%。

五十三、旋覆花　Flos Inulae

【来源】 本品为菊科植物旋覆花 *Inula japonica* Fhunb. 或欧亚旋覆花 *Inula britannica* L. 的干燥头状花序。主产于河南、河北、江苏、浙江、安徽等省。

【贮存方法】 一般在秋季采集，花朵完整而大、色黄味甘温者为良品；色暗黄、花朵不整及带枝叶夹杂者为次品。可用麻袋包装，宜装紧但不应踩压，贮存于干燥通风处。

【养护技术】 在贮存养护时，应注意防潮，否则易霉变。在夏季可用药物熏，以防止虫蛀。在雨季，要经常晾晒，以免虫蛀及霉变。

【质量要求】 完整、色黄绿、朵大、花丝长、绒毛多、无梗叶等杂质者为佳。

五十四、款冬花　Flos Farfarae

【来源】 本品为菊科植物款冬 *Tussilago farfara* L. 的干燥花蕾。主产于河南、甘肃、山西、陕西等省。河北、青海、内蒙古、新疆、四川、湖北等省区亦产。

【贮存方法】 在贮存时多采用木箱包装，内部垫纸，并放置木炭几条，以吸收水分，然后严密封闭，可保持颜色不变。再置阴凉、干燥、避光处。

【养护技术】　本品因能耐严寒，至冬开花，故名，习惯以三朵连生者为上品。贮存稍久，则易褪色，但变成黑色者不宜药用，此乃因采集后未干透而变霉。在夏季，最易生虫，可用药物熏之。要经常检查，5 月份可翻晒一次，以防止内部发热、吸湿、霉蛀及变色等。其安全水分为 12%～15%，相对湿度 75% 以下未见生霉。

【质量要求】　以身干、无土、朵大、色紫红、鲜艳、花梗短者为佳。木质老梗及已开花者不可供药用。

五十五、菊花　Flos Chrysanthemi

【来源】　本品为菊科植物菊 *Chrysanthemum morifolium* Ramat. 的干燥头状花序。主产于安徽、浙江、河南、河北、四川、江苏等省。杭菊以浙江嘉兴地区为最多。其中浙江海宁所产的为黄白菊，其他地区为白菊。

【贮存方法】　菊花贮存最不容易，受潮后极易生虫，在霉季更易霉烂、变色、变味，透风易散瓣。如变质情况严重，则无法处理成为废品。因此，以预防为主，贮于干燥（相对湿度 70% 以下最好）阴凉的库房中。

【养护技术】　在贮存养护时，每年 3～4 月可用炭火烘焙，或进入冷藏仓库以防虫。若发现菊花已有湿霉或变色现象，应立即开窗通风，使内部水分发散。其安全水分为 10%～15%，超过 20% 在潮湿环境中，1 周后即生霉。滁菊及杭菊封袋后亦最易潮湿发霉，宜及时采用石灰干燥法保存。

【质量要求】　以身干、色白、花完整不散瓣、香气浓郁、无梗叶、无虫霉蛀者为佳。

《中国药典》（2005 年版）规定：含量测定（高效液相色谱法测定），本品按干燥品计算，含绿原酸（$C_{16}H_8O_9$）不得少于 0.20%。

五十六、红花　Flos Carthami

【来源】　本品为菊科植物红花 *Carthamus tinctorius* L. 的干燥花。主产于河南、河北、浙江、四川、云南等省区，均为栽培。

【贮存方法】　用细麻袋、布袋、木箱包装，可按数量多寡放入木炭或小石灰包，以保持色泽和防潮，亦可用石灰箱保存。少量的红花用纸包好，置石灰瓮内保存。药农习惯将晒干的红花放在缸内保存，缸底先放些生石灰，上铺层白纸，把红花摊在纸上，因生石灰能吸收水湿，故能耐长期的存放，保存色泽不变。

【养护技术】　本品易吸潮发霉、变色。为了防止变质，多在梅雨季前检查，若身湿受潮，可开箱取出日晒，等热气发散凉透，装入木箱或铁桶内，等梅雨季到来时，就不再开箱，以免受潮气影响，发生变质的现象。

在贮存养护时，应注意本品不宜烈日曝晒，更不可熏蒸，因花色鲜红（含红花素之故），经曝晒或熏蒸，都易褪色，影响品质。如已发现潮湿生虫，可以火烘。贮于阴凉、干燥处，以防潮、防蛀。安全水分为 10%～13%，在相对湿度 75% 以下可不致生霉，如含水量超过 20%，10 天后即开始生霉。

【质量要求】 以身干、花片长、色红黄、鲜艳、质柔软、无枝刺、无虫蛀者为佳。

《中国药典》（2005 年版）规定：杂质不得过 2%；含水量不得过 13.0%；总灰分不得过 15.0%。

五十七、西红花 Stigma Croci

【来源】 本品为鸢尾科植物番红花 *Crocus sativus* L. 的干燥柱头及部分花柱。主产于西班牙、法国及俄罗斯中亚一带。我国浙江、江苏、北京等地有少量栽培。

【贮存方法】 大量用木箱或铁盒包装，可按其数量的多少放入小石灰包，以保持色泽和防潮。少量置石灰箱或缸内保存，置阴凉、通风、干燥、遮光处密闭贮存。

【养护技术】 本品极易吸潮霉变，在贮存养护期间，若发现身湿受潮，可开箱晾晒，但不可曝晒或熏蒸，否则易褪色。可以火烘。

【质量要求】 干红花以身干、质轻、橙红色、无泽或微有光泽、柱头红棕色、有特殊气味为佳。湿红花以红棕色、有油润光泽、柱头色紫红、黄色花柱少者为佳。

《中国药典》（2005 年版）规定：总灰分不得过 7.5%。

第四节 果实及种子类中药材

果实类中药通常采用近成熟或完全成熟的果实，也有采用果穗、完整果实以及采用的部分或全部等等。新入库的果实类中药，有较强的呼吸作用，不仅能吸潮发热，也能因之发霉。若采收时未充分干燥，霉变更易发生。果实霉变大多发生在其内的种子团或种子表面，如栀子、使君子、金樱子、瓜蒌等。果实类虫蛀也较为常见，蛀蚀部位通常先由外果皮开始，然后逐渐蛀蚀中果皮、内果皮（如无花果、槐角等）。有些含糖质多的果实，如桑椹、枸杞子、大枣等，害虫蛀蚀更烈，严重时不堪入药。

种子类中药大多采用成熟完整的种子，也有用种子的某一部分，如假种皮（龙眼肉）、种皮（绿豆衣）、去掉子叶的胚（莲子心），或用其发芽或其加工制品（如大豆卷、淡豆豉等）。种子类药材在贮存中极易回潮、发霉等。由于种子类中药含有脂肪、蛋白质、糖类等成分，而这些成分是害虫发育不可缺少的养料，也是它们喜于蛀蚀的物质，故常被害虫危害。种子类中药被蛀程度大小和部位，常因品种不同而异，应区别不同品种，采取相应措施贮存养护。

五十八、五味子 Fructus Schisandrae Chinensis

【来源】 本品为木兰科植物五味子 *Schisandra chinensis* (Thrcz.) Baill. 的干燥成熟果实。主产于吉林、辽宁、黑龙江、湖北、西南等省。

【贮存方法】 五味子多以麻袋包装或席包。五味子不易生虫，但由于含有油质及水分，在冬季往往不易干透，及至夏季容易发热、变色与霉烂，故必须贮存于干燥、通风、凉爽处。少量五味子宜置瓮内密封存放。

【养护技术】 五味子含较多糖分和树脂状物质，冬季不易干透，因此在春季又易返潮、发热，如不及时通风晾晒，极易发霉变质。所以养护是关键。在养护时，夏季应特别注意保管，经常进行检查，若内部发热，必须立即倒出晾晒。为了检查方便，可用竹板或木棍插入袋内，每隔 1~2 天抽出以手试之，如发现竹板或木棍发热，即须倒出晾晒，以防生霉腐烂。

在贮存养护时应把它的含水量控制在 14% 以下，且应长期保持干燥、通风、不使受潮，一般来说可以经久不致变质，只是颜色逐渐变黑而已。如果是新入库的五味子，由于呼吸的作用，吸收水分过多，更能引起回潮发热，若不及时晾晒，即会发生霉变。故在梅雨季节来临之前，须用药物熏蒸 1~2 次，条件允许可采用气调密闭贮存。

【质量要求】 以粒大、身干、肉质厚、紫红色、油润有光泽、无果柄、无虫霉蛀为佳。

《中国药典》（2005 年版）规定：杂质不得过 1%。含量测定（高效液相色谱法测定），本品含五味子醇甲（$C_{24}H_{32}O_7$）不得少于 0.40%。

五十九、肉豆蔻 Semen Myristicae

【来源】 本品为肉豆蔻科植物肉豆蔻 *Myristica fragrans* Houtt. 的干燥种仁。主产于马来西亚、印度尼西亚、斯里兰卡等国。

【贮存方法】 肉豆蔻因含挥发油丰富，香气容易散失，同时极易生虫，故必须装于密封箱中，置干燥阴凉处。

【养护技术】 本品需防潮、防霉及防虫蛀。受潮后不仅生虫，亦能发霉，因此加工时多用石灰处理过，以防虫霉。夏季特别注意保存于凉爽库房内，避免受热，受潮后应晾干，不宜直接曝晒。

夏季易被玉米象、赤拟谷盗、咖啡豆象危害，害虫常先蛀种脐或合点处，再逐渐危害红棕色的外胚乳或类白色内胚乳，有的在内蛀成众多小孔道，破坏红白相间的交错花纹。如有蛀蚀现象，应及时以药物熏。本品含挥发油及脂肪油类物质，一般不宜曝晒或高温烘烤，以防降低芳香气味和油脂外溢，形成"走油"。由于质地脆弱、油性大，堆垛时不要重压，倒垛时应轻搬轻放，以减少损失。

【质量要求】 以个大、体重、饱满、坚实、表面光滑、油足、破开后香气强烈、无虫霉蛀者为佳。

《中国药典》（2005 年版）规定：水分不得过 10.0%。含量测定（挥发油测定法），本品含挥发油不得少于 6.0%（ml/g）。

六十、苦杏仁 Semen Armeniacae Amarum

【来源】 本品为蔷薇科植物山杏 *Prunus armeniaca* L. var. *ansu* Maxim.、西伯利亚杏 *Prunus sibirica* L.、东北杏 *Prunus mandshurica*（Maxim.）Koehne 或杏 *Prunus armeniaca* L. 的干燥成熟种子。夏季采收成熟果实，除去果肉及核壳，取出种子，晒干。山杏主产于辽宁、河北、内蒙古等省区，多野生，现亦有栽培。西伯利亚杏主产于东北、华北地区，系野生。

【贮存方法】　多用麻袋包装，亦有用席包或木箱装。杏仁含油丰富，夏季遇热容易走油，受潮易发霉、酸败或变色，并且温湿度适宜时，亦会生虫。因此必须贮存于干燥、通风凉爽的库房中保管。

【养护技术】　本品含脂肪油（杏仁油），极易"泛油"，使白色种仁逐渐变成黄白色或黄棕色，有的在表面呈现油样物质，并产生油哈气味。苦杏仁也较易产生霉变、虫蛀，尤其破碎的种子较为常见。若已发现霉蛀，可行日晒，但时间不宜过久，待水分散发后，即以药物熏或气调贮存养护。还应防鼠害。

本品质实而坚，含油量多，在堆垛时不宜重压，应轻搬轻放，以免造成破坏和挤压走油。夏季注意检查及经常倒垛，以防止受潮变质。有条件者夏季可以冷藏保管。鉴于种皮完整不破者有保护作用，对贮存有利，因此，加工、堆垛、运输时应尽量减少摩擦和撞击。

【质量要求】　以身干、颗粒均匀而大、饱满、无虫蛀、不走油、肉白、整齐不破者为佳。

《中国药典》（2005 年版）规定：含量测定，本品含苦杏仁苷（$C_{20}H_{27}NO_{11}$）不得少于 3.0%。

六十一、陈皮　Pericarpium Citri Reticulatae

【来源】　本品为芸香科植物橘 *Citrus reticulata* Blanco 及其栽培变种的干燥成熟果皮。主产于广东、福建、四川等省。南方各省区均有栽培。

【贮存方法】　陈皮含有较多的挥发油，受热过高时极易挥散，吸湿后又易潮软、发霉、变色，乃至霉烂。因此，在夏季贮存时，应置干燥凉爽的密闭环境中。

【养护技术】　陈皮为了保证质量，在养护时不宜干燥过度，否则会使挥发油损失过多。通常将其含水量保持在 15%～16% 之间，质柔软，以手握之有弹性。但由于水分稍高，夏季保管不当极易发霉，虽在相对湿度 75% 以下不致霉变，而湿度再稍高些，数日后即可出现霉斑，因此严格保持库内的干燥是必要的。陈皮在贮存养护时，若有受潮发霉现象，可进行摊晾，但不宜曝晒，以免辛香之气散发和破碎。

【质量要求】　以瓣大、整齐、外皮色深红、内面白色、肉厚、油性大、香气浓郁、无霉蛀者为佳。

《中国药典》（2005 年版）规定：水分不得过 13.0%。含量测定（高效液相色谱法），本品按干燥品计算含橙皮苷（$C_{28}H_{34}O_{15}$）不得少于 3.5%。

六十二、酸枣仁　Semen Ziziphi Spinosae

【来源】　本品为鼠李科植物酸枣 *Ziziphus jujuba* Mill. var. *spinosa* （Bunge） Hu ex H. F. chou 的干燥成熟种子。主产于河北、陕西、辽宁、河南等省。山东、内蒙古、甘肃、山西、安徽等地亦产。

【贮存方法】　一般用双层麻袋包装，每件重 50～90kg，最好用木箱装。本品受潮容易发霉、虫蛀，若温度稍高亦可发热、变色，因此宜贮存干燥凉爽处。

【养护技术】　在贮存养护时，夏季可以摊晾或日晒，以防生霉，如有细粉应筛去，以免害虫寄生。枣仁完整者，防虫性能稍好，如果破碎多，则易虫蛀。若有生虫可用药物熏，但不宜久熏，以防颜色变淡。在夏季若能贮于密封箱或坛中保管优佳。

【质量要求】　以粒大整齐、饱满充实、外皮红棕色、无霉、无虫蛀、无核壳等杂质为佳。

《中国药典》（2005年版）规定：杂质（核壳等）不得过5%。

六十三、使君子　Fructus Quisqualis

【来源】　本品为使君子科植物使君子 *Quisqualis indica* L. 的干燥成熟果实。主产于四川、广东、广西等省区，江西、福建等省亦产。

【贮存方法】　使君子多用席包或麻袋包装，每件50kg；亦有竹篓装，每件约100kg。使君子仁则用竹篓或木箱包装，每件重35～40kg。本品含油质较多，吸湿后容易发霉、虫蛀和走油，应贮存于干燥、凉爽库房中。

【养护技术】　使君子由于带有果壳，不易干透，在加工时如种仁水分未能除至安全限度，极易发霉，故新货入库验收时，应进行检查。若发现潮湿，可以摊晒；若发现潮霉，可以日晒或火烘，但必须等内部凉透方可装箱，以避免走油。霉菌大多生长于果实中央的种子团或子叶上，如霉变过久，种子即回潮发软，由黄白色逐渐变成黑色或棕色，同时产生油哈味。此外，本品的种仁也易蛀蚀，严重时子叶蛀成许多小孔，为防止霉蛀，除保持干燥、果皮完整无损外，还可采用药物熏蒸或放置低氧环境内贮存。本品应防鼠害。

【质量要求】　以身干、个大、紫黑色、颗粒饱满、种仁乳黄色、无空壳、无霉变者为佳。

六十四、枸杞子　Fructus Lycii

【来源】　本品为茄科植物宁夏枸杞 *Lycium barbarum* L. 的干燥成熟果实。主产于宁夏、甘肃、河北、新疆、内蒙古、青海等省区。全国大部分地区均有分布。

【贮存方法】　在贮存时，多以木箱包装，小件重约10～15kg，大件重约25kg，包装不宜过大。枸杞子在贮存时，夏季极易吸潮、发霉、生虫和变色，特别在度夏时不易保持其原有的鲜红色泽，保管不当，极易变成黑色，必须特别注意，应置干燥、通风、凉爽的库房中。

【养护技术】　由于枸杞子难以保管，极易霉蛀泛油变黑，少量可将原药材晒干以纸包封（每1～2kg为一包），贮于石灰缸内存放，但应注意石灰不宜过多，否则会因吸湿过盛，使其干燥过快而变色。由于本品含水量较大（可达17%～19%），如外界湿度稍高，很易超过安全水分的限度，以致潮软、发霉、变色。因此，不要经常开箱，特别是在阴雨天，这样才能确保在其相对湿度下不致霉变。枸杞子在贮存养护时，夏季最好贮存于冷藏库中，可以安全保管。但必须检查密封箱是否漏气，在冷库若有湿气侵入，仍会变色。如果包装不严密，又无条件冷藏，可在5～6月间利用阳光晾晒一次，装箱密封。也可用酒分层摆放贮存，即在缸底放半碗酒（250～500ml），上放一竹筛，内放枸杞子，再放半碗酒，如此层层隔放，待缸装满后，密封缸口，可安全过夏，避免虫蛀，用时可层层取用。为了防治虫害，也可用药物熏蒸，或以充氮降氧气调法杀虫治霉。

【质量要求】 以粒大、肉厚、子少、色红、圆熟、质柔润、味甜、无虫霉蛀者为佳。《中国药典》（2005年版）规定：本品含杂质不得过0.5%；水分不得过13.0%；总灰分不得过5.0%。

六十五、瓜蒌 Fructus Trichosanthis

【来源】 本品为葫芦科植物栝楼 *Trichosanthes kirilowii* Maxim. 或双边栝楼 *Trichosanthes rosthomii* Harms 的干燥成熟果实。主产于山东、河北、山西、江西、湖南、广东、广西、云南、陕西、四川等省区。

【贮存方法】 瓜蒌因本身含糖质、水分多，极易虫蛀和发霉，所以很难保管，应贮存于干燥、凉爽处。少量的可用纸包悬挂于通风、干燥处。大量一般是用缸、坛或大酒篓装。

在贮存时可用酒精（医用）盛于瓶内，敞开瓶口，置盛器内底部，再将瓜蒌放置其内（每50kg瓜蒌用酒500ml），或在盛器内放适量酒精，使其自然挥发，最后盖严盛器口。

在贮存时也可用密闭木箱装，以酒喷之，封口。用此法贮存可经久不坏，因酒精气体有防虫、防腐的作用，同时也能保持药材色泽。

对于新鲜的瓜蒌单个不好保管，很易霉烂、干枯和生虫。据报道可把收到的新鲜品倒挂（蒂向下），阴干10余日至半干，此时底部的皮发生皱缩。可将蒂向下用绳吊起，阴干即成。这样不致溃烂、发霉，切开时，其瓤柔软，呈现新鲜状态。这比直接把瓜蒌向上吊起干燥要优越，不然瓤内含水较多，下垂时和底部的皮粘在一起，容易溃烂发霉，甚至水分破皮而出，日久干枯生虫。

【养护技术】 瓜蒌因系完整果实，中有空腔，质脆、易破，不可堆垛太高，应避免重压，搬运倒垛时宜轻拿轻放，以免摔破损伤，否则不仅损耗大而且不利于保管。瓜蒌的含水量保持在12%~14%，夏季贮存于相对湿度75%以下是安全的。湿度稍高即有虫蛀及霉变的危险。特别在果皮破裂情况下，往往内部首先变质。为预防虫蛀，在贮存中除定期抽样检查外，也应定期用熏蒸或气调养护技术防治。

【质量要求】 以个大、整齐、皮厚柔韧、皱缩、橘黄色至橘红色、种子多、呈棕色、糖性足、不破皮、无虫霉蛀者为佳。

六十六、薏苡仁 Semen Coicis

【来源】 本品为禾本科植物薏苡 *Coix lacryma - jobi* L. var. *ma - yuen*（Roman.）Stapf 的干燥成熟种仁。主产于福建、河北、辽宁等省，其他各省亦产。

【贮存方法】 用双层麻袋包装，每件重50kg。本品含丰富淀粉、蛋白质等，夏季受潮后极易生虫和发霉。应贮存于干燥、通风处。本品如带壳（果实）贮存，随用随碾，可久贮不蛀。少量可保存于密封坛或缸内。

【养护技术】 本品体糯粉质，极易生虫，贮存期间应经常翻晒。夏季生虫时常数粒或数十粒粘成一团，蔓延十分迅速，蛀蚀的情况很严重。因其虫蛀先从基部凹入处或腹面纵沟中发生，故应注意检查，为了防止生虫，除经常翻晒外，还可使用药物熏蒸，这样既可防虫，又能使色泽洁白美观。

薏苡仁在贮存时常遇老鼠为害，损失极大，除堵塞鼠洞外，可在存放的四周撒些石灰粉，或在老鼠出入处安置杀鼠药剂。

【质量要求】　以身干、粒大、整齐、均匀、坚实、饱满、色白、无破碎、无粉屑杂质及虫蛀者为佳。

六十七、槟榔　Semen Arecae

【来源】　本品为棕榈科植物槟榔 *Areca catechu* L. 的干燥成熟种子。主产于广东、福建、云南、广西、台湾。

【贮存方法】　用麻袋或木箱包装，置阴凉、干燥、通风处。

【养护技术】　因本品极易生虫，受潮可发霉、变色。在养护时，可采用石灰处理，这样可防虫蛀，若有虫蛀可用药物熏治。

【质量要求】　以个大、体重、质坚、身干、形如鸡心、无破裂、无虫蛀者为佳。

《中国药典》（2005 年版）规定：水分测定不得过 10.0%。含量测定，本品按干燥品计算，含醚溶性生物碱以槟榔碱（$C_8H_{13}NO_2$）计，不得少于 0.30%。

第五节　全草类中药材

全草类药材又称草类药材，大多为草本植物地上部分，它包括茎、叶、花、果或种子、如穿心莲、荆芥、藿香、紫金牛等。有少数全草也带有根及根茎，如细辛、蒲公英，有些小灌木枝梢及地上部分的草质茎，如麻黄、石斛等，习惯上也划归全草类。全草类药材在贮存中，叶片或花穗易引起霉蛀或变色，因此需防潮、避光，置阴凉干燥处贮存。

六十八、麻黄　Herba Ephedrae

【来源】　本品为麻黄科植物草麻黄 *Ephedra sinica* Stapf、木贼麻黄 *Ephedra equisetina* Bge. 或中麻黄 *Ephedra intermedia* Schrenk et C. A. Mey. 的干燥草质茎。我国西北和北方各省均产，主产于内蒙古、辽宁、河北、山西、甘肃、陕西等地。

【贮存方法】　将药材理顺，内用麻绳捆紧，外用篾席包装，或用芦席、麻袋打捆。一般可用打包机压紧，每捆约 75kg。但为避免有效成分的损失，最好装入密闭木箱内，密封保存。

【养护技术】　本品在贮存养护时，应贮放在干燥、通风和避光处，不易生虫。但受潮后可以变色、发霉，含量降低。如发现潮霉，只能摊晾，不宜曝晒，因麻黄遇日光即褪色，且有效成分降低。久贮或干燥不当，亦变黄色，影响质量。

【质量要求】　以干燥、茎粗、淡绿色、内心充实、折断有黄色粉末、味苦涩、不霉烂者为佳。

《中国药典》（2005 年版）规定：含量测定，本品含生物碱以麻黄碱（$C_{10}H_{15}NO$）计不得少于 0.80%。

六十九、细辛 （Herba Asari）Radix et Rhizoma Asari

【来源】 本品为马兜铃科植物北细辛 *Asarum heterotropoides* Fr. Schmidt var. *mandshuricum*（Maxin.）Kitag.、汉城细辛 *Asarum sieboldii* Miq. var. *seoulense* Nakai 或华细辛 *Asarum sieboldii* Miq. 的干燥全草。主产于辽宁、吉林、黑龙江等省，此外陕西、山西、河南、甘肃等地也产。

【贮存方法】 因本品含有挥发油，在贮存时多以麻袋或苇席包装，置阴凉干燥处。包件堆垛不可重叠过高，以免破坏其根茎，造成损失。

【养护技术】 细辛干后一般不易变质。但如遇雨季，极易受潮、发霉，使叶子变黑。同时本品因含挥发油约3%，容易挥散走失，影响品质。因此，在贮存养护时，应避免日晒和久经风吹。如有潮霉现象，可进行摊晾。

在贮存养护时，因本品具有芳香气味，所以有些易生虫的药材，常与细辛同贮，可以防止其他药材被虫蛀。

细辛在库存养护期间，可定期抽样检查，观察根叶或碎屑，有无害虫吐丝粘连成团。若有此现象发生，即有害虫危害，应采取治虫措施及时杀灭。本品在未发生虫害前可用气调密闭贮存，这样不仅能防虫、防霉，同时也能保持香气。

【质量要求】 以身干、根色灰黄、叶色绿、香气浓、味辣而麻舌、无泥沙杂草、无虫霉蛀者为佳。

《中国药典》（2005 年版）规定：总灰分不得过 12.0%。含量测定（挥发油测定法测定），本品含挥发油不得少于 2.0%（ml/g）。

七十、薄荷 Herba Menthae

【来源】 本品为唇形科植物薄荷 *Mentha haplocalyx* Briq. 的干燥地上部分。全国大部分地区均产。主产于江苏、浙江、河北、江西等地。

【贮存方法】 薄荷通常压紧捆扎，用席包装，外面再捆以草绳。或装入竹篓。在捆扎时，如薄荷过分干燥，可喷水略湿润后再打包，否则茎叶易压碎。每件以 30～35kg 为宜，最重不得超过 75kg，以免增加运输途中的耗损。本品因含挥发油，应贮存于干燥、阴凉处。

【养护技术】 本品应严防受潮，以免霉烂和走失香味，且不应曝晒，久晒后色发黄绿，气味也变得淡薄，均影响质量。夏季不易生虫，但遇热及潮湿，容易走油和发霉。

在贮存养护时，如若发霉，不仅变色，而且挥发油也被破坏，香味不纯，故应防潮，切忌雨淋。受潮后可自行摊开晾晒，不宜置强烈阳光下曝晒，久晒则绿叶变黄，香气大量挥散。在堆垛时，不宜太高，以防挤压，搬运时轻拿轻放以避免破损。

【质量标准】 以身干、条匀、叶密色绿、红梗、白毛、无根、香气浓、无虫霉蛀者为佳。

《中国药典》（2005 年版）规定：叶不得少于 30%；含挥发油不得少于 0.80%（ml/g）。

七十一、肉苁蓉　**Herba Cistanches**

【来源】　本品为列当科植物肉苁蓉 *Cistanche deserticola* Y. C. Ma 或管花肉苁蓉 *Cistanche tubulosa*（Schrenk）Wight 的干燥带鳞叶的肉质茎。主产于内蒙古、甘肃、新疆、青海、陕西等省区。

【贮存方法】　药材分咸大芸与淡大芸。咸大芸须以木箱包装，淡大芸可用麻袋装。本品因是肉质，柔软滋润，易受潮霉蛀，需置通风干燥处保存。在夏季宜入冷库或地窖存放。当切成饮片后，需晒干，置坛内或用纸包后，置石灰缸内，密封贮存。

【养护技术】　在贮存养护时，淡大芸由于味甜、肉性，夏季吸湿后易发霉和虫蛀。防治虫害可用药物熏蒸。如发现受潮，应置日光下曝晒，凉透后包好密封。若有霉点，可用清水洗刷洁净，晒干。少量可每包 1 ~ 2kg，放于石灰缸内防潮贮存。大量的最好用木箱密封贮存。

咸大芸在产地已用盐渍，而盐有防腐作用，故耐保存。但其缺点是容易吸湿返潮、遭到霉烂，因此，必须贮存在干燥、低温处。最好是放冷库中度夏。在养护时，忌热、忌晒、忌水浸，否则会腐烂，应注意经常检查。入药时需用清水或矾水浸漂（暑天 1 周，寒天 1 旬），漂尽盐质，再晒干切片。

【质量要求】　淡大芸以肉厚条粗、棕黄色、皮薄鳞细、柔嫩、油性大、无虫蛀者为佳；咸大芸以肥大肉质、黑棕色、鳞片清楚、柔软、油性大、无霉烂者为佳。

《中国药典》（2005 年版）规定：含量测定（高效液相色谱法），本品按干燥品计算，含麦角甾苷（$C_{29}H_{36}O_{15}$）不得少于 0.080%。

七十二、茵陈　**Herba Artemisiae Scopariae**

【来源】　本品为菊科植物滨蒿 *Artemisia scoparia* Waldst. et Kit. 或茵陈蒿 *Artemisia capillaris* Thunb. 的干燥地上部分。主产于江西、湖北、陕西等省。分为茵陈蒿与绵茵陈。

【贮存方法】　茵陈蒿用麻袋、苇席或草席包装，压紧，用绳捆好。或先扎成小扎，再将若干小扎捆成大扎，用席包好，外用草绳捆紧。绵茵陈的包装方法是将干燥的药材，用压榨机压紧打包，每包 0.5kg，状如茶砖，用纸包好，再装于木箱中，每箱重 25 ~ 50kg。在贮存时，需置阴凉干燥处贮存。贮存时间不宜过久，一般贮存不超过 3 年，否则色泽变黄，香气减退，药效无存。

【养护技术】　在贮存养护时注意防尘及其他异物混杂。因本品叶细卷曲，密被灰白色茸毛，绵软似绒，若混入泥土及杂物难以挑选。由于茵陈幼苗多卷缩成团，害虫常常寄居于内发育繁殖，表面观察难以发现虫迹，检查时须撕开团块用力抖动观察。有被害情况可行烈日曝晒，但不宜过久，以免散失香气。此外，也可用药物熏蒸防治。

【质量要求】　以身干、叶细嫩、绵软如绒、灰白色或灰绿色、密被白色绵毛、无杂草、无泥土、气清香浓郁、无霉烂者为佳。

七十三、石斛　**Caulis Dendrobii**

【来源】　本品为兰科植物马鞭石斛 *Dendrobium fimbriatum* Hook. var. *oculatum* Hook. 、

铁皮石斛 *Dendrobium candidum* Wall. ex Lindl. 或金钗石斛 *Dendrobium nobile* Lindl. 的新鲜或干燥茎。主产于广西、贵州、广东、云南、四川等省区。

【贮存方法】 干石斛可用篓、席或麻袋包装，珍贵品最好放木盒或铁盒内，密封，置干燥处，防潮保存。鲜石斛应置阴凉潮湿处，少量可用沙土种于花盆内，多量可置阴凉的地上，并注意保持经常的潮湿，冬季应注意防冻。

【养护技术】 干石斛在夏季容易受潮发霉，应保持干燥通风以防受潮发霉。新鲜的石斛贮存期间切忌碱水。根上的茎发现变黄者应剪去。同时尚需按照季节进行不同的处理，尤其是夏季梅雨季节最难保存，极易使鲜石斛发黄、落叶、生霉点，若受梅雨，即在很短的时间内全部腐烂，流出浓黏汁，茎叶变成白色空洞，不能再供药用。此时宜经常整理，勿使倒卧，避免挤得太紧，置于空气流通和阴凉处，切忌闷热或日晒。冬季防冻。

【质量要求】 鲜石斛以肥满、色碧绿、无霉烂、嚼之发黏者为佳。干石斛及金钗石斛以身干、条均匀饱满、质脆、色鲜艳、无根及叶梢者为佳。环草石斛以金黄色、茎细、质柔韧者为佳。耳环石斛以粗肥、色鲜艳、嚼之即碎并发黏者为佳。

第六节　菌类中药材

菌类中药材主要是真菌类中子囊菌纲和担子菌纲植物的子实体和菌核体，大多含有脂肪、氨基酸及糖类等成分，贮存养护不善极易引起霉变和虫蛀，应采取有效养护措施防治。

七十四、冬虫夏草　Cordyceps

【来源】 本品为麦角菌科真菌冬虫夏草菌 *Cordyceps sinensis* (Berk.) Sacc. 寄生在蝙蝠科昆虫幼虫上的子座及幼虫尸体的复合体。主产于青海、四川、西藏等省区，云南、甘肃、贵州等省亦产。

【贮存方法】 冬虫夏草为名贵的药材，为了安全贮存，下面推荐两种常用的贮存方法。①在贮存时先将虫草扎成把用纸或透明玻璃纸封固，盛木箱内。散装者可置于板箱内或缸中，下层盛有石灰块。为了防止虫蛀，冬虫夏草在装箱时，先在箱内底部放上用纸包好的木炭，再放些碎丹皮，然后再在其上面放冬虫夏草，密封，置阴凉通风处即可防止霉蛀的发生。②贮存装箱前，先将冬虫夏草按0.5kg用纸封包，再将包好的冬虫夏草层层堆码装箱，每一层撒上一层薄薄石灰粉，直至箱满，最上层仍覆盖一层石灰粉，盖严，封好置阴凉通风处，防虫防潮效果可能比第一种方法效果更佳。

【养护技术】 本品易吸潮后质地变软，易发霉，且大多先从子座发生，然后蔓延至虫体。此外易虫蛀，害虫一般先蛀虫体头部，继而蛀入其内，有的将虫体蛀空，只余下其躯壳。有的因害虫危害药材表面成片脱落，破坏药材表面的黄色或黄棕色色泽，为防止这些变异，可将冬虫夏草用95%乙醇500~1000ml熏蒸。如将95%乙醇盛入广口瓶中放在贮有药材容器的下面，中间放个带孔的箅子，上面放冬虫夏草，加盖封严6~7天可杀死虫体霉菌。

为了防潮，利用石灰、氯化钙、硅胶等吸湿剂进行吸潮，以减少药材吸入空气中的水分，亦可达到防止药材发霉、虫蛀的目的。若与花椒共存也能防蛀。大量药材可置冷冻库贮存。

【质量要求】 以身干、完整、虫体肥壮、色黄发亮、断面类白色、子座短、味香、无霉蛀者为佳。

《中国药典》（2005 年版）规定：含量测定（高效液相色谱测定），本品含腺苷（$C_{10}H_{13}N_5O_4$）不得少于 0.010%。

七十五、灵芝 Ganoderma

【来源】 本品为多孔菌科真菌赤芝 *Ganoderma lucidum*（Leyss. ex Fr.）Karst. 或紫芝 *Ganoderma sinense* Zhao, Xu et Zhang 的干燥子实体。灵芝主产于华东、西南及河北、山西、江西、广西、广东等省区。紫灵芝主产于浙江、江西、湖南、广西、福建和广东等省区。二者现均有人工培植。

【贮存方法】 用麻袋或木箱包装，以免压碎，少量可贮于铁箱中。置干燥处，防霉、防蛀。

【养护技术】 灵芝含较多糖类，春夏季节或梅雨季节最易受潮，发生虫蛀或发霉。若受潮可放日光下晾晒，或炭火烘焙至干。有条件以气调养护贮存。

【质量要求】 赤芝以身干、皮壳坚硬、黄褐色或红褐色、有光泽、具有环状棱纹和辐射状皱纹、断面白色或淡棕色、无虫蛀霉变者为佳。紫芝以身干、皮壳坚硬、有漆样光泽、断面锈褐色、无虫蛀霉变者为佳。

《中国药典》（2005 年版）规定：总灰分不得过 3.2%；酸不溶性灰分不得过 0.5%。

七十六、茯苓 Poria

【来源】 本品为多孔菌科真菌茯苓 *Poria cocos*（Schw.）Wolf 的干燥菌核。主产于湖北、安徽、河南以及云南、四川、贵州、广西、福建、浙江、湖南等省区。现在大部分地区有大量人工栽培。

【贮存方法】 茯苓在贮存时，夏季最易受潮，发生黄色霉斑，甚至腐烂。在包装时茯苓个用苇席或麻袋装，刨片用木箱装，以防压碎。置阴凉干燥处，但注意不要过于干燥、通风，以免风干失去黏性或产生裂隙。安全水分为 15%～19%，相对湿度为 75%～80%，在这个安全系数下，不致生霉。除防潮之外，还应防寒、防热。

【养护技术】 本品粉质，含多糖类的 B－茯苓糖（茯苓聚糖）约 84.2%。受潮易生霉，甚至腐烂。在贮存养护时，梅雨季节前后可将原件打开，于阳光下日晒，为了防止起裂纹或因受热过度变色，晒时上可盖以白纸。茯苓个在贮存中易被虫害，尤其皱缩的外皮常被多种害虫如药材甲、锯谷盗、赤似谷盗危害。严重时不仅能使外表皮成片脱落，蛀成碎片，同时也能将其蛀成许多小孔，使其松散易碎乃至成粉。本品已蛀或未蛀时均可采用药物烟熏防治，或以气调养护。

【质量要求】 以体重坚实、外皮色棕褐而带光泽、皱纹深无裂隙、无虫霉蛀、断面色白细腻、嚼之黏性强者为佳。

第七节 动物类中药材

以动物入药治病,在我国有着悠久的历史。在动物分类学的各个门中,都有可供药用的动物,且不少品种都有着良好的疗效。其中有的用动物的全体如全蝎、九香虫;有的用动物的一部分如虎骨、熊骨、龟板;有的用动物的生理或病理产物如牛黄、蝉蜕、马宝;也有的用动物的分泌排泄物如夜明砂、麝香、望月砂、五灵脂等。

动物类药材在贮存中易产生发霉、虫蛀、走气、变色、气味变哈等各种变化,故应防潮、防热,选择干燥、避光、低温的环境贮存养护。因本类药材大多有较丰富的脂肪、蛋白质等成分,易遭鼠害,故应防鼠。

七十七、全蝎 Scorpio

【来源】 本品为钳蝎科动物东亚钳蝎 *Buthus martensii* Karsch 的干燥体。主产于河南、山东等省,河北、辽宁、安徽、湖北等省亦产。野生或饲养。

【贮存方法】 夏季易生虫变质,必须干燥后装入木箱。在箱内可放花椒、细辛、樟脑等与其同贮,内衬防潮油纸,外将缝隙处封严,再置通风、干燥处密封保存。

【养护技术】 全蝎在养护时,应注意防虫、防鼠、防霉及返盐变质。在梅雨季节、伏季宜进冷库,低温贮存。如有条件最宜冷藏。在贮存养护时,若全虫发臭或腐熟,则不宜再用。

【质量要求】 以个整齐、色黄褐、腹中少杂物、盐霜少、无虫霉蛀者为佳。

七十八、蜈蚣 Scolopendra

【来源】 本品为蜈蚣科动物少棘巨蜈蚣 *Scolopendra subspinipes mutilans* L. Koch 的干燥体。主产于浙江、江苏、湖南、湖北、安徽等南方诸省。

【贮存方法】 本品平直、硬脆易碎,多用硬质的木箱或纸板箱盛装密封,置于干燥通风处贮存。为了防止生虫,在包装时放入一些大蒜头(每100条蜈蚣用15个大蒜头),且隔2~3个月检查一次。若身受潮可行日晒,少量可用纸包好,置石灰缸内放存。

【养护技术】 蜈蚣易霉蛀,尤梅雨季吸潮后,头、足及其环节部位常首先霉变,后延伸到背腹部,严重时全体密布绿色霉丝,使虫体发软。此外,在贮存也常被害虫危害,危害重点是其体内,有时被蛀空,头足脱落,失去虫体的完整性,故贮存期中应定期检查,注意防虫与治虫。防虫忌熏蒸,因熏后易脱足、变色,影响品质,同时在贮存时应防鼠吃。本品勿重压,以防止破碎。

【质量要求】 以体大、条长、头红、身黑绿色、完整、腹干、无虫霉蛀者为佳。

《中国药典》(2005年版)规定:总灰分不得过5.0%。

七十九、桑螵蛸 Ootheca Mantidis

【来源】 本品为螳螂科昆虫大刀螂 *Tenodera sinensis* Saussure、小刀螂 *Statilia maculata*

（Thunberg）或巨斧螳螂 *Hierodula patellifera*（Serville）的干燥卵鞘，分别称"团螵蛸"、"长螵蛸"及"黑螵蛸"。团螵蛸主产于广西、云南、湖南、河北、甘肃、辽宁、湖北等省区。长螵蛸主产于浙江、安徽、江苏等省。黑螵蛸主产于河北、山东、山西等省。

【贮存方法】　用木箱、麻袋或苇席包装，置干燥处贮存。

【养护技术】　由于桑螵蛸是昆虫的卵蛸，含有较多的蛋白质、脂肪等成分，如贮存养护不善易被白腹皮蠹、黑皮蠹害虫危害，尤其内层的卵室是被蛀重点，有时将放射状排列的小室蛀空成粉，卵及其所含的蛋白质遭致严重破坏，在贮存中应定期抽样检查，用药物熏蒸防虫。

【质量要求】　以个完整、色黄、体轻而带韧性、卵未孵出者为佳，其中以团螵蛸最优。

八十、斑蝥　Mylabris

【来源】　本品为芫菁科昆虫南方大斑蝥 *Mylabris phalerata* Pallas 或黄黑小斑蝥 *Mylabris cichorii* Linnaeus 的干燥体。主产于河南、广西、安徽、江苏、贵州等省区。

【贮存方法】　在贮存时，大量采用木箱装好封严，小量用瓶装。新鲜时有强烈特臭，贮存日久臭气渐减，味辛辣而苦（不宜口尝），不应有氨臭。贮于通风干燥处。

【养护技术】　在贮存养护时，本品极易生虫和返潮生霉。如受潮则斑蝥素可分解而产生氨样臭气，所以在夏季可埋藏于石灰缸内。为了防止螨类及甲虫类害虫，可在容器内放置一块浸有氯仿的棉花（1kg 斑蝥约用氯仿6g），或在容器内放置大蒜头或纸包樟脑。本品刺激性甚强，在处理时应避免与皮肤和黏膜接触，须戴口罩、手套及防护眼镜。

【质量要求】　以身干、个大、完整、颜色鲜明、无败油气味者为佳。

《中国药典》（2005 年版）规定：含量测定（气相色谱法），本品含斑蝥素（$C_{10}H_{12}O_4$）不得少于0.35%。

八十一、蛤蚧　Gecko

【来源】　本品为壁虎科动物蛤蚧 *Gekko gecko* Linnaeus 的干燥体。主产于广西德保、大新诸县，广东、云南等省亦产。

【贮存方法】　在贮存时，重叠捆把，木箱盛装，并放花椒于内，严封箱口，置干燥处存放。

【养护技术】　本品如贮存养护不善，易吸潮发霉。霉菌常产生于躯体的内表面，由于竹片的掩盖，往往不易被发现。检查时需取开竹片观察，有霉虫时应及时防治。为了防蛀，可在梅雨季前用文火反复烘干，再重新放入箱内，在箱内可放一些花椒、吴茱萸或荜澄茄等同贮。少量时也可用纸包好，放入石灰缸内，每隔半个月左右检查一次。若有虫蛀，可用火炕处理，但不可熏蒸，以免影响品质。

【质量要求】　以体大、肥壮、完整、尾粗而长、无虫蛀者为佳。

八十二、蕲蛇　Agkistrodon

【来源】　本品为蝰科动物五步蛇 *Agkistrodon acutus*（Güenther）的干燥体。主产于湖北、江西、浙江、福建等省。

【贮存方法】 在贮存时，烘干后装入木箱，加以樟脑封固，或层层撒花椒于箱内，也可用大蒜，置于干燥处。

【养护技术】 本品若不干燥，容易返潮、虫蛀，所以在养护时应经常翻晒或用火烘，或置石灰缸中，以防虫蛀或鼠咬。

【质量要求】 以头尾齐全、条大、花纹斑块明显、内黄白色者为佳。

八十三、阿胶　Colla Corii Asini

【来源】 本品为马科动物驴 *Equus asinus* L. 的皮经煎熬浓缩而成的干燥胶块。主产于山东、浙江等省。此外，上海、北京、天津、辽宁、河北等地亦产。

【贮存方法】 贮于阴凉、干燥处。夏季最好存于石灰缸中。阿胶呈扁平的长块状，长约为 3 寸，宽 1.5 寸，厚 0.2 寸，每片重 1 两，装入厚纸盒，每盒 0.5kg。

【养护技术】 在贮存养护时，阿胶不宜长久风吹，否则易干破碎；日晒易发软；受潮、受热则易回潮变软。安全水分为 16% ~ 18%，含水量超过 21% 则开始生霉。相对湿度在 75% 以下，则水分散失，胶面脆裂，故贮存的适宜相对湿度以 80% ~ 85% 为宜。吸湿过多，可用石灰、氯化钙等干燥之。

【质量要求】 以乌黑、光亮、断面紫红色、质脆、味甘、无腥气者为佳。

八十四、麝香　Moschus

【来源】 本品为鹿科动物林麝 *Moschus berezovskii* Flerov、马麝 *Moschus sifanicus* Przewalski 或原麝 *Moschus moschiferus* 成熟雄体香囊中的干燥分泌物。主产于西藏、四川、云南等省区，陕西、甘肃、青海、新疆、内蒙古及东北等省区亦产。

【贮存方法】 在贮存时毛壳麝香以油纸包好，放入白铁皮匣子内，每匣重 2.5kg，接口处焊好，再装入略大的木箱内，箱口封严。麝香仁可用玻璃或瓷制容器盛装，置于干燥避光处。

【养护技术】 在养护时，忌与其他芳香性药物如薄荷脑、冰片等放在一起，以免串味。注意防虫蛀、防霉和腐烂，防止香气散逸。内层皮膜俗称"银皮"，是最好的防止泄气的东西（久贮发硬就是伪货）。散香应以瓷瓶装，不宜过紧或过满，密封瓶口。置阴凉干燥、避光处。

在贮存养护时，防高温、防潮，以免香气散发或受潮变坏。经常摇动，以免生霉变质。麝香忌水，遇水变质。其性柔润，是油分（脂肪）不是水分，如有霉点可取出吹晾 2 ~ 3 个小时，用手擦去霉点。

【质量要求】 毛壳麝香以饱满、皮薄、有弹性、香气浓烈者为佳。麝香仁以颗粒色紫黑、粉末色棕褐、质柔油润、香气浓烈者为佳。

《中国药典》（2005 年版）规定：干燥失重的减失重量不得过 35.0%；总水分不得过6.5%。含量测定（气相色谱法），含麝香酮（$C_{16}H_{30}O$）不得少于 2.0%。

八十五、鹿茸　**Cornu Cervi Pantotrichum**

【来源】　本品为鹿科动物梅花鹿 *Cervus nippon* Temminck 或马鹿 *Cervus elaphus* Linnaeus 的雄鹿未骨化密生茸毛的幼角。花鹿茸主产于吉林、辽宁、河北等省。马鹿茸主产于黑龙江、吉林、内蒙古、青海、云南、甘肃、四川、新疆等省区。

【贮存方法】　鹿茸经加工后，可用木箱、铁箱或新陶器装，外用木器套框，先将茸用纸包好，箱内铺软草，用纸塞紧，勿使动摇，以免损伤。箱内可放樟脑、花椒或冰片，然后将箱封固严密，或箱内放入白酒密封贮存。

【养护技术】　本品最易遭受虫蛀、变色，受热则茸皮裂纹或崩口，遇潮则茸皮变黑并生白斑，所以在产地加工时用盐水浸渍或在涂敷的泥中加盐防臭。如遇潮湿天气，易回潮，茸的皮部发胀迸裂或脱毛，因此在夏天或雨季，预先用黄泥涂敷外部及底部，晒至极干，悬挂通风干燥处；或用色布紧密缠裹外部，进行风晾亦可。若有虫蛀，可用烘晒方法处理。

【质量要求】　以粗大、挺圆、顶端丰满、体轻、质嫩、毛细、柔软、色红黄、皮红棕色、油润光泽者为佳。

八十六、牛黄　**Calculus Bovis**

【来源】　本品为牛科动物牛 *Bos taurus domesticus* Gmelin 干燥的胆结石。主产于北京、天津、内蒙古及东北等地。

【贮存方法】　新鲜牛黄可包好，阴干，置铁盒、石灰箱中避湿保存。干燥牛黄质轻松易碎，亦易吸湿变质，故宜装入衬有棉花、软纸或灯心草等的铁盒或木盒内密封，置凉爽干燥处。

【养护技术】　因本品易碎，易吸湿，在贮存养护时应防潮、防压、防震、遮光。忌用熏蒸，否则经数天后色泽变黑，且影响疗效。

【质量要求】　以身干、完整、色棕黄、质轻松脆、表面光泽细腻、断面呈纹清晰、味苦后甘、清香而凉、无杂质、无血块者为佳。

《中国药典》（2005 年版）规定：水分测定不得过 9.0%。含量测定，含胆红素（$C_{33}H_{36}N_4O_6$）不得少于 35.0%；含胆酸（$C_{24}H_{40}O_5$）不得少于 4.0%。

第八节　矿物类中药材

矿物类中药材是由地质作用而形成的天然单质或化合物。祖国医学利用矿物作为药物，有着悠久的历史。矿物药的数量虽较植物、动物类药要少，但从医疗价值来说，同样是十分重要的。

八十七、朱砂　**Cinnabaris**

【来源】　本品为硫化物类矿物辰砂族辰砂。主产于贵州铜仁和婺源、湖南源陵和晃县，四川，云南、广西、湖北亦产。销全国，并出口。

【贮存方法】 贮干燥容器内，置通风干燥处，防尘、防潮和光照。

【养护技术】 划定仓间或仓位，专柜加锁保管，有专人专账管理。包装容器上必须印有毒药标志。在运输过程中应当采取有效措施，以防止发生事故。

【质量要求】 《中国药典》（2005 年版）规定：本品含硫化汞（HgS）不得少于 96.0%。

八十八、信石 Arsenicum Sublimatum

【来源】 本品为氧化物类矿物砷华，或硫化物类矿物毒砂、雄黄、雌黄经加工制成的三氧化二砷（As_2O_3）。主产于湖南、江西、贵州。

【贮存方法】 贮干燥容器内，置阴凉处，防尘，专柜保存。要专人专柜加锁保管，单独存放，并有明显地标志，避免使用不当，发生中毒事故。

【养护技术】 毒性中药一般贮存量很少，要采用容器密封贮存，以防止光化、氧化、湿度和温度的变化而发生质变。

【质量要求】 主含三氧化二砷，常含 S、Fe 等杂质，故呈红色。

八十九、芒硝 Natrii Sulfas

【来源】 本品为硫酸盐类矿物芒硝族芒硝的提纯品。主产于河北正定、献县，天津，山东胶东，河南兰考、民权，江苏泗阳、盐城、东台，安徽阜阳，山西介县、运城等海边地或盐场附近。全国各地均销。

【贮存方法】 密闭，在 30℃以下保存，防风化，贮于密闭地缸、罐中，置于凉爽处。

【养护技术】 贮于室内阴凉干燥处，应避光、防潮、防热。

【质量要求】 《中国药典》（2005 年版）规定：本品按干燥品计算，含硫酸钠（Na_2SO_4）不得少于 99.0%。

九十、石膏 Gypsum Fibrosum

【来源】 本品为硫酸盐类矿物石膏族石膏。主产于湖北应城、河南新安、西藏昌都、安徽凤阳，四川、甘肃、新疆、云南亦产。销全国各地，并出口。

【贮存方法】 贮干燥容器内，置通风干燥处，防尘。

【养护技术】 密闭，应避光、防潮、防热。

【质量要求】 《中国药典》（2005 年版）规定：本品含含水硫酸钙（$CaSO_4 \cdot 2H_2O$）不得少于 95.0%。

第十一章

特殊中药的养护

中药中还有一些药物往往具有特殊的性质，包括毒性中药、易燃中药、细贵中药及盐腌中药等。对于这些中药材需进行特殊养护。

第一节 毒性中药的养护

一、毒性中药的范围

卫生部 1989 年发布《毒性药品的管理品种》规定，毒性中药材品种为 27 种，分别是：砒石（红砒、白砒）、砒霜、水银、生马钱子、生川乌、生草乌、生白附子、生附子、生半夏、生南星、生巴豆、斑蝥、红娘子、青娘子、生甘遂、生狼毒、生藤黄、生千金子、生天仙子、闹羊花、雪上一枝蒿、白降丹、蟾酥、洋金花、红粉、轻粉、雄黄。

二、毒性中药的保管

（一）毒性中药的验收

毒性中药在入库时，必须首先根据有效的入库通知单，认真核对品种名称、规格、产地或生产单位、批号、发货单位、发货日期、标注等；再检查件数是否相符，包装是否严密，有无损坏的现象，并逐件计量是否符合正常的误差，然后开箱或启包检查，合格后方能正式入库，填报入库凭证，分送有关部门或人员记账。

（二）毒性中药的检验

参照国家药品标准，对毒性中药进行性状、显微、理化等方面的检验。性状检验是指在宏观下检查药品的形态、质地、色泽、气味等；显微检验主要是在显微镜下观察毒性中药的组织构造、内含物特征反应、粉末特征等；理化检验则是检查成分、含量、比率、比重、pH 值以及杂质等理化指标。保管人员应配合检验人员完成这一工作。

检验人员在检验过程中，中途不应离开现场，以防发生事故。在贮存过程中，还要定期或不定期进行检查，注意包装物有无破损。在检验毒性中药时，工作人员不得用口尝或鼻嗅，必要时戴上口罩和手套等以防中毒。

（三）毒性中药的管理

按照国家规定，毒性中药在库房的保管，必须由熟悉药性的药剂人员负责管理。在调动工作时，应办理交接手续，并由单位负责人监交无误后方可调离。

毒性中药必须做到专人专柜加锁保管，建立登账簿，记载收入、使用、消耗情况，已经拆开包装或分装好的毒性中药也应单独存放，明显标志，不得与其他药材混杂。

三、毒性中药的养护

毒性中药的养护，应根据它们的来源、理化性质、质变的内容及主要原因，结合库存数量的大小来决定。在毒性中药中，除少数品种外，大多贮存数量较少，有的甚至很少。从来源上看，它们有矿物及其加工制品，有动、植物药材，养护方法可根据不同的来源分别选用。

（一）矿物及其加工制品的养护

毒性中药中的矿物药有砒石、砒霜、水银、雄黄，制品有红粉、轻粉、白降丹，它们的贮存数量都很少，主要是防止光化、氧化、湿度和温度对它们引起的质变。因此，一般可采用容器密封法养护，注意防潮、防高温就能防止发生质变。

（二）动、植物类毒性中药的养护

凡数量少的品种，可采用密封法贮存。使用能容纳所需贮存数量的箱、桶、缸、罐、塑料袋等进行密封养护。若药材水分含量较高，可先曝晒或烘干后再密封贮藏。否则，应当加入吸湿剂密封，才能达到养护的应有效果。

凡批量较大的品种，可采用密封法、吸潮法、气调法、低温法等养护，用塑料薄膜罩帐、密闭库、冷冻库等密封。若药材水分含量较高，应曝晒或烘干，或者加强吸潮措施。密封性能好的库房，可用空气去湿机吸潮；只具一般密封性能的，可用吸湿剂吸潮。

第二节　易燃中药的养护

一、易燃中药常见品种

常见易燃药材有火硝、硫黄、生松香、干漆、樟脑、海金沙等。这些药材在热和光到达本身的燃点时，就会引起燃烧，不仅使药材本身受到损失，甚至造成灾害，因此必须实行特殊的养护。

二、易燃中药的检验

这类药材入库时，除检验有无杂质外，还应注意是否有受潮现象。如果硫黄、干漆、松香等底层起细水珠，火硝的颜色变暗，海金沙翻动时不松散，都说明受潮未干。对干漆、松香等，同时还要检验是否有受潮、粘连、融化等现象。这类药材的包装物，如有破漏或不符合安全要求时，应立即修补或更换。特别是火硝，如包装物不严密或透风，就容易潮解融化。在贮存过程中，要经常检查仓库的温湿度变化，并注意库内外及其附近有无火源，以免发生事故。

三、易燃中药的养护

这类中药均不易生虫和发霉，但遇火即燃烧。因此数量较大的都放在危险品仓库内贮存，数量较小的也应选择与其他仓库有适当距离的仓库单独存放，并应远离电源、火源，同时有专人保管。这类药材最好用油篓或缸罐等盛装后整件密封。尤其是火硝易爆燃和风化，更应用缸罐等进行密封贮存。在库房附近，还应放置适量的灭火器、沙箱等消防设备，以保安全。库内堆码不宜过高，一般以不超过 3m 为宜。火硝、干漆均不能重压，干漆更不宜受阳光直射，否则即易引起燃烧。库内以温度不超过 31℃、相对湿度不低于 60% 为宜。但湿度也不能太大，否则又易引起火硝潮解甚至沤烂包装。在不同品种垛与垛之间，最好能保持 1m 以上距离，以免在搬取时相互碰撞摩擦而发生事故。

第三节　细贵中药的养护

一、细贵中药的范围

细贵中药主要有：人参、鹿茸、麝香、牛黄、羚羊角、海马、马宝、狗宝、猴枣、熊胆、燕窝、三七、哈士蟆油、西红花、珍珠等。

以上这类药材，有植物类的，也有动物类的。在贮存中，由于成分性质的不同，可能发生各种变异现象。如人参、海马、海龙、三七、哈士蟆油、熊胆等容易生虫发霉；牛黄、麝香、哈士蟆油、燕窝等受潮后易发霉；西红花则易失油变色或干枯；羚羊角受热易干裂；鹿茸如没有干透，往往里面会腐烂发臭；麝香的容器如不严密，易挥发散失气味；马宝、狗宝、猴枣、珍珠等虽不易生虫发霉，但如贮存不妥，也会产生变色。

二、细贵中药的检验

入库时，应先检验原包装有无损坏受潮，封签是否完好，并核对现货与发货单上的数量是否相符，然后逐件检验和复核包装重量，计算出正确的药材净重。

检验时，除对每一品种的真伪、品质、规格等要进行全面验收外，还应针对容易变质的品种及其不同部位进行细致的检查。例如对原装的红参，如发现其木箱或铁盒有裂缝或钉眼孔洞的，往往容易返潮和生虫，检查时应及时打开检验。一般说来，山参、红参容易在主根上部及残茎（芦头）处生虫。糖参返糖时体发软，外表糖质不干，且有变色、发黏等现象；发霉时，即出现白色毛点，严重的发展变为黑色斑点。整把的参须，易在扎把处或粗壮的部分发霉。鹿茸生虫时，往往在茸尖的皮层外，严重的也能蛀蚀到内部疏松部分，但锯口处及已骨质化的部分却不易生虫。海马、海龙的害虫很细小，多蛀入体内，特别在其腹部最易生虫，检验时须经敲击后才会掉出蛀粉、虫粪或害虫。块粒状的三七，往往在支根折段处生虫，其蛀孔很小，须仔细检查才能看出。干燥的牛黄，体松质脆，容易碎裂和剥离；如体实带韧性，色暗黄，用手剥落碎片时发声不响，则是不干的，往往容易发霉。带毛壳麝香的容易生虫，净香则受潮后容易发霉。检验带毛壳的麝香时，可用手指按囊皮处，如无弹力并感到内部有硬块的，应即剖开香囊进行检验。净香发霉的初期，往往出现白点，严重的会失去芳香气而带霉味，甚至香粒失润而硬化。燕窝受潮后容易发霉，检验时如感觉发软或取两只相互碰击无声的，都说明受潮。哈士蟆油易吸潮，如发现其色深或不光亮时，都是返潮现象，应即防止其继续受潮；如外表已发黏，则更须防止其发霉。在检验西红花时，应注意有无变色及失油。正常的西红花颜色鲜艳，体质糯润而气浓，否则即是陈货。其他如检验羚羊角、马宝、狗宝、猴枣、珍珠等药材时，重点虽在于品质鉴定，但也应注意检验其包装是否牢固以及有无变色现象等。对这类药材，在贮存过程中，也应采取定期或不定期的检查。梅雨季节时，对易发霉生虫的细贵药材，应每5天检查一次，每次检查都应有详细的检查记录。

三、细贵中药的养护

这类药材必须放在安全可靠的库房内贮存，并有专人负责保管。人参、猴枣、燕窝、牛黄等，质脆易碎，在操作时应特别注意防止其残损。一般都应该用固定的箱、柜、缸、坛等密闭后，贮存在干燥、阴凉、不易受潮受热的地方。库内温度应保持在30℃以内，相对湿度不超过70％。对其中易生虫发霉的药材，可采取以下具体养护方法。

（一）密封

细贵药材都可以采取密封方法贮存。例如红参和生晒参通常均用以下方法进行贮存：先将装入人参的木箱糊严，不使其漏气，在箱底再横放一根多孔的细竹筒，筒内放适量的脱脂棉，筒口对准预先在箱侧开好的小孔，然后即可将含水量正常的人参依次放入箱内，密封后，以药用酒精或50℃普通白酒（每50kg人参用酒精500ml），从箱孔注入竹筒内，然后封闭小孔，存放在阴凉干燥处。这样既能使人参不生虫、不发霉，还能保持其原有的色味和重量。但注意用酒量不宜过多，否则会损害人参质量。如果用敞口的坛子，按上法将人参与酒精同放在坛内加以密封，也有同样效果。

为了防止糖参吸潮受热和返潮，可将其放在低温干燥处或与适量无水氯化钙放在大缸内密封保存，效果良好。与无水氯化钙密封时，可先在大缸内放一只小盆，然后将块状无水氯化钙2～3kg放入小盆内，盆上再放一竹篾或木架，糖参用纸包好（每包1～5kg）放在上面，将缸盖封严。经数天后，应开缸检查一次，如无水氯化钙已化，须取出晒干或烘干后再重复使用；如无水氯化钙不化，证明缸内干燥，可继续使用。如遇糖参返糖，可用温水将浮糖泡去后再浸一次糖汁，或者用炭火烤干即可。此外，也可把糖参通风晾晒后，用小木匣封装，再放入大木箱内贮存，但在木箱底部应铺上12～15cm厚的柴草灰，小木匣周围及上面也用柴草灰埋严，然后密封存放在阴凉干燥处。这样，既可保色，又不易吸潮发霉。

贮存鹿茸，可在虫霉季节前，将其装入里面糊纸的木箱或铁木双层的箱内密封贮存。鹿茸如不装箱密封，往往容易受热或受潮。受热后其茸皮易破裂，受潮后则易变色泛黑和生白斑发霉。锯茸的锯口，最好用纸封住，并将整个锯茸用纸缠固，这样更便于贮存。密封前，鹿茸须干透，容器内四周放适量纸包的樟脑粉；对砍茸，可直接将樟脑粉撒在绒毛处或脑皮上，或者与花椒、细辛存放一起，封固后，贮存在干燥处。此外，鹿茸片以及鹿鞭、鹿胎等，亦均应加樟脑粉密封贮存。这样不仅可以防止虫霉和风干破裂，而且还能保持鹿茸皮、毛的光泽。

哈士蟆油密封时，可用缸一口，在缸底先铺一层柴草灰，灰上放一碗白酒，上面再放一张铺纸的竹篦子，然后将哈士蟆油放入，封好缸口即可。此外也可喷以适量的白酒后，随即装入大油篓或缸、坛等容器内进行密封。如果能预先分作小包，装入双层塑料袋内（每袋装0.5kg），再放入大容器内密封贮存，效果更好。这样既能防止发霉，又能保持原有的色泽。

其他如麝香、西红花等的密封，一般只要将原包装放入大容器或瓷罐内封严后，放在阴凉处即可。

（二）吸潮

生晒参、糖参、红参和燕窝等在梅雨季节，为了防止受潮可装在铺有生石灰的箱或缸罐中贮存，但须注意不使药材和生石灰接触，以防污染。至于生石灰的用量，可根据空气湿度、药材水分以及具体品种来确定，一般每立方米体积可用生石灰2～3kg，但不宜过多，过多会使药材过分干燥而碎裂，增加损耗。此外，用干燥稻糠埋藏上述药材，也能达到防潮的效果。其具体方法是：在容器内先铺一层稻糠，然后将生晒参等分层放入，放一层药材铺一层稻糠，最后再将容器封严，放在干燥阴凉处贮存。但这一方法只能防潮，平时仍应注意加强检查，防止生虫。

（三）冷藏

麝香、人参、燕窝、哈士蟆油等在梅雨季时，都适宜采取冷藏的方法。冷藏的温度一般为5℃左右，但包装必须密封，以防止潮气侵入发霉。

第四节　盐腌中药的养护

一、盐腌中药的常见品种

盐腌药材主要有盐苁蓉、盐附子、全虫等。

这几种药材都是经盐腌过或用盐水煮过，具有较多的盐分。因此当空气干燥时，其外表易结晶起盐霜；而当空气潮湿时，又易吸潮使盐霜融化。如果长期受潮流水，即易变软、发霉或腐烂。其中全虫受潮后不仅易发霉、变色，而且还会脱尾和生虫。在贮存中，同时还应防止鼠害。

二、盐腌中药的检验

检验盐腌药材时，首先应注意包装的上下和四角部分有无盐水痕迹，然后拆件取样，观察有无泛盐流水及生霉腐烂等情况。如质地坚实，一般不易变质；如质地柔软，说明不宜久贮。检查盐苁蓉、盐附子时，还可用刀切开，观察其内部是否滋润和有无盐分。在贮存中也要经常注意检查，梅雨季节时，一般每半个月应检查一次。

三、盐腌中药的养护

盐腌药材必须放在阴凉库房内贮存。库内的温度最好保存在30℃以内。除了可用缸或坛装后盖严密封存放在阴凉处以外，盐苁蓉、盐附子也可采取整垛密封办法，但垛底应垫高40cm以上以免受潮。全虫可用木箱整件密封，但整垛和整件密封都不如装缸、坛密封的效果好。如果在采取缸、坛密封时，能在缸、坛内底层放适量的块石灰，并用白酒一瓶，敞开瓶口立放在缸坛内，还可保持全虫头尾不致脱落。

在梅雨季节，有条件的还可将全虫放入冷库内贮存，但也必须注意将包装封严，以免受潮。一般在5℃内，即不会发生变异。

第十二章
中药饮片的贮存与养护

　　凡是直接供中医临床调配处方用的所有中药，统称为饮片。饮片的片型和规格标准必须符合《中华人民共和国药典》或《全国中药炮制规范》及《饮片标准通则（试行）》的规定。

　　饮片既可直接供中医调配临床处方，又可作为生产中药成方制剂或提取有效化学物质的原药材。因此饮片的贮存保管是否得当，直接对药物质量产生影响，进而关系到临床用药的安全与有效，决不可等闲视之。为了搞好饮片的贮存和养护，必须首先了解饮片的类型，从而采取相应的防治措施。

第一节　饮片的类型

　　饮片的生产是由中药材的自然属性和治疗用途来决定的。根据中药炮制的工艺，饮片分为净选类、切制类、炮炙类和加工再制类。根据《中华人民共和国药典》和各省市炮制规范，饮片的类型主要有：极薄片、薄片、厚片、斜片、直片（顺片）、丝（细丝和宽丝）、段（咀、节）、块。

　　一般易碎、个体较小的种子类、花类、叶类、动物类药材，为保持药材的原生形态，加工方法以净选类型为主；形体较大或质地较坚实的根、根茎类及部分叶类、果实类、全草类药材，为了方便调配、煎煮和制剂，加工方法以切制类型为主；一些具有毒性、刺激性的药材及矿物贝壳类药物，为了减低毒性、刺激性，或利于"归经"和有效成分的煎出，需要经过炒、煅、蒸、煮等加工，属炮炙类型；以中药材或中药饮片为原料加工成另一种制剂的（如曲、粉、霜、胶等），属加工再制类型。

　　净选类饮片是通过挑拣、筛簸、刷撞、扇扬等加工方法，去除原料药材的灰土杂质、非药用部位后，直接供药用的一种饮片。净选类饮片基本保持了原料药材的形体、色泽、气味和有效成分含量，如八角茴香、葶苈子、石莲子、丁香、番泻叶、土鳖虫等。

　　切制类饮片是用垛刀机、转盘机、磅片机等专用机械或手工操作将经润、喷淋后的原料药材切成片、丝、段及块等不同形状的饮片，如羚羊角切成极薄片、白芍切成薄片、山药切成厚片、黄芪切成斜片、厚朴切成丝、麻黄切成段、阿胶切成丁等。

　　炮炙类饮片是根据治疗作用，采用不同的炮炙方法，有的还选用了不同的辅料加工而成的饮片。按照炮炙方法可分为炒、煅、炙、蒸、煮等；按照所用辅料可分为麸炒、米炒、土炒、酒制、醋制、蜜制、盐制、油制等。

加工再制类主要有胶、霜、曲、粉、饼。胶是将动物的皮、骨、甲、角，经加工提取胶质，浓缩成胶状，切制成块的加工再制品，如阿胶、鹿角胶、龟板胶等。霜习惯上可应用多种加工方法。有用去油、凝结、析出结晶的方法，将药材加工成形态似霜的，如巴豆霜、千金子霜等；有用熬的方法制成霜的，如鹿角熬胶后的残渣，叫"鹿角霜"；有利用果实液质析出形成霜的，如柿霜；还有的将草类燃烧后的灰，称为"百草霜"。曲是利用发酵方法制造而成的加工品，如神曲、半夏曲等。粉是将原料药材经粉碎研磨而成的加工品，如羚羊粉、天麻粉。饼是将原料药材挤压成薄片饼状的加工再制品，如杏仁饼、柿霜饼等。

第二节 饮片的贮存与养护方法

我国中药品种繁多，加工炮制方法不同，制成饮片后，形态性状各异，除了饮片本身的成分不同，有些饮片尚加入了不同辅料共同炮制，这就更增加了其所含成分的复杂性，给贮存养护带来更多的困难。因此要根据饮片的类型及其特性进行经常性的养护，才能避免遭受虫蛀霉变，以保证中药用药的安全有效及久贮。

饮片仓库必须建立管理制度，保持经常性的检查，保证库房干燥、清洁、通风，避免日光的直接照射，室温应控制在 25℃ 以下，相对湿度保持在 75% 以下为宜。注意外界温度、湿度的变化，及时采取有效措施调节室内温度和湿度。饮片入库前应详细检查有无虫蛀、生霉等情况。入库后要进行分类保管。毒剧饮片和细贵饮片应设立专库、专柜存放，专人保管。要勤检查，勤翻晒，经常灭鼠，发现问题及时处理。要按炮制日期先后，贯彻先进先出的原则，以免贮存日久，发生变质。

各类饮片贮存养护方法简介如下。

一、净选类

净选类饮片在加工时只去除了泥土杂质和非药用部位，自然属性并未改变。贮存中的内在及外在因素的影响，与原料药材相同，其质量变化主要是泛油、变色、气味散失和虫蛀、霉变等。因此其贮存养护方法与其原药材类相同。

二、切制类

在生产中经过烘干干燥的切制类饮片，其成品含水量较原料药材要低，一般饮片的绝对含水率约 8% ~ 12%（原料药材 12% ~ 15%），相对湿度超过 70% 时，表现出较强的吸湿性。切制类饮片的吸湿能力与饮片的表面积有直接关系。原料药材经切制后，其表面积增大很多，与外界空气接触也随之扩大，并且使每片饮片的成分裸露在外。一般地说，表面积大、含亲水性胶体（水溶性糖、果胶、纤维素等）成分的切制类饮片比表面积小、不含亲水性成分的饮片吸湿能力强。贮存中的切制类饮片常明显吸湿，普遍增重。吸湿超过安全水分，则易发生霉坏变质。

由于切制类饮片成品含水量较低，这在一定程度上抑制了植物体内不同种酶的活性。而且切制类饮片经过烘干过程，可以较有效地杀灭大部分原料药材携带的仓虫、虫卵和霉菌，使饮片成品携带的虫卵和菌量大为减少，这就保证了饮片在短期内贮存较为稳定。如果贮存时间过长或保管不当，这类饮片仍然会受仓储环境中生物因素影响而发生虫蛀、霉变。虫蛀、霉变从块体表面向垛体中心部位发展，垛体下部要比上部严重。这主要因为商品垛表层直接受仓储环境中的生物因素和温湿度的影响，而货垛卧底部较潮湿。

切制类饮片成分被氧化的程度要较原料药材高，这是某些饮片切面发生变色的重要原因之一。这种原因无疑地与表面积大和成分裸露有关。饮片中若含有具酚羟基的黄酮、蒽醌、鞣质或能分解产生糠醛的糖类等成分，易发生氧化、聚合、缩合形成大分子的有色物质，从而使饮片切面变色。

因此要严格控制切制类饮片中的水分在 9% ~ 13% 之间，且需根据饮片的性质，选用适当的密封容器贮存。一般可贮存于木箱、纤维纸箱中，最好置严密封口的铁罐、铁桶中，以防止湿气的侵入。有些应置于陶瓷罐、缸或瓮中，并加入石灰或硅胶等干燥剂。至于量多者可暂时用竹篓、筐贮存，但不宜久放，以免霉蛀。例如对于含淀粉多的药材如泽泻、山药、葛根、白芍等，切成饮片后要及时干燥，并防止污染，应贮于通风、干燥、阴凉处，并注意防虫蛀。凡含挥发油多的药材如薄荷、当归、木香、川芎、荆芥等切成饮片后，干燥温度不能高，一般在 60℃ 以下，以免损失有效成分。贮存时室温不能太高，否则容易散失香气或泛油，湿度大亦易吸湿霉变和虫蛀，应置阴凉、干燥处贮存。

三、炮炙类

根据各种饮片的性质、不同辅料和不同加工方法，采取合理的措施对其进行分类保管。现将各种炮制类饮片的贮存与养护概括如下。

1. 酒炒、醋炒饮片　在炮炙过程中，组织内部浸润了酒醋的汁液，表面被酒醋汁液包裹。在干燥后，内部含有酒醋的成分，表面形成一层酒醋成分的干膜，因此具有驱虫、防虫和防霉的作用。但长期贮存，仍然会发生虫蛀、霉坏等现象。这是因为黄酒中乙醇含量与食醋中醋酸含量均较低，且在常温下易挥发，加上饮片易吸湿使乙醇、醋酸浓度再次降低，这些因素均导致乙醇和醋酸的浓度逐渐下降甚至消失，而影响防虫、防霉效果。因此加酒炮制的饮片如当归、常山、大黄等，以及加醋炮制的饮片如芫花、大戟、香附、甘遂等，若长期贮存，均应贮于密闭容器中，置阴凉处。

2. 盐炙饮片　盐炙饮片因盐的物理性质而影响其贮存。在夏季高温、高湿情况下，盐体吸附水汽，使自身潮解或融化，同时使饮片增加了水分（饮片本身也吸湿），往往使饮片返软，且易受噬盐菌侵染而发生变质。在冬季的干燥空气中，盐炙饮片又会析出盐的结晶。因此凡用盐炙的饮片如泽泻、知母、车前子、巴戟天等，很容易吸收空气中的湿气而受潮，若温度高且空气过于干燥，则盐分又会从表面析出。故应贮于密闭容器内，但不应用铁质容器，宜用瓦质容器，且置通风干燥处。

3. 蜜炙饮片　这类饮片在夏季贮存时，因糖分大，容易受潮转软或粘连成团，若温度过高则蜜可融化。冬季贮存时，质体又坚硬成坨。蜜炙饮片的贮存质量与炼蜜的含水量和品质有关，特别是品质不好的蜂蜜虽经提炼，饮片经其蜜制后，在贮存中仍可发生酸败现象。

饮片在用炼蜜炮炙时，其表面黏附炼蜜的程度也对贮存有一定影响。因此蜜炙的饮片如款冬花、甘草、枇杷叶等，容易被污染、虫蛀、霉变或鼠咬，通常贮于缸、罐内，尽量密闭，以免吸潮，并置通风、干燥、凉爽处保存养护。

4. 酒蒸、水煮饮片　这类饮片常含有较多的水分，如熟地黄、肉苁蓉、天冬、党参等。蒸煮后尤其易受毛霉的侵染，在商品表面可见霉菌菌丝体附着。贮存中不宜堆码过高，以避免重压。应贮于密闭容器内，置通风干燥处贮存。

5. 其他　对于炒制的种子类药材如紫苏子、莱菔子、薏苡仁、扁豆等，因增加了香气，包装不坚固易受虫害及鼠咬，故多贮存于缸、罐中封闭保管。对于某些矿物类饮片如硼砂、芒硝、石膏等，在干燥空气中容易失去结晶水而风化，故应贮于密封的缸、罐中，置于凉爽处。

四、加工再制类

这类饮片不多。曲类饮片多以淀粉为黏合剂经发酵后制成，常散发一种清香或炒香气味，易招引仓虫、鼠类为害，同时还易发生泛油、霉变。霜类饮片贮存中易泛油。胶类受热受潮易融化、粘连，应贮于密闭缸、罐中，置通风干燥处贮存。

第十三章

中成药的贮存与养护

中成药是指根据临床要求与药物性质，以中药材或饮片为原料，采用相应的制备工艺和加工方法，制备成的随时可以应用的剂型。中成药的剂型有40余种，传统的有丸剂、散剂、膏剂、丹剂、露剂、胶剂、酒剂、酊剂等，现代的有片剂、颗粒剂、糖浆剂、注射剂、滴丸剂、胶囊剂、气雾剂等。

中成药是我国传统的特有的药品，随着我国中医药事业的蓬勃发展，生产制备工艺技术的不断更新，许多新剂型、新品种不断增多，加之人们对中药的信誉增高和需求增大，导致中成药的产量大幅度上升，贮存量也迅速扩大。由于中成药的流通量不断增加，中药仓库和中药房（店）的中成药品种及库存量也随之日益增多，所以，如何合理保管养护中成药，已成为中药养护学研究的重大课题之一。

有些中成药如合剂、煎剂、浸膏剂等液体制剂，存在着质量不稳定因素；有些中成药如片剂、丸剂、胶囊剂等自身包装不够严密与合理，加上中成药的使用周期较长，容易造成变质，这给贮存保管带来较大困难，必须引起足够的重视，以便采取有效措施，确保病人用药安全与有效。中成药的原料多来自动植物，而且剂型不一，品种繁多，处方组成复杂，制备工艺繁琐多样，有效成分又多为混合体，因而使这些中成药出厂后，在质量上容易发生变化。了解并掌握中成药常见的一些变质现象、影响变异的外界因素和各种贮存养护技术，则可以减少或避免以上问题的发生。

第一节　中成药常见的变异现象

中成药养护不当就会发生各种变异现象，最常见的有虫蛀、霉变、酸败、挥发、混浊等。

一、虫蛀

虫蛀（eaten by pests）是指中成药被害虫蛀蚀。由于害虫种类多，繁殖迅速，适应力强，分布面广，故不论在药物仓库、药材产地加工厂还是在制作工艺中等，都有它们的足迹。若养护不当，一旦气候环境适宜，就会大量发生，造成严重损失。我国地处温带，每到夏季，温度较高（16℃~35℃），湿度亦大（相对湿度为65%以上），有利于害虫的繁殖。中成药感染害虫后，不仅造成经济上的损失，亦可使药物有效成分遭到破坏，降低药用价值，甚至不堪入药，如蜜丸、散剂、茶剂、曲剂、水丸等。

二、霉变

霉变（go moldy）即发霉，系指中成药外表或内部生长霉菌的现象。能危害药品的常见霉菌有黑酵菌、绿霉菌、云白霉菌、蓝霉菌等。这些霉菌在适宜的养料、温度、湿度、空气中能生长繁殖，特别当温度在22℃~32℃、相对湿度在70%以上时，霉菌可大量生长繁殖。所以在梅雨季节，中成药的糊丸、糖浆剂、颗粒剂、蜜丸、曲剂、散剂、浸膏等，常因加工制作不当或包装灭菌不严、贮存条件不适宜等而造成变质。

三、酸败

酸败（acidolysis）亦称酵解，是中成药经日光照射或高温，产生发酵、变味、变色而不能药用。易发生酸败的中成药有合剂、煎膏剂、糖浆剂、酒剂、软膏剂等。

四、挥发

挥发（volatilization）是指在高温下中成药所含挥发油散失或走油。含挥发油和乙醇的中成药，如云香精、风油精、十滴水、藿香正气水，遇热后易挥发。乙醇挥发后醇浸出物可发生沉淀，从而使有效成分失去。

五、混浊沉淀

混浊沉淀（turbidity and sedimentation）是液体中成药的一种常见变质现象。中成药的液体制剂，在低温条件下易发生沉淀。如酒类制剂，因封口不严，乙醇挥发，溶媒浓度改变而发生沉淀、变色、混浊等。口服液、酊剂、糖浆剂和某些注射剂，因性质不稳定，久贮后易发生沉淀或变质。

第二节　影响中成药质变的外界因素

中成药在贮存过程中，由于受到外界诸多因素的影响，其质量不断发生变化。这些外界因素主要有温度、湿度、空气、日光、微生物（霉菌）及害虫等。如果养护不当，受其影响可使中成药产生复杂的物理、生物和化学的变化而发生变质，较常见的因素主要有以下几方面。

一、温度

中药的成分在常温15℃~20℃条件下一般较稳定，但随着温度的增高，霉菌、细菌极易生长繁殖致使中成药发霉、虫蛀等。长期在温热环境中容易使药物理化性质发生改变，从而导致中成药软化、变形、挥发、混浊等。

（一）高温影响

1. 霉变　大部分微生物属于嗜温性，温度的升高（30℃~35℃之间）有利于它们的繁殖和活动，从而加速霉变。

2. 挥发走油 气温升高，使含有芳香性物质的中成药如红花油、薄荷油等挥发。含脂肪油和挥发油丰富的中成药，如软膏剂、胶剂、丹剂、栓剂等，由于温度增高而软化，或达到熔点，以致所含的油质往外溢出，在包装上呈现油样物质，严重影响中成药的外观形象和内在质量。

（二）低温影响

在低温条件下，有些中成药可发生物理和化学变化，导致药效减低，甚至失效。如中成药的液体制剂，在低温（0℃以下）条件下易发生沉淀；有些水剂药品会结冰胀破容器，使药液外漏，造成损失或降低药效。

二、空气与湿度

（一）空气

空气的组成很复杂，对中成药影响较大的是氧气、水蒸气和灰尘。若保管不当，可与空气中的氧化合而变质，如挥发油受氧的作用易引起树脂化；脂肪油容易氧化而结成块状，并能氧化酸败。散剂能吸附空气中的水、灰尘及有害气体，影响其质量及促使其变质霉坏。

（二）湿度

空气中湿度越大，有些中成药越会发生潮解、变色、变形、生虫、粘连结块、霉变或稀释；而湿度过低，有些中成药会发生风化或干裂。

三、光线

太阳光中的紫外线对药物能起催化作用，可促进药品变色、分解、氧化，使之变质，以致降低或失去药用价值。若养护不当，被光线直接照射会引起变质，如含油脂的中成药能产生酸败；酒类能产生混浊；含苷类及维生素类的中成药产生分解；针剂、水剂日光照射后，因温度升高，能变色或降低药效；丹剂见光会析出水银等。

四、害虫与霉菌

害虫和霉菌对中成药的危害十分严重，因中成药大多数都含有可供仓虫和霉菌生长繁殖所需要的养料，倘若加工制作不当或养护不善，很容易造成大批中成药霉蛀损失。

（一）虫蛀

虫蛀即害虫对中成药的蛀蚀。常见危害中成药的害虫有药谷盗、谷象、米象、大谷象、烟草甲虫、谷蛾及螨虫类等数十种。一般害虫生长繁殖的最适宜温度是20℃～35℃，相对温度为60%以上。湿度大、气温高时，害虫危害也最严重。故中成药被虫蛀常在夏秋季节发生。

（二）发霉

发霉是指中成药外表或内部生长霉菌。一般危害中成药的常见霉菌有绿霉菌、黑酵菌、蓝霉菌、黄曲霉菌等。中成药的发霉除与本身性质和含水量有关外，温度、湿度等也是引起霉变的重要因素，尤其是温度在20℃~30℃，相对湿度在70%以上时，霉菌可大量生长繁殖。故在梅雨季节，不少中成药常因加工制作和包装不严、贮存条件不适宜而造成霉烂变质。

五、包装容器

包装容器是直接盛装和保护药品的器具。合理选择利用容器贮存中成药，不仅可以保护中成药的完整和清洁，重要的是能防止微生物、虫害等的侵蚀，以及避免外界温度、湿度和有害气体、阳光等的影响，保证药品质量。包装容器的种类多样，质量有别，对药品的影响也不一样。常用的包装有瓷制容器、玻璃容器、金属容器、纸及硬纸包装、塑料包装等。

普通玻璃在水中可被水解形成游离碱，游离碱可使生物碱盐变色、沉淀，甚至分解失效。故在中成药生产包装时，必须根据药品理化性质选择符合要求的玻璃容器，以免影响药品质量。玻璃颜色对保证中成药质量也具有重要意义，因紫外线能透过玻璃使药品变色变质。故易受紫外线影响的药品包装于琥珀色玻璃容器里最合适。金属容易受酸碱及其他化学物质的腐蚀，所以易与金属发生化学反应的中成药不宜用金属容器包装。塑料包装应选用无毒塑料。

六、贮存时间

中成药均有有效期，而且中成药的组成成分复杂，虽然出厂时合格，但因时间过长，受到内外因素的影响，质量上易出现问题，故对药物必须有一个时限性概念，以免影响疗效，造成经济损失。

中成药贮存时间过长，药品会发生不同程度的变质，最终导致不能应用，特别是受潮湿、温度、光线、空气等因素影响的药品。例如：有风化或潮解性能的中成药在湿度影响下，随着贮存时间的增长，其风化潮解会越来越严重。碱性较强的中成药贮存时间过长会逐渐腐蚀药瓶和安瓿而使其脱片，最后造成药品不能使用。有些中成药含有芳香性成分，若贮存时间过久，其芳香成分易挥发散失，因而使药效下降或丧失。有的中成药则因贮存过久而发霉、虫蛀、变质。因此，为了保证药品质量，减少损失，保证用药安全，中成药不宜贮存时间过长。

第三节　中成药的贮存与养护

中成药从出厂日起，通过贮存、运输、批发、零售的过程，到病人服用为止，需要经过一个较长的时期。中成药不但成分复杂，而且较之化学药物制剂易于发霉、变质、沉淀、虫蛀等，特别是合剂、浸膏剂、蜜丸等剂型的中成药不易保管。鉴此，为了防止变质损失，对于中成药亦应注意贮存和养护方法。

中成药在入库前应进行严格的常规检验，它是贮存和养护工作的开始和基础。常规检验主要包括包装、批准文号、产品批号、生产日期的检验。包装检验主要注意中成药的包装是否干净、整齐、牢固、变形、散破，不应有水渍及其他污染。批准文号检验主要是防止假药和不符合标准的中成药入库。产品批号、生产日期的检验意义在于确保中成药在有效期内先进先出和批进批清。

常规检验后，中成药在入库前还必须进行入库验收检定，这是贮存和养护中成药工作的重要一环，也是保证中成药有较好质量的必要措施。中成药入库验收检定项目主要有：外观形态、重量差异限度、装量差异限度、水分含量、溶散时限、崩解时限等。检定的标准依据《中华人民共和国药典》和《中华人民共和国卫生部药品标准》。中成药常用剂型的养护方法简介如下：

一、丸剂

丸剂（pills）是指将药物细粉或药材的提取物加适宜的黏合剂或其他辅料制成的球形或类球的制剂。根据黏合剂的不同分为蜜丸、水蜜丸、水丸、糊丸、浓缩丸、蜡丸、微丸、滴丸。丸剂易出现的质变情况是发霉、虫蛀、粘连、干枯变形等。丸剂一般具有封口严密的蜡筒、蜡壳、塑料袋或纸袋包装，但在贮存中仍可发生虫蛀，不过生虫和虫蛀的程度远不及中药材和饮片严重。

1. 蜜丸　蜜丸（honeyed pills）系将药材粉碎成细粉后与蜂蜜混匀制成球形的丸剂。如八珍丸、十全大补丸、人参养荣丸、归脾丸等。蜜丸应大小均匀，色泽一致，光圆滋润，软硬适中，含水量不得超过15%。

因蜂蜜及药材本身含有少量水分，而且糖及某些成分又是害虫极好的营养物质，故蜜丸极易生虫。蜜丸生虫时，可见仓虫的排泄物黏附在药丸上，但表面干硬的蜜丸害虫可能钻入药丸的中间。蜂蜜引湿性过强，若贮存环境潮湿，蜜丸则吸收空气中的水分，极易发霉；蜜丸发霉时表面有白色点状物黏附，严重时发展为片状的白膜。若蜂蜜品质不好加上含水量很大，则易在酵母菌作用下发酵而引起药丸内部呈多孔状。而且蜂蜜易受天气的影响而变形，若空气干燥或温度过高，易失水变硬变糊。故蜜丸是最不易保存的一种剂型。

银翘解毒丸、健脾丸、六味地黄丸等均易遭受霉败和虫蛀，贮存时要防糊、防霉变、防虫蛀，应密封贮存于室内阴凉干燥处，注意包装完好。夏秋季节经常检查，如发现变质者，必须立即拣出。若发现丸药表面吸湿，可置烈日下晒干片刻。梅雨季节，空气潮湿，则可置于石灰缸内干燥（一般置3~5天）。蜡皮包装的蜜丸保护性能虽好，却因性脆易破裂，易软化塌陷，甚至熔化流失，故应防止重压与受热。而且有些钻蛀性仓虫能够穿透包装而蛀坏蜜丸，故蜜丸贮存期通常以1年半左右为宜。

2. 水蜜丸　水蜜丸（water – honeyed pills）是指药材细粉以蜂蜜和水为黏合剂制作的丸剂，如华佗再造丸。水蜜丸除应具有蜜丸的外观外，还应咬而不响，水分含量不得超过12%。

水蜜丸虽然较蜜丸用蜜量小，质地稍坚硬，但吸湿性仍强，易发霉生虫，应密封置室内阴凉干燥处，通常能贮存2年左右。

3. 水丸 水丸（watered pills）是将药材细粉用水或用黄酒、米醋、稀药汁和糖液等作黏合剂制成的丸剂，又称水泛丸。如四神丸、左金丸、龙胆泻肝丸、香砂六君子丸、香砂养胃丸、纯阳正气丸等。水丸应色泽一致，无阴阳面。有包衣的应表面均匀，富有光泽感而不脱壳，含水量不得超过9%。

因颗粒比较疏松，与空气接触面积较大，能迅速吸收空气中的水分，易造成霉变、虫蛀、松碎等。被蛀的水丸质地松泡，手捻易碎。水丸在制成后如能充分干燥，可延长保存时间。通常以纸袋、塑料袋或玻璃瓶包装、密闭，可防变质。宜置于室内阴凉干燥处。通常能贮存2年左右。

4. 糊丸 糊丸（pasted pills）是指用药材细粉以米糊或面糊为黏合剂制成的丸剂。如小金丹、犀黄丸、普济丹等。因赋形剂是米糊或面糊，有较强的吸湿性，因而此类药亦不易保存。但因剂量少，且多半是小型丸药，如果在制造时能充分干燥，然后装于密封容器中，可以贮存数年而不坏。含水量不得超过9%，若吸潮变软后即易发霉、虫蛀。

5. 浓缩丸 浓缩丸（concentrated pills）是指药材或部分药材提取的浸膏、浸膏与适宜的辅料、药材细粉等，以水、蜂蜜或蜂蜜加水为黏合剂制成的丸剂，如朱砂安神丸。含水量不得超过9%。

6. 滴丸 滴丸（dripping pills）指由固体或液体药物与基质加热熔融混合均匀后，滴入不相混溶的冷凝液中，收缩冷凝而成的圆球形固体制剂。如复方丹参滴丸等。应大小均匀，色泽一致，表面无冷凝液。

7. 蜡丸 蜡丸（waxed pills）指药材细粉以蜂蜡为黏合剂制成的丸剂。

8. 微丸 微丸（micropills）指直径小于2.5mm的各类丸剂。

浓缩丸、蜡丸、微丸、滴丸的保管养护与水丸或糊丸相同。

二、片剂

中药片剂（tablets）是药材提取物、药材提取物加药材细粉、药材细粉与适宜的辅料等混匀压制的圆片状或异形片状的剂型。如复方白及片、健胃消食片、小儿清热片、小活络片、妇科调经片、冬凌草片、治带片、清肝片、清眩片等。

按中药材的处理过程分为全粉片、半浸膏片、浸膏片和提纯片；按包衣材料又可分为糖衣片、薄膜衣片、半薄膜衣片、肠溶衣片等。

具有不适的气味或刺激性、易潮解变质、易氧化变质的药物，制片后包糖衣的叫糖衣片，如三黄片、当归片、风湿宁片、补肾强身片、妇科十味片、复方贝母片、复方公英片、冠心宁片、首乌片、健心片等。

片剂应该片面完整光滑，大小、厚薄一致，色泽均匀，无碎片，无花纹、色点、脱盖、崩边、松边、胀个等现象，硬度适宜。

片剂因含药材粉末或浸膏量较多，因此极易吸潮、松片、裂片、片面崩裂以致粘结、霉变等，发现上述现象，不宜入药。片剂常用无色、棕色玻璃瓶或塑料瓶加盖密封，有的用塑料袋包装密封，有的用铝箔压板包装密封。片剂在低温、低湿条件下一般可贮存数年而质量不变，因此宜贮于室内凉爽、通风、干燥、遮光处密闭保存养护。

三、散剂

散剂（powders）一般是指一种或数种药材的粉末，按照处方规定量混合均匀而制成的干燥粉末状制剂，供内服或外用。如急救回生散、治伤散、溃疡散、清瘟败毒散、行军散等。供外用撒布患处的如生肌散、推云散、冰硼散、八宝拨云散、口疮药、珍珠清凉散等。散剂应干燥、疏松，色泽均匀，无黏性、花纹、花斑，手捻无颗粒。水分含量不得超过9%。

散剂的吸湿性与风化性较显著，因此必须充分干燥，包装防潮性能要好。例如紫雪散中含有大量的吸湿性强的玄明粉、石膏粉等矿物性成分，应密封防潮，否则会吸湿硬结；含有挥发性成分的如避瘟散中有藿香、冰片、薄荷脑等，应密闭贮存，以防止挥发和香气散失；含有树脂性成分的中成药如七厘散中的乳香、没药等遇热极易结块，故应防高热。

一般的散剂可用防潮、韧性大的纸或塑料薄膜包装封口或熔封后，再装入外层袋内封口。含有挥发性成分的散剂，应用玻璃管或玻璃瓶装，塞紧，沾蜡封口。如果贮存大量散剂，可酌加0.5%~1%苯甲酸为防腐剂，以防久贮变质发霉，而且要避免堆码时因外包装变形发生的重压。散剂宜贮于室内阴凉干燥处。散剂在养护过程中，若发现受潮或生虫，应曝晒，重新过筛，去其虫卵，如果发霉变质或虫蛀严重，则不能药用。

四、膏剂

膏剂（concentrated decoctions）分内服和外服两类。内服的膏剂多称作煎膏剂（俗称膏滋）；外用的膏剂分药膏（软膏剂）和膏药两种。现分述如下：

（一）煎膏（膏滋）

煎膏剂（concentrated decoctions）是按处方将药物用水煎煮，去渣浓缩后，加糖、蜂蜜制成的稠厚状半流体制剂，如十全大补膏、枇杷膏、益母草膏、参芪膏、梨膏等。煎膏剂应细腻均匀，稠厚适度，不起砂，无浮沫，手捻无粗粒感，口尝无焦味、臭味或异味。

若保管不当，出现结皮、霉变、发酵、变酸、糖晶析出较多或有焦楂味者，不宜药用。

煎膏剂制备时，如果药液浓缩以及加糖、炼蜜得当，保管妥当，一般不易霉变。若浓度稀，蜂蜜炼得太嫩，或操作不慎，沾有生水，则极易生霉。故制成后待煎膏温度降至40℃~50℃时，将其装入干燥洁净玻璃瓶内，待蒸气彻底散发冷却后，瓶口用蜡纸或薄膜覆盖，加盖旋紧。宜密封于棕色玻璃瓶内，置于室内阴凉干燥处保存。贮存期约1年左右。

（二）膏药

膏药（plasters）是含有药物而以硬脂酸为基质的外用制剂。它是用麻油或其他植物油煎熬药材，去渣取油，加入铅丹和白蜡，使之融化而富有黏性的胶状物，摊于布或纸面上而成。如狗皮膏、暖脐膏、万应膏、独角膏等。膏药应油润细腻，摊涂均匀，老嫩适宜，边缘整齐而无飞边。

多种膏药中含有挥发性药物，如冰片、樟脑、麝香等。若贮存日久，有效成分散失；如贮存环境过热，膏药容易渗过纸或布外；贮存环境过冷或吸湿，黏性降低，贴时容易脱落。故宜贮于密闭容器内，置于干燥阴凉处，防潮、防热、避风。一般贮存期以 2 年为宜。

（三）软膏（油膏）

软膏剂（ointments）是指用适宜的基质，加入药物混合均匀，制成容易涂布于皮肤、黏膜或疮面上的一种外用半固体剂型。系用植物油、羊毛脂、凡士林等为基质，加入药物细粉（或提取药物有效成分）混合组成。如三黄软膏、玉红膏等。软膏的表面应平整光滑，色泽一致。由于它的熔点较低，受热后即易被熔化，质地变成稀薄，会出现外溢现象。

软膏种类多，组成复杂，性质各异。其稳定性主要决定于所用基质（脂肪油和植物油）和所含药物的物理与化学性质。因软膏受含水量、药品包装及贮存时间和温度的影响，若养护不当可引起酸败和霉败。所以软膏应贮存于低温（一般不超过 30℃）、阴凉、干燥处。

五、胶剂

胶剂（glues）是以动物皮、甲骨、角等为原料，用水煎煮提取胶质，加入适量的黄酒、冰糖、食用植物油等辅料，浓缩成稠胶状，干燥后切制成的固体块状内服剂，如驴皮胶、虎骨胶、阿胶、龟板胶、鹿角胶等。胶剂应厚薄、大小一致，完整，色泽均匀，表面油润，呈半透明状，无明显气泡和杂质，断面光亮，口尝味淡，闻之微腥，但无明显的腥臭味。

胶剂在夏季温度过高或受潮时，会发软发黏，甚者会粘连成坨，有时发霉败坏。如胶面已生霉斑，可用纱布沾少许酒精拭去，吹干。若发现胶剂受潮发软，不能曝晒或火烘，可置于石灰缸内保存数日以除潮，防止发霉。如有霉变、异臭或严重焦臭、粘连熔化者不宜药用。

胶剂应包妥装于盒内，置于室内阴凉干燥处。夏季或空气潮湿时，可贮于石灰缸内或干燥稻糠内。因胶剂久贮石灰缸内过分干燥易破裂，故贮 1 周后宜取出，仍贮于架上。夏季亦可将胶剂置于密封箱内，立放或平放，层层架起，但不宜堆积层数太多，以防久压软化，导致胶块变形，粘连成坨。冬季要防止风吹，以免碎裂成小块。

由于各种药胶的性质不同，其贮存保管方法也有差异。一般认为龟板胶和鳖甲胶较难贮存，受潮易粘结，严重时会熔化，夏季入缸内留置又会因过分干燥而裂缝，故常放置石灰缸内 7 天后（胶块可以在纸盒内摇动即干燥），仍置于架上。如果日后又发现受潮发软、粘结现象，需再入石灰缸贮存。只有这样反复进行，才能防止受潮变形和发霉，保持原来外观色泽不变。驴皮胶一般置阴凉干燥处贮存，梅雨季节贮于石灰缸内即可。虎骨胶、鹿角胶性质在上述两者之间，也较易吸潮，一般在梅雨季需 10 天左右检查一次，宜入石灰缸存放。

六、胶囊剂

胶囊剂（capsules）是将药物装入硬胶囊或软胶囊中制成的制剂，如人参首乌胶囊、妇炎平胶囊、救尔心胶囊、天麻胶囊等。按囊材制备工艺，分为硬胶囊剂、软胶囊剂、肠溶胶囊剂。

胶囊容易吸收水分，轻者胶囊膨胀，胶囊表面混浊，重者可长霉、粘连，甚至软化、破裂。遇热易软化、粘连，过于干燥易脆裂。应贮于密闭塑料袋或玻璃、塑料瓶中，置于阴凉干燥处，温度以不超过30℃为宜。

检验胶囊剂时，应注意外观是否整洁，有无粘结、变形和爆裂。若敲动瓶子发现瓶底有细粉或外表附着药粉渐渐增多，说明胶囊套合不严，或有砂眼渗漏。凡内外包装不严都会引起胶囊内药物霉变，有的还会生虫。

七、丹剂

丹剂（mercurial）是将汞及某些矿物类药物（如白矾、皂矾等），用升华法或熔合法在高温下炼制而成的不同结晶形状的无机汞化合物。如红升丹、三仙丹、白降丹等。丹剂含汞，毒性较强，故只能外用。

丹剂要求色泽鲜艳，纯净而无杂质。凡因接触空气或遇光引起变色变质者，不可再供药用。

丹剂应避光密闭贮存，如红升丹应装于棕色玻璃瓶内密封，置阴凉干燥处，防止潮湿和光照。因丹剂为毒剧中药，应专人专柜保管。

很多疗效好的丸剂、散剂或锭剂也都称为丹，如丸剂中的大活络丹，散剂中的紫雪丹、生肌八宝丹，锭剂中的玉枢丹等。也有以色赤者称为"丹"，如红灵丹。但这些药剂实质上不是丹剂，应区别。

八、颗粒剂

颗粒剂（medicinal granules）是指以药物的细粉或提取物与食糖等辅料，制成可溶性或混悬性的干燥颗粒或块状的内服制剂，如止咳颗粒剂、感冒颗粒剂、板蓝根颗粒剂、妇保颗粒剂、枇杷叶颗粒剂等。颗粒状颗粒剂，颗粒应均匀，无软化、潮解、粘连、结块，封口严密。块状颗粒剂应大小、厚薄一致。颗粒剂水分含量不超过5%。

颗粒剂由于含水量较低，处于干燥状态，一般不易生虫。若颗粒状颗粒剂生虫，则可见粉末增多，颗粒间有丝状物缠绕，在结块处可检出仓虫；如果块状颗粒剂生虫，则表面有蛀洞。颗粒剂含有浸膏及大量蔗糖，而且含水量很低，在夏季时，如果包装不严或散破，则极易吸收包装外空气中的水分，与空间湿度建立新的平衡，导致颗粒剂受潮结块、融化、发霉。因此颗粒剂通常装入塑料袋，袋口热熔封严，包装于铁罐或塑料盒内，置于室内阴凉、干燥处，遮光、防潮、防热。不宜久贮，一般不超过1年。

颗粒剂是近20年来创制的重要中药新剂型之一，发展很快。

九、糖浆剂

糖浆剂（syrups）指在药物中或药材提取物中加入浓蔗糖等辅料制成的液体制剂，如保儿宁糖浆、川贝枇杷糖浆、五味子糖浆、金果饮糖浆、解热清肺糖浆、小儿止咳糖浆等。糖浆剂的蔗糖含量一般为60%～80%。糖浆剂应澄清，色泽一致，无沉淀，无混悬颗粒、絮状物和其他异物，口尝甜度一致，无异臭，而且不能装得太满，封口应严密，封口处及瓶装内外无溢流的黏稠汁液或污染痕迹。

蔗糖是一种营养物质，其水溶液很易被霉菌、酵母菌等所污染，使糖浆被分解而酸败、混浊。糖浆含糖量最好为 65%（W/W），近于饱和溶液。盛装容器一般为容积不超过 500ml 的棕色细颈瓶，灌装后密封。贮于室内阴凉干燥处，应避光、防潮、防热等。在冬季，平均气温低于 -5℃ 时，应该防冻。否则糖浆剂冻结融化后，会产生不同程度的絮状或块状沉淀。

糖浆系近饱和溶液，如经过较长时间的贮存也会产生糖分子与药液分离现象。故糖浆剂一般贮存 1 年为宜，如无变质即可使用。

十、注射剂（针剂）

注射剂（injections）是将从药材中提取的有效物质，制成供肌肉或静脉注射的无菌溶液或乳状液，经无菌灌注于安瓿中，或制成供临用前配成溶液的无菌粉末或浓溶液的制剂。如鱼腥草注射液、当归注射液、柴胡注射液、清开灵注射液、清热解毒注射液、复方丹参注射液、注射用双黄连（冻干）等。

注射液在贮存过程中，温度过高会使某些高分子化合物的胶体状态受到破坏而出现凝聚现象；温度降低，则某些成分的溶解度和稳定性随之降低，两者都会发生沉淀、混浊等。如有下列现象之一者不可供药用：澄明度不符合规定，显著变色，混浊，沉淀，容器封口不严或破裂。注射剂应贮于中性硬质玻璃安瓿中，遮光，防冻结，防高热，置于室内阴凉干燥处，以室温 10℃ ~20℃ 为宜。贮存期约为 2 年。

十一、酒剂

酒剂（medicinal wines）是指药材用白酒或黄酒浸提制成的澄清液体制剂，又称为药酒。如木瓜酒、虎骨酒、愈风酒、国公酒、虎骨木瓜酒、风湿酒、状元红酒等。根据治疗用途不同，白酒中乙醇含量不同，有低醇和高醇之分。酒剂应色泽一致，洁净澄清，无沉淀、杂质，封口严密。

酒剂制成后应装于小口长颈的玻璃瓶或瓷瓶内，密封瓶口，置阴凉处保存。酒瓶封口必须严密，以防止因酒的挥发导致溶媒浓度改变，进而产生沉淀、变色或疗效降低。酒剂中因含有乙醇，可使其冰点降低，故一般不易冻结。夏季尤其应注意避光防热，置阴凉处。

酒剂应澄清而无杂质。一般虽不易发生变质现象，但因包装不严，易挥发、散失气味，或酒精含量低于 20° 时加上受热或光照，也能使其酸败变质。凡发生少量的沉淀或混浊现象（含有胶类的药酒例外），可经重新处理再供药用。若含醇量低于原处方规定的 10% ~15%，有严重沉淀（底部发现絮状沉淀）或酸败变质者，不可再供药用。

十二、酊剂

酊剂（tinctures）是用规定浓度的乙醇提取或溶解药材制成的液体剂型，亦可用流浸膏稀释制成。它与酒剂的区别在于用一定浓度的乙醇而不是白酒或黄酒为溶媒，以及有一定的含药浓度。常见的酊剂如息伤乐酊、白灵酊、骨友灵擦剂等。

酊剂中所含乙醇具有挥发性，有些酊剂还含有挥发油，应装入小口长颈瓶中以蜡密封。贮存温度较高，可使所含乙醇或挥发油挥散；温度过低又可使某些药物成分发生沉淀。故应置于温度适宜的地方贮存，一般以10℃～20℃为宜。酊剂中所含成分，有些遇光可发生分解、变色，应装在棕色容器中，置避光处保存。

十三、锭剂

锭剂（troches）是将药料细粉加入适量的黏合剂（如蜂蜜、牛胆汁、糊）而制成的固体制剂，如万应锭、紫金锭、蟾酥锭、枯痔锭等。锭剂应具有该处方中药物的气味，锭面应光滑均匀，色泽一致，不得有毛边、缺边、缺角、裂顶及异杂物。

锭剂黏合性较大，不易干燥，容易发霉。入库时应检查药品的干燥程度，测定水分含量。凡质地坚实，用指甲划不动者，表示干透。锭剂以防潮纸包好，装于盒内或玻璃瓶内，应置于阴凉干燥处保存养护。若遇热变形、吸潮松散、表面微有风霉者经适当处理尚可供药用。凡发霉、生虫或变质有异样气味者不可药用。

十四、栓剂

栓剂（suppositories）是将药材提取物或药粉与适宜基质混合制成，供插入人体肛门、阴道等腔道的一种固体剂型，又称塞药、塞剂、坐药。栓剂在常温下为固体，塞入体腔后，在体温作用下能速溶或软化而释放药物。如妇宁栓、化痔栓等。按应用途径分为肛门栓和阴道栓。

栓剂是以可可豆油或甘油明胶等为基质而制成的，熔点较低，遇热容易软化变形。甘油明胶有很强的吸湿性，易吸湿而霉变。空气中湿度过低时，又因析出水分而干化。故在贮存中，应以蜡纸、锡纸包裹，放于纸盒内或装于塑料或玻璃瓶中，注意不要挤压，以免互相接触发生粘连或变形。宜置于室内阴凉干燥处，最好贮存在30℃以下。

十五、合剂

合剂（mixtures）是指中药复方的水煎浓缩液，或经适当的提取和纯化，以水为溶剂而配成的内服液体制剂。如甘草合剂、小半夏合剂、小青龙合剂、肾宝合剂等。

合剂成分复杂，久贮容易变质，故在制剂中应讲究清洁卫生，必要时加防腐剂，灌装后密封。应于防潮、遮光、凉爽处保存与养护。冬季严寒季节应注意防冻。

十六、茶剂

茶剂（medicinal teas）是指含茶叶或不含茶叶的药材或药材提取物，加适当黏合剂制成的用沸水冲服、泡服或煎服用的制剂，分为茶块、袋装茶或煎煮茶。如午时茶、甘和茶、天中茶、减肥茶、苦丁茶、人参茶、淫羊藿茶等。茶剂应干燥，完整，无霉变、虫蛀、结串等现象。以前主要以茶叶为基本原料，配一定量的其他药物粗末，用开水泡汁代茶服用。

茶剂制成后应先阴至半干，然后晒干或加热进行低温烘干，待充分干燥后放冷，每块以纸包或袋装，置木箱内贮存。茶剂为药材粗粉，包装又简易，极易吸潮霉蛀，挥发油成分亦易散失，故茶剂必须贮于干燥、通风处，严防受潮，最好不要久贮。易发生分解、变色的茶剂，应装在棕色容器中，置避光处保存。

十七、曲剂

曲剂（medicinal leavens）是将药材细粉与面粉混合揉和均匀，切割成块，经发酵而制成。如六神曲、半夏曲、沉香曲、红曲等。

曲剂粉性较大，易吸潮而霉蛀变质，应以防潮纸包好，装于箱内，密封置干燥通风处保存。为了防止在梅雨季节变质，可于雨季之前置阳光下曝晒或烘干，或置石灰缸内干燥后密封于适宜的容器内保存。

十八、露剂

露剂（medicinal distillates）是将药材与水用蒸馏法制得的馏出液，为澄明的口服液体。它是挥发油或挥发性物质的饱和水溶液，可作药物或饮料，如藿香露、金银花露、青蒿露、止咳枇杷露等。

盛装露剂的容器首先应洗净，烘干方才可用，有条件的应进行灭菌处理。露剂应装于棕色的细口、长颈瓶内，密塞严封。夏季应防热防晒，置阴凉处保存。若包装不严或受热，水溶液内的挥发性物质易于散发，使香味走失，疗效降低，同时也容易生霉及出现大量的絮状沉淀而变质。冬季为了防止结冻瓶裂，可用稻草或谷糠围封。一般露剂生长霉菌后继而会产生不快的臭味而失去药用价值，故应经常检查养护，不宜贮存过久。

附录一

中药材常规保管条件和养护技术

序号	药材	保管条件								养护技术						治霉方法		其他
		干燥	通风	阴凉	避光	遮光	密封	隔离	防潮	晾晒	烘烤	热蒸	熏蒸	冷藏	对抗	撞刷	擦洗	
1	大黄	√	√	√		√		√		√		√				√		
2	牛膝	√	√		√			√			√	√						沙土埋藏
3	白芍	√	√		√			√				√				√	×	忌烈日
4	板蓝根	√	√			√					√					√		
5	葛根	√	√			√		√	√			√				√		
6	甘草	√	√	√								√	√					
7	黄芪	√	√			√					√							
8	人参				√					√								白糖埋藏或酒精驱虫
9	三七	√	√	√			√	√			√							
10	白芷		√			√					√							
11	当归		√			√					√							
12	羌活		√	√	√						√	√				√		不宜曝晒
13	前胡		√			√					√							
14	川芎		√		√			√	√		√							
15	防风		√			√					√							
16	柴胡	√	√								√							
17	北沙参	√	√				√				√							
18	丹参	√	√			√		√	√		√					√		
19	玄参	√		√		√	√		√	√								
20	地黄	√	√			√		√			√						√	生地黄生虫曝晒,鲜地黄沙埋贮存
21	巴戟天	√	√	√				√			√					√	×	
22	桔梗	√	√			√					√							
23	党参	√	√	√			√				√							
24	木香					√					√							
25	白术		√			√					√					√	√	
26	苍术		√	√	√		√	√			√						√	
27	泽泻	√					√	√		√				牡丹皮				

续表

序号	药材	干燥	通风	阴凉	避光	遮光	密封	隔离	防潮	晾晒	烘烤	热蒸	熏蒸	冷藏	对抗	撞刷	擦洗	其他
		保管条件								养护技术						治霉方法		
28	半夏	√	√						√				√				√	
29	百部	√	√														√	曝晒
30	川贝母	√	√						√								√	
31	玉竹	√	√						√									
32	天冬	√		√						√	√						√	
33	麦冬	√			√												√	
34	山药	√	√				√			√	√		√		牡丹皮	√	√	严防鼠害
35	高良姜		√						√								√	
36	天麻	√	√							√	√						√	
37	川木通	√	√							√								
38	沉香			√			√	√				×						不宜曝晒
39	牡丹皮	√					√	√					√		泽泻			
40	厚朴	√		√					√							√		不宜过于燥热或通风
41	肉桂	×	√	√			√						√		蜂蜜			不宜过于燥热或通风
42	黄柏	√	√						√				√					避免挤压或重摔
43	五加皮	√	√				√									√		避免挤压或重摔
44	大青叶	√	√	√					√							√		避免挤压或重摔
45	枇杷叶	√	√											√		√		避免挤压或重摔
46	紫苏叶	√	√						√									
47	艾叶		√	√					√									不宜曝晒
48	桑叶	√	√						√									
49	淡竹叶	√		√					√									
50	辛夷	√		√			√			√	√			√				
51	槐花	√	√															
52	金银花	√		√					√	√	√		√					
53	旋覆花	√		√		√			√	√								
54	款冬花	√		√					√	√								
55	菊花	√	√						√									
56	红花		√						√				×					不宜曝晒
57	西红花	√		√	√	√							×					
58	五味子		√						√									
59	肉豆蔻		√						√									不宜曝晒、高温烘烤
60	苦杏仁	√	√						√				√	√				
61	陈皮		√															
62	酸枣仁		√						√									严防鼠害
63	使君子	√		√					√	√	√		√					
64	枸杞子	√	√	√									√	√				
65	瓜蒌	√	√	√						√								酒精熏

续表

序号	药材	保管条件								养护技术					对抗	治霉方法		其他
		干燥	通风	阴凉	避光	遮光	密封	隔离	防潮	晾晒	烘烤	热蒸	熏蒸	冷藏		撞刷	擦洗	
66	薏苡仁	√	√				√		√				√					严防鼠害
67	槟榔	√	√	√									√					
68	麻黄	√	√		√		√			√								不宜曝晒
69	细辛	√	√		√													
70	薄荷			√					√	√								不宜曝晒
71	肉苁蓉	√	√		√				√				√	√		√		
72	茵陈	√	√															
73	石斛	√	√	√			√	√										鲜品忌碱水，冬季防冻
74	冬虫夏草	√			√								√	√	牡丹皮、花椒			酒精熏蒸
75	灵芝								√	√								
76	茯苓								√	√								
77	全蝎	√	√		√									√	花椒、细辛、樟脑			
78	蜈蚣	√	√		√									×	大蒜			严防鼠害，忌硫黄熏
79	桑螵蛸	√												√				
80	斑蝥	√	√												大蒜、樟脑、氯仿			石灰缸埋
81	蛤蚧	√			√									×	吴茱萸、荜澄茄、花椒			忌硫黄熏
82	蕲蛇	√											√	√	樟脑、花椒、大蒜			防鼠害
83	阿胶	√							√									
84	麝香	√	√	√	√													忌与薄荷、冰片同贮
85	鹿茸	√											√	√	花椒、樟脑、冰片			涂盐泥
86	牛黄	√			√			√						×				忌硫黄熏
87	朱砂	√					√											有毒，专人保管
88	信石	√																有毒，专人保管
89	芒硝	√		√														30℃以下保存
90	石膏	√	√				√											

说明：

为了在中药材贮存保管过程中，检查、养护和处理的方便，特将常用中药材的保管条件和养护方法，列成简明表格以资参考。打"√"为需使用此方法，打"×"为不能使用此方法。凡在本教材中论及的中药材，均简要编入，以供参考。表中各项标目的涵义说明如下：

干燥——干燥是药材贮存最基本而重要的条件，所以表列各种药材的本身均需干燥，并应贮于干燥处所。

通风——开窗通风，以防闷热。

防潮——置于石灰缸或箱内，以吸收水分。

晾晒——包括烈日曝晒或阴凉风干。

密封——按件（缸、坛、罐、箱、桶等）密封，货架（柜、橱等）密封，按垛密封，小室密封，整库密封。

烘烤——干燥温度在50℃~60℃，约5~6小时。

热蒸——用水蒸气热蒸后晾晒干燥。

熏蒸——用药物烟熏药材，达到防虫和杀虫。

冷藏——10℃以下，5℃左右即可。

对抗——是利用一些有特殊气味、具有驱虫作用的中药（或物品）与易生虫中药共存，以达到防止害虫发生的目的。

避风——防止风化、挥发。

遮光——用棕色玻璃、黑色纸包裹的容器或其他不透光的容器包装，或置于无阳光直射的阴暗处。

隔离——有毒或易燃品，单独库房谨慎保管。

撞刷——日晒或烘烤后，置入檀笼或麻（布）袋中撞击摩擦。

擦洗——用水搓洗或刷洗，不宜见水者可用醋洗或油擦。

阴凉——置太阳不直接曝晒处。

附录二

中国主要大城市各月平均气温（℃）

月份 城市	1	2	3	4	5	6	7	8	9	10	11	12
北 京	-4.6	-2.2	4.5	13.1	19.8	24.0	25.8	24.4	19.4	12.4	4.1	-2.7
天 津	-4.0	-1.6	5.0	13.2	20.0	24.1	26.4	25.5	20.8	13.6	5.2	-1.6
石家庄	-2.9	-0.4	6.6	14.6	20.9	23.6	26.6	25.0	20.3	13.7	5.7	-0.9
太 原	-6.6	-3.1	3.7	11.4	17.7	21.7	23.5	21.8	16.1	9.9	2.1	-4.9
呼和浩特	-13.1	-9.0	-0.3	7.9	15.3	20.1	21.9	20.1	13.8	6.5	-2.7	-11.0
沈 阳	-12.0	-8.4	0.1	9.3	16.9	21.5	24.6	23.5	17.2	9.4	0.0	-8.5
长 春	-16.4	-12.7	-3.5	6.7	15.0	20.1	23.0	21.3	15.0	6.8	-3.8	-12.8
哈尔滨	-19.4	-15.4	-4.8	6.0	14.3	20.0	22.8	21.1	14.4	5.6	-5.7	-15.6
上 海	3.5	4.6	8.3	14.0	18.8	23.3	27.8	27.7	23.6	18.0	12.3	6.2
南 京	2.0	3.8	8.4	14.8	19.9	24.5	28.0	27.8	22.7	16.9	10.5	4.4
杭 州	3.8	5.1	9.3	15.4	20.0	24.3	28.6	28.0	23.3	17.7	12.1	6.3
合 肥	2.1	4.2	9.2	15.5	20.6	25.0	28.3	28.0	22.9	17.0	10.6	4.5
福 州	10.5	10.7	13.4	18.1	22.1	25.5	28.8	28.2	26.0	21.7	17.5	13.1
南 昌	5.0	6.4	10.9	17.1	21.8	25.7	29.6	29.2	24.8	19.1	13.1	7.5
济 南	-1.4	1.1	7.6	15.2	21.8	26.3	27.4	26.2	21.7	15.8	7.9	1.1
台 北	14.8	15.4	17.5	21.5	24.5	26.6	28.6	28.3	26.6	23.6	20.3	17.1
郑 州	-0.3	2.2	7.8	14.9	21.0	26.2	27.3	25.8	20.9	15.1	7.8	1.7
武 汉	3.0	5.0	10.0	16.1	21.3	25.7	28.8	28.3	23.3	17.5	11.1	5.4
长 沙	4.7	6.2	10.9	16.8	21.6	25.9	29.3	28.7	24.2	18.5	12.5	7.1
广 州	13.3	14.4	17.9	21.9	25.6	27.2	28.4	28.1	26.9	23.7	19.4	15.2
南 宁	12.8	14.1	17.6	22.0	26.0	27.4	28.3	27.8	26.6	23.3	18.6	14.7
海 口	17.2	18.2	21.6	24.9	27.4	28.1	28.4	27.7	26.8	24.8	21.8	18.7
成 都	5.5	7.5	12.1	17.0	20.9	23.7	25.6	25.1	21.2	16.8	11.9	7.3
重 庆	7.2	8.9	13.2	18.0	21.8	24.3	27.8	28.0	22.8	18.2	13.3	8.6
贵 阳	4.9	6.5	11.5	16.3	19.5	21.9	24.0	23.4	20.6	16.1	11.4	7.1
昆 明	7.7	9.6	13.0	16.5	19.1	19.5	19.8	19.1	17.5	14.9	11.3	8.2
拉 萨	-2.2	1.0	4.4	8.3	12.3	15.3	15.1	14.3	12.7	8.3	2.3	-1.7
西 安	-1.0	2.1	8.1	14.1	19.1	25.2	26.6	25.5	19.4	13.7	6.6	0.7
兰 州	-6.9	-2.3	5.2	11.8	16.6	20.3	22.2	21.0	15.8	9.4	1.7	-5.5

月份 城市	1	2	3	4	5	6	7	8	9	10	11	12
西 宁	-8.4	-4.9	1.9	7.9	12.0	15.2	17.2	16.5	12.1	6.4	-0.8	-6.7
银 川	-9.0	-4.8	2.8	10.6	16.9	21.4	23.4	21.6	16.0	9.1	0.9	-6.7
乌鲁木齐	-14.9	-12.7	-0.1	11.2	18.8	23.5	25.6	24.0	17.4	8.2	-1.9	-11.7

以上资料由中国国家气象局提供

附录三

常温下的饱和湿度

℃	g/m³	℃	g/m³	℃	g/m³	℃	g/m³
−30	0.33	−9	2.33	8	8.30	25	23.0
−25	0.55	−8	2.54	9	8.80	26	24.4
−24	0.60	−7	2.76	10	9.40	27	25.8
−23	0.66	−6	2.99	11	10.0	28	27.2
−22	0.73	−5	3.24	12	10.7	29	28.7
−21	0.80	−4	3.51	13	11.4	30	30.3
−20	0.88	−3	3.81	14	12.1	31	32.1
−19	0.96	−2	4.13	15	12.8	32	33.9
−18	1.05	−1	4.47	16	13.6	33	35.7
−17	1.15	0	4.84	17	14.5	34	37.6
−16	1.27	1	5.22	18	15.4	35	39.6
−15	1.38	2	5.60	19	16.3	36	41.8
−14	1.51	3	5.98	20	17.3	37	44.0
−13	1.65	4	6.40	21	18.3	38	46.3
−12	1.80	5	6.84	22	19.4	39	48.7
−11	1.96	6	7.30	23	20.6	40	51.2
−10	2.14	7	7.80	24	21.8	45	65.4

附录四

摄氏、华氏温度对照表

摄氏度	华氏度	摄氏度	华氏度	摄氏度	华氏度	摄氏度	华氏度
1	33.8	16	60.8	31	87.8	46	114.8
2	35.6	17	62.6	32	89.6	47	116.6
3	37.4	18	64.4	33	91.4	48	118.4
4	39.2	19	66.2	34	93.2	49	120.2
5	41.0	20	68.0	35	95.0	50	122.0
6	42.8	21	69.8	36	96.8	51	123.8
7	44.6	22	71.6	37	98.6	52	125.6
8	46.4	23	73.4	38	100.4	53	127.4
9	48.2	24	75.2	39	102.2	54	129.2
10	50.0	25	77.0	40	104.0	55	131.0
11	51.8	26	78.8	41	105.8	56	132.8
12	53.6	27	80.6	42	107.6	57	134.6
13	55.4	28	82.4	43	109.4	58	136.4
14	57.2	29	84.2	44	111.2	59	138.2
15	59.0	30	86.0	45	113.0	60	140.0

附录五

中药材储存安全水分范围（试行）

一、根及根茎类

药材名	安全水分范围（%）	药材名	安全水分范围（%）	药材名	安全水分范围（%）
党 参	13 ~ 15	生半夏	13 ~ 15	干 姜	13 ~ 15
北沙参	12 ~ 15	桔 梗	12 ~ 15	干姜皮	11 ~ 13
玄 参	14 ~ 18	前 胡	11 ~ 15	草薢片	11 ~ 14
太子参	9 ~ 13	柴 胡	9 ~ 13	土茯苓	11 ~ 13
明党参	10 ~ 14	银柴胡	11 ~ 15	狗脊片	11 ~ 15
丹 参	11 ~ 14	香 附	11 ~ 14	石菖蒲	11 ~ 14
南沙参	13 ~ 16	龙胆草	10 ~ 16	红茜草	8 ~ 14
苦 参	12 ~ 13	远 志	9 ~ 13	百 部	12 ~ 16
甘 草	12 ~ 16	玉 竹	12 ~ 17	百 合	9 ~ 13
当 归	13 ~ 16	紫 菀	9 ~ 15	威灵仙	10 ~ 13
川 芎	10 ~ 15	羌 活	9 ~ 14	金果榄	12 ~ 15
生 地	14 ~ 19	独 活	11 ~ 15	甘 遂	11 ~ 15
黄 芪	11 ~ 14	防 风	11 ~ 14	姜 黄	13 ~ 15
黄 连	11 ~ 14	防 己	11 ~ 15	两头尖	11 ~ 15
黄 芩	12 ~ 14	胡黄连	10 ~ 13	草河车	10 ~ 15
杭麦冬	11 ~ 16	赤 芍	12 ~ 15	甘 松	10 ~ 13
麦 冬	12 ~ 16	天花粉	13 ~ 16	芦 根	8 ~ 13
浙贝母	13 ~ 15	巴戟天	12 ~ 16	白茅根	10 ~ 14
川 贝	12 ~ 13	苍 术	12 ~ 14	广豆根	8 ~ 14
白 术	13 ~ 16	知母肉	10 ~ 13	山豆根	9 ~ 15
杭白芍	11 ~ 14	毛知母	11 ~ 15	猫爪草	11 ~ 15
亳 芍	11 ~ 14	黄 精	11 ~ 17	排 草	11 ~ 15
白 芷	12 ~ 14	续 断	10 ~ 15	紫 草	8 ~ 12
白 前	10 ~ 13	秦 艽	10 ~ 13	地 榆	12 ~ 16
白 薇	10 ~ 13	升 麻	10 ~ 13	马尾连	10 ~ 14
白 蔹	10 ~ 13	何首乌	10 ~ 13	藕 节	10 ~ 15
白头翁	12 ~ 15	川 乌	11 ~ 15	漏 芦	11 ~ 16
白 及	10 ~ 15	草 乌	11 ~ 14	千年健	10 ~ 14
延胡索	9 ~ 13	乌 药	11 ~ 14	贯 众	12 ~ 15
牛 膝	11 ~ 16	藁 本	12 ~ 16	仙 茅	11 ~ 14

续表

药材名	安全水分范围（%）	药材名	安全水分范围（%）	药材名	安全水分范围（%）
川牛膝	12~17	葛根	10~14	薤白	10~15
山药	12~17	莪术	12~15	毛慈菇	10~15
建泽泻	11~15	天南星	11~15	光慈菇	10~15
天麻	11~14	板蓝根	11~15	狼毒	11~14
天冬	11~17	三棱	11~13	商陆	12~15
大黄	11~16	山奈	8~13	天葵子	12~16
黑附片	13~17	射干	9~12	白药子	10~14
木香	10~16	高良姜	10~14	白附子	10~14
郁金	11~14	大良姜	10~14		

二、果实种子类

药材名	安全水分范围（%）	药材名	安全水分范围（%）	药材名	安全水分范围（%）
枸杞子	13~18	覆盆子	9~12	银杏	10~15
砂仁	10~13	刀豆子	10~14	乌枣	11~15
壳砂	10~14	棕榈子	10~14	龙眼肉	12~17
五味子	13~17	金樱子	9~14	青果	10~14
栀子	9~14	蛇床子	8~10	荜茇	10~14
牛蒡子	8~10	地肤子	8~10	薏苡仁	10~13
马钱子	10~14	娑罗子	12~14	马兜铃	10~15
木鳖子	6~10	蓖麻子	6~8	罂粟壳	10~14
紫苏子	5~8	莲子心	9~12	槟榔	9~12
天仙子	8~10	莲须	10~14	大腹皮	8~12
牵牛子	8~10	莲房	10~15	瓜蒌子	7~12
沙苑子	8~11	丝瓜络	9~12	瓜蒌	12~18
补骨脂	7~9	西瓜皮	10~15	瓜蒌皮	11~16
车前子	8~11	胖大海	9~14	连翘	8~11
菟丝子	7~11	小茴香	9~12	乌梅	11~16
葶苈子	7~11	白胡椒	9~13	橘核	6~10
女贞子	8~12	清川椒	9~13	陈皮	10~16
冬葵子	8~12	酸枣仁	9~10	橘络	11~13
王不留行	9~14	柏子仁	5~8	枳壳	12~16
苍耳子	7~11	苦杏仁	6~8	枳实	10~14
青葙子	10~14	桃仁	5~8	桑椹	11~17
鸦胆子	8~12	郁李仁	5~8	槐米	9~14
茺蔚子	7~9	蕤仁	8~11	槐角	10~15
楮实子	7~9	火麻仁	6~9	黑芝麻	5~7
胡麻子	7~9	吴茱萸	9~13	荔枝核	12~14
莱菔子	6~8	山茱萸	15~19	芡实	11~15
白芥子	7~10	益智仁	12~15	路路通	10~15
诃子	10~14	草果	11~15	刺蒺藜	6~9

续表

药材名	安全水分范围（%）	药材名	安全水分范围（%）	药材名	安全水分范围（%）
急性子	8～11	草豆蔻	11～14	猪牙皂	10～14
蔓荆子	10～12	原蔻	10～15	锦灯笼	8～11
川楝子	12～16	白豆蔻	10～15	木瓜	10～15
胡芦巴子	9～12	玉果	7～10	青皮	10～15
白花菜子	7～10	红豆蔻	10～14	四花青皮	11～14
韭菜子	8～10	佛手	10～15	草决明	8～13
水红花子	9～12	香橼	10～15	南瓜子	8～10
梧桐子	8～11	山楂片	10～15		

三、全草类

药材名	安全水分范围（%）	药材名	安全水分范围（%）	药材名	安全水分范围（%）
细辛	9～12	石斛	9～14	石韦	9～13
薄荷	11～13	败酱草	10～14	地丁草	10～14
肉苁蓉	12～17	旱莲草	10～14	天仙藤	10～14
锁阳	13～17	仙鹤草	11～14	马齿苋	10～14
麻黄	10～13	木贼草	10～14	淫羊藿	7～10
蒲公英	9～12	车前草	13～16	夏至草	10～14
荆芥	10～13	伸筋草	10～14	徐长卿	9～14
瞿麦	9～13	鱼腥草	10～15	半边莲	10～13
泽兰	10～14	白花蛇舌草	10～14	穿心莲	9～14
佩兰	10～15	灯心草	9～12	肿节风	10～14
益母草	11～15	豨莶草	10～14		

四、花叶类

药材名	安全水分范围（%）	药材名	安全水分范围（%）	药材名	安全水分范围（%）
金银花	10～13	芫花	10～14	大青叶	9～14
菊花	10～16	木槿花	10～14	番泻叶	9～14
红花	10～14	月季花	10～13	功劳叶	9～14
款冬花	10～13	凌霄花	8～12	荷叶	10～14
厚朴花	10～14	丁香	9～14	石楠叶	9～14
佛手花	10～13	夏枯草	9～15	银杏叶	9～13
槐花	10～13	谷精草	10～15	艾叶	10～14
玫瑰花	9～12	松花粉	9～12	玉花	10～13
辛夷花	10～14	蒲黄	9～12	金花	11～15
洋金花	9～14	苦丁茶	9～14	穿心莲叶	10～14
鸡冠花	9～13	桑叶	9～14	罗布麻叶	10～14
夜合花	9～12	苏叶	9～13		
玳玳花	9～12	枇杷叶	9～14		

五、皮和茎木类

药材名	安全水分范围（%）	药材名	安全水分范围（%）	药材名	安全水分范围（%）
厚 朴	9～15	川楝皮	10～14	通 草	11～14
杜 仲	8～11	苦楝皮	10～14	皂荚刺	9～13
黄 柏	10～14	桂 皮	10～15	钩 藤	9～12
牡丹皮	10～14	肉 桂	10～15	忍冬藤	10～14
桑白皮	10～14	地枫皮	11～14	鸡血藤	10～15
地骨皮	10～15	苏 木	8～14	夜交藤	10～15
海桐皮	9～14	桑寄生	10～14	海风藤	10～15
秦 皮	9～14	木 通	9～14	青风藤	10～15
白鲜皮	10～14	竹 茹	9～13	石楠藤	9～14
合欢皮	9～14	桂 枝	10～15	络石藤	9～14

（国家医药管理总局，1982 年 7 月 22 日颁发）

附录六

生物学名索引

附录七

常用术语汉英对照表

干燥除湿法	desiccation and dehumidification
大气温度计	air temperature
丸剂	pills
子囊菌纲	Ascomycetes
无菌包装	sterile packaging
木炭干燥法	charcoal for dryness
中华人民共和国药品管理法	Drug Administration Law of the People's Republic of China
中药化学	chemistry of Chinese materia medica
中药材生产质量管理规范	Good Agricultural Practice for Chinese Crude Drugs
中药养护	preservation of Chinese materia medica
中药鉴定学	identificology of Chinese materia medica
气体灭菌杀虫剂	gas insecticide
气调养护	controlled atmosphere
气幕	air veil
片剂	tablets
升华	sublimation
化学因素	chemical factors
化学药剂	chemicals
风化	efflorescence
丹剂	mercurial
水丸	watered pills
水分测定法	determination of water
水溶性浸出物测定	determination of water – soluble extractives
水蜜丸	water – honeyed pills
世界贸易组织	World Trade Organization
石灰干燥法	calcareousness for dryness
石灰埋藏法	embedding with calcareousness
甲苯法	toluene distillation method
生物因素	biological factors
生物农药	biologic pesticide
生物碱	alkaloid
包装	packaging
主观因素	subjective factors
半知菌纲	Deuteromycetes

加热烘干法	heat up to dry
对抗同贮	antagonistic preservation
地下室贮存法	reserve in basement
灰分测定法	determination of ash
虫蛀	eaten by pest
曲剂	medicinal leavens
合剂	mixtures
杂质检查法	impurity test
阴干法	dry in the shade
防霉除虫养护法	mildewproof and insecticidal preservation
远红外加热干燥	dryness with distant infrared
低温冷藏	refrigeration with low temperature
库房内温度	storeroom temperature
冷藏养护法	refrigeration for preservation
沙子埋藏法	embedding with sand
泛油	oil extravasate
环境卫生防治	environmental cleanness
苷类	glycosides
软化	intenerating
软膏剂	ointments
担子菌纲	Basidiomycetes
昆虫	insects
物理因素	physical factors
饱和湿度	saturated humidity
变色	change colour
空气	air
注射剂	injections
孢子	spore
茶剂	medicinal teas
药品生产质量管理规范	Good Manufacturing Practice for Pharmaceutical Products
药品经营质量管理规范	Good Supply Practice for Pharmaceutical Products
相对湿度	relative humidity
酊剂	tinctures
挥发	volatilization
挥发油	volatile oil
挥发油测定法	determination of volatile oil
适应性	adaptability
食性	dietetic habit
类胡萝卜素类	carotenoids
总灰分	total ash
客观因素	objective factors
浓缩丸	concentrated pills

除氧剂	deoxidant
绝对湿度	absolute humidity
栓剂	suppositories
样品采样法	sampling of crude drugs
热蒸法	braising for preservation
脂肪	fat
脂肪油	fatty oil
胶剂	glues
胶囊剂	capsules
烘干法	drying in oven method
酒剂	medicinal wines
浸出物测定法	determination of extractives
黄酮类	flavonoids
菌丝	mycelium
商品体温	goods temperature
密封养护法	airproof for preservation
减压干燥法	drying under reduced pressure method
混浊沉淀	turbidity and sedimentation
趋性	tropism
散气走味	lose and change odour
散剂	powders
植物色素	plant pigment
硫黄熏蒸	suffocating with sulfur
湿度	humidity
温度	temperature
蒸气加热养护	heat up with steam
辐射	radiation
锭剂	troches
鼠	mouse
微丸	micropills
微波加热干燥	dryness with microwave
煎膏剂	concentrated decoctions
酶	enzyme
酸不溶性灰分	acid – insoluble ash
酸败	acidolysis
颗粒剂	medicinal granules
蜡丸	waxed pills
膏剂	concentrated decoctions
膏药	plasters
精油	essential oil
蜜丸	honeyed pills
滴丸	dripping pills

醌类	quinines
醇溶性浸出物测定	determination of ethanol – soluble extractives
霉变	go moldy
霉菌	molds
糊丸	pasted pills
潮解	deliquescence
融化	melting
醚溶性浸出物测定	determination of aether – soluble extractives
糖浆剂	syrups
糠壳埋藏法	embedding with chaff
鞣质	tannin
翻垛通风法	turn over to ventilation
藻状菌纲	Phycomycetes
曝晒	insolation
露剂	medicinal distillates
露点	dew point

附录八

常用术语英汉对照表

absolute humidity	绝对湿度
acid – insoluble ash	酸不溶性灰分
acidolysis	酸败
adaptability	适应性
air	空气
airproof for preservation	密封养护法
air temperature	大气温度计
air veil	气幕
alkaloid	生物碱
antagonistic preservation	对抗同贮
Ascomycetes	子囊菌纲
Basidiomycetes	担子菌纲
biologic pesticide	生物农药
biological factors	生物因素
braising for preservation	热蒸法
calcareousness for dryness	石灰干燥法
capsules	胶囊剂
carotenoids	类胡萝卜素类
change colour	变色
charcoal for dryness	木炭干燥法
chemical factors	化学因素
chemicals	化学药剂
chemistry of Chinese materia medica	中药化学
concentrated decoctions	煎膏剂
concentrated decoctions	膏剂
concentrated pills	浓缩丸
controlled atmosphere	气调养护
deliquescence	潮解
deoxidant	除氧剂
desiccation and dehumidification	干燥除湿法
determination of aether – soluble extractives	醚溶性浸出物测定
determination of ash	灰分测定法
determination of ethanol – soluble extractives	醇溶性浸出物测定
determination of extractives	浸出物测定法

determination of volatile oil	挥发油测定法
determination of water	水分测定法
determination of water – soluble extractives	水溶性浸出物测定
Deuteromycetes	半知菌纲
dew point	露点
dietetic habit	食性
dripping pills	滴丸
Drug Administration Law of the People's Republic of China	中华人民共和国药品管理法
dry in the shade	阴干法
drying in oven method	烘干法
drying under reduced pressure method	减压干燥法
dryness with distant infrared	远红外加热干燥
dryness with microwave	微波加热干燥
eaten by pest	虫蛀
efflorescence	风化
embedding with calcareousness	石灰埋藏法
embedding with chaff	糠壳埋藏法
embedding with sand	沙子埋藏法
environmental cleanness	环境卫生防治
enzyme	酶
essential oil	精油
fat	脂肪
fatty oil	脂肪油
flavonoids	黄酮类
gas insecticide	气体灭菌杀虫剂
glues	胶剂
glycosides	苷类
go moldy	霉变
Good Agricultural Practice for Chinese Crude Drugs	中药材生产质量管理规范
Good Manufacturing Practice for Pharmaceutical Products	药品生产质量管理规范
Good Supply Practice for Pharmaceutical Products	药品经营质量管理规范
goods temperature	商品体温
heat up to dry	加热烘干法
heat up with steam	蒸气加热养护
honeyed pills	蜜丸
humidity	湿度
identificology of Chinese materia medica	中药鉴定学
impurity test	杂质检查法
injections	注射剂
insects	昆虫
insolation	曝晒
intenerating	软化

tablets	片剂
tannin	鞣质
temperature	温度
tinctures	酊剂
toluene distillation method	甲苯法
total ash	总灰分
troches	锭剂
tropism	趋性
turbidity and sedimentation	混浊沉淀
turn over to ventilation	翻垛通风法
volatile oil	挥发油
volatilization	挥发
watered pills	水丸
water – honeyed pills	水蜜丸
waxed pills	蜡丸
World Trade Organization	世界贸易组织

主要参考书目

1. 中国药材公司，商业部储运局编. 中药材养护知识. 北京：中国财政经济出版社，1965

2. 商业部医药局编. 中药材商品养护. 北京：中国财政经济出版社，1975

3. 冯乐耘等编. 档案保管技术学. 北京：中国人民大学出版社，1980

4. 张柴洞编. 中药材保管技术. 北京：人民卫生出版社，1983

5. 中国药材公司. 中药保管技术. 北京：中国商业出版社，1984

6. 国家中医药管理局《中华本草》编委会编. 中华本草. 第一册. 上海：上海科学技术出版社，1998

7. 徐良，岑丽华编. 现代中药养护学. 北京：中国医药科技出版社，1998

8. 张明心著. 中药储存与养护. 北京：中国医药科技出版社，1999

9. 徐荣周，梅旭辉编. 药品储存与养护. 北京：改革出版社，2000

10. 张贵君主编. 中药商品学. 北京：人民卫生出版社，2002

11. 杨锡仓编. 中药师实用传统技术. 兰州：兰州大学出版社，2002

12. 吴蓬主编. 药事管理学. 北京：人民卫生出版社，2003

13. 国家药典委员会编. 中华人民共和国药典·一部（2005 年版）. 北京：化学工业出版社，2005